Maîtriser la LCA en anglais

Chez le même éditeur

Dans la même collection

Activité physique et sportive : facteur de santé, par le Collège français des enseignants en médecine et traumatologie du sport et de l'exercice physique (CFEMTSEP). 2019, 96 pages.

Anatomie et cytologie pathologiques, par le Collège français des pathologistes (CoPath). 3e édition, 2019, 416 pages.

Chirurgie maxillo-faciale et stomatologie, par le Collège hospitalo-universitaire français de chirurgie maxillofaciale et stomatologie. 4e édition, 2017, 408 pages.

Dermatologie, par le Collège des enseignants en dermatologie de France (CEDEF). 7e édition, 2017, 472 pages.

Endocrinologie, diabétologie et maladies métaboliques, par le Collège des enseignants d'endocrinologie, diabète et maladies métaboliques (CEEDMM). 4e édition, 2019, 584 pages.

Gériatrie, par le Collège national des enseignants de gériatrie (CNEG). 4e édition, 2018, 384 pages.

Gynécologie obstétrique, par le Collège national des gynécologues et obstétriciens français (CNGOF). 4e édition, 2015, 504 pages.

Hématologie, par la Société française d'hématologie. 3e édition, 2018, 400 pages.

Hépato-gastro-entérologie – Chirurgie digestive, par la Collégiale des universitaires en hépato-gastro-entérologie (CDU-HGE). 4e édition, 2018, 536 pages.

Imagerie médicale – Radiologie et médecine nucléaire, par le Collège des enseignants de radiologie de France (CERF) et le Collège national des enseignants de biophysique et de médecine nucléaire (CNEBMN). 2e édition, 2019, 584 pages.

Immunopathologie, par le Collège des enseignants d'immunologie. 2018, 328 pages.

Médecine cardio-vasculaire, par le Collège national des enseignants de cardiologie et la Société française de cardiologie. 2019, 560 pages.

Médecine intensive, réanimation, urgences et défaillances viscérales aigües, par le Collège des enseignants de médecine intensive – réanimation (CEMIR). 6e édition, 2018, 744 pages.

Médecine légale – Médecine du travail, par la Société française de médecine légale, le Collège des enseignants hospitalo-universitaires de médecine et santé au travail. 2019, 272 pages.

Médecine physique et de réadaptation, par le Collège français des enseignants universitaires de médecine physique et de réadaptation (COFEMER). 6e édition, 2018, 312 pages.

Neurochirurgie, par le Collège de neurochirurgie. 2e édition, 2019, 272 pages.

Neurologie, par le Collège des enseignants de neurologie. 5e édition, 2019, 624 pages.

Nutrition, par le Collège des enseignants de nutrition. 3e édition, 2019, 256 pages.

Ophtalmologie, par le Collège des ophtalmologistes universitaires de France (COUF). 3e édition, 2017, 336 pages.

ORL, par le Collège français d'ORL et de chirurgie cervico-faciale. 4e édition, 2017, 432 pages.

Parasitoses et mycoses des régions tempérées et tropicales, par l'Association française des enseignants de parasitologie et mycologie (ANOFEL). 6e édition, 2019, 504 pages.

Pédiatrie, par A. Bourrillon, G. Benoist, le Collège national des professeurs de pédiatrie. 7e édition, 2017, 1016 pages.

Rhumatologie, par le Collège français des enseignants en rhumatologie (COFER). 6e édition, 2018, 456 pages.

Santé publique, par le Collège universitaire des enseignants de santé publique (CUESP). 4e édition, 2019, 472 pages.

Urologie, par le Collège français des urologues (CFU). 4e édition, 2018, 448 pages.

Maîtriser la LCA en anglais

Sous l'égide du

Collège Universitaire des Enseignants
de Santé Publique (CUESP)

Coordonné par

Damien Jolly

*Professeur en Épidémiologie, Économie de la Santé et Prévention
à l'UFR de médecine de l'université de Reims Champagne-Ardenne*

5e édition

Elsevier Masson

ELSEVIER

Elsevier Masson SAS, 65, rue Camille-Desmoulins, 92442 Issy-les-Moulineaux cedex, France

Maîtriser la LCA en anglais, sous l'égide du Collège Universitaire des Enseignants de Santé Publique, coordonné par Damien Jolly

ISBN : 978-2-294-76385-4

e-ISBN : 978-2-294-76493-6

Avertissement au lecteur : Dans la partie « Bases théoriques », les mots suivis d'un astérisque renvoient au glossaire, page 273.

Table des matières

II Mise en pratique

III Compléments

Note au lecteur sur l'épreuve de LCA aux ECNi

La nouvelle réforme de l'Internat (*BO* du 16 mai 2013) a mis en place des épreuves classantes nationales qui comportent plusieurs groupes d'épreuves : trois épreuves de six cas cliniques comptant pour 70 % de la note finale, une épreuve de questions isolées, comportant 120 questions, comptant pour 20 % de la note finale et **deux épreuves de lecture critique d'un article médical scientifique** (**d'une durée d'une heure trente chacune, de 15 QRM à cinq modalités**) comptant chacune pour 5 % de la note finale.

Sur une épreuve notée globalement 10800 points, le poids d'un QRM de LCA est 36 points alors que celui d'un QRM de dossier progressif est 28 points et celui d'un QRM de questions isolées de 18 points. Avec une notation par discordance, les notes d'un QRM de LCA sont donc de 36 si toutes les réponses sont exactes, de 18 avec une divergence, de 9 avec deux divergences et de 0 en cas de plus de deux divergences. Toutefois, cette notation est modulable par la présence éventuelle de réponse(s) indispensable(s) ou interdite(s).

Vu leurs poids, ces deux épreuves de LCA sont, sans aucun doute, discriminantes entre les étudiants, pouvant fortement influer sur le classement.

Le but de cet ouvrage est de familiariser les étudiants en médecine avec cette épreuve de lecture critique qui, au-delà des connaissances, devrait permettre d'évaluer l'aptitude des candidats à s'approprier les données de la littérature pour sa pratique professionnelle, voire à l'aider dans l'évaluation de ses propres pratiques.

Les nouvelles épreuves classantes nationales depuis 2016

Extrait d'un courrier en date du 31 décembre 2014 du ministère de l'Éducation nationale, de l'Enseignement supérieur et de la Recherche adressé aux présidents d'universités et directeurs d'UFR de médecine.

À partir de la session 2016, les épreuves classantes nationales (ECNi) se dérouleront sur tablettes numériques et se composeront de trois épreuves. La durée totale des épreuves sera de six demi-journées soit trois jours, comprenant la première demi-journée de mise en place organisationnelle.

Épreuve 1 – Les dossiers cliniques progressifs (DCP)

- *Objectifs de l'épreuve* : L'épreuve consiste en une analyse de 18 dossiers cliniques permettant d'évaluer les connaissances sémiologiques, diagnostiques et thérapeutiques des étudiants dans une situation clinique.
- *Description de l'épreuve* : Chaque DCP est introduit par une mise en situation qui présente les premières données d'une situation clinique. Les données, qui peuvent être notamment des iconographies ou des résultats d'examen soumis à l'interprétation des candidats, sont apportées par étapes successives. Chacune de ces étapes est suivie de questions. Les questions sont d'un seul type, des questions à réponses multiples, à un ou plusieurs choix de réponses, sans que l'énoncé n'induise le nombre de réponses attendues. Chacun des 18 dossiers cliniques progressifs est composé de 15 questions à choix multiples avec 1 à 5 réponses possibles.
- *Valeur de l'épreuve* : Tous les DCP sont de poids et de valeur identique (1/18e). Les 18 DCP représentent 70 % de la note finale, soit 7560 points sur 10800.
- *Durée de l'épreuve* : 18 dossiers sur trois demi-journées, soit six dossiers par demi-journée.

Épreuve 2 – Les questions isolées (QI)

- *Objectifs de l'épreuve* : Il s'agit d'évaluer les connaissances des étudiants sur des items différents de ceux des DCP afin de couvrir l'ensemble du programme.

- *Description de l'épreuve* : Ces QI consistent en 120 questions à choix multiples, c'est-à-dire un énoncé toujours suivi de 5 propositions parmi lesquelles se trouvent la ou les bonne(s) réponse(s) sans que l'énoncé n'induise s'il en est attendu une ou plusieurs.
- *Valeur de l'épreuve* : Les QI compteront pour 20 % de la note finale, soit 2 160 points.
- *Durée de l'épreuve* : 120 questions sur une demi-journée, soit 3 heures pour cette épreuve.

Épreuve 3 – Une lecture critique d'articles (LCA) scientifiques

- *Objectifs de l'épreuve* : Il s'agit d'évaluer la capacité des étudiants à lire de façon critique et à analyser le contenu de deux articles scientifiques.
- *Description de l'épreuve* : Le premier article est relatif à l'orientation clinique tandis que le second est relatif à l'orientation physiopathologique. Chaque LCA comporte en règle 15 questions à réponses multiples progressives sous forme de dossier, en fait de 13 à 17 QRM possibles.
- *Valeur de l'épreuve* : Les deux LCA représentent 10 % de la note finale, soit 1 080 points.
- *Durée de l'épreuve* : Une demi-journée pour les deux LCA, soit 3 heures pour cette épreuve.

Cet ouvrage est constitué de différentes parties. On y trouvera successivement :

- une partie théorique, qui comprend :
  - une sous-partie sur la typologie des questions « tombables » en LCA aux ECNi ;
  - une sous-partie qui concerne les différents types d'articles médicaux et la structure théorique d'un article original, article qui doit faire l'objet de cette épreuve, relevant plus de la culture sur ces épreuves ;
  - une sous-partie consacrée à la rédaction d'un résumé, que nous avons souhaité conserver, car notre expérience nous a montré que nos jeunes internes avaient énormément progressé en rédaction médicale et nous attribuons cette amélioration, peut-être naïvement, à la mise en œuvre de l'épreuve de lecture critique aux ECN ;
  - une sous-partie plus méthodologique qui vise à donner des bases nécessaires à la compréhension d'articles scientifiques et qui résume donc l'ensemble des grandes situations servant de support aux articles médicaux originaux ;
- une partie pratique constituée de 12 articles originaux, en anglais, choisis par les auteurs. Chacun des articles est présenté avec une série de 15 QRM en règle à cinq modalités maximum. Les questions sont posées avant les articles, les réponses étant regroupées à la suite de chaque article. Ces articles couvrent la plus grande partie des différents types d'articles qui pourraient être rencontrés lors de cette épreuve ;
- un lexique anglais-français des termes définis dans le glossaire ;
- un glossaire détaillé qui doit permettre à l'étudiant d'aller rechercher une définition qu'il aurait oubliée ou lui permettre de retrouver le sens d'un terme, jusqu'alors inconnu, rencontré dans une lecture.

Cet ouvrage vise à clarifier au maximum la vision théorique de la méthodologie.

La présentation qui en est faite est parfois volontairement simplifiée, nous en avons conscience, et suit un plan parfois différent de ce qui pourrait être trouvé dans des manuels d'épidémiologie clinique et de recherche clinique.

Il ne s'agit pas, ici, de former les étudiants en méthodologie mais de leur faire appréhender et comprendre les méthodologies spécifiques de la recherche clinique, leurs conditions de validité, les difficultés et les biais auxquels elles exposent, leurs connaissances et leurs identifications pouvant parfois remettre en cause toute la solidité des conclusions d'un article médical.

Nous espérons également que cet ouvrage pourra être une aide pour l'ensemble des praticiens déjà confirmés, qui désireraient se former à la lecture critique d'article pour améliorer leur jugement sur la presse médicale scientifique qui reste une des sources primordiales de l'actualisation des connaissances pour le développement personnel continu.

Un travail coordonné par Damien Jolly

avec et pour le Collège Universitaire des Enseignants de Santé Publique

En remerciant particulièrement Nelly Agrinier, Marion Llaty, Agnès Dechartre, Lukshe Kanagaratnam, José Labarrère.

Références des articles

Article 1

Chan JA, Meyerhardt JA, Niedzwiecki D, Hollis D, Saltz LB, Mayer RJ, et al. Association of family history with cancer recurrence and survival among patients with stage III colon cancer. JAMA. 2008 ; 299(21) : 2515–23.

Article 2

Kollef MH, Afessa B, Anzueto A, Veremakis C, Kerr KM, Margolis BD, et al. NASCENT Investigation Group. Silver-coated endotracheal tubes and incidence of ventilator-associated pneumonia : the NASCENT randomized trial. JAMA. 2008 ; 300(7) : 805–13.

Article 3

Vons C, Barry C, Maitre S, Pautrat K, Leconte M, Costaglioli B, et al. Amoxicillin plus clavulanic acid versus appendicectomy for treatment of acute uncomplicated appendicitis : an open-label, non-inferiority, randomised controlled trial. Lancet. 2011 ; 377(9777) : 1573–79.

Article 4

Quigley MA, Hockley C, Carson C, Kelly Y, Renfrew MJ, Sacker A, et al. Breastfeeding is associated with improved child cognitive development : a population-based cohort study. J Pediatr. 2012 ; 160(1) : 25–32.

Article 5

De Vathaire F, El-Fayech C, Ben Ayed FF, Haddy N, Guibout C, Winter D, et al. Radiation dose to the pancreas and risk of diabetes mellitus in childhood cancer survivors : a retrospective cohort study. Lancet Oncol. 2012 ; 13(10) : 1002–10.

Article 6

Bonjer HJ, Deijen CL, Abis GA, Cuesta MA, Van der Pas MHGM, De Lange-De Klerk ESM, et al. for the COLOR II Study Group. A randomized trial of laparoscopic versus open surgery for rectal cancer. N Engl J Med. 2015 ; 372(14) : 1324–32.

Article 7

Weitz JI, Lensing AWA, Prins MH, Bauersachs R, Beyer-Westendorf J, Bounameaux H, et al. EINSTEIN CHOICE Investigators. Rivaroxaban or aspirin for extended treatment of venous thromboembolism. N Engl J Med. 2017 ; 376(13) : 1211–22.

Article 8

Young GJ, Harrison S, Turner EL, Walsh EI, Oliver SE, Ben-Shlomo Y, et al. Prostate-specific antigen (PSA) testing of men in UK general practice : a 10-year longitudinal cohort study. BMJ Open. 2017 ; 7(10) : e017729.

Article 9

Kronenberg A, Bütikofer L, Odutayo A, Mühlemann K, da Costa BR, Battaglia M, et al. Symptomatic treatment of uncomplicated lower urinary tract infections in the ambulatory setting : randomised double blind trial. BMJ. 2017 ; 359 : j4784.

Article 10

Beckett NS, Peters R, Fletcher AE, Staessen JA, Liu L, Dumitrascu D, et al. HYVET Study Group. Treatment of hypertension in patients 80 years of age or older. N Engl J Med. 2008; 358(18) : 1887–98.

Article 11

Anderson CS, Heeley E, Huang Y, Wang J, Stapf C, Delcourt C, et al. INTERACT2 Investigators. Rapid blood-pressure lowering in patients with acute intracerebral hemorrhage. N Engl J Med. 2013 ; 368(25) : 2355–65.

Article 12

Ito J, Fujiwara T. Breastfeeding and risk of atopic dermatitis up to the age 42 months : a birth cohort study in Japan. Ann Epidemiol. 2014; 24(4) : 267–72.

Abréviations

Utilisées aux ECN

ECN épreuves nationales classantes
ECNi épreuves nationales classantes informatisées
DCP dossiers cliniques progressifs
LCA lecture critique d'article
QCM questionnaire à choix multiple
QI questions isolées
QRM questionnaire à réponse multiple

Utilisées en statistiques

ARR *absolute risk reduction*
AUC *area under the curve*
CER *control event risk*
CMF *comparative morbidity figure*
DR différence de risque
EER *experimental event risk*
FN faux négatifs
FP faux positifs
HR *hazard ratio*
IC intervalle de confiance
IGS indice de gravité simplifié
NNT *number needed to treat*
OR *odds ratio*
OR_a *odds ratio* ajusté
PA personnes-années
PROB *prospective randomized open blinded evaluation*
ROC *receiver operating characteristics*
RA risque attribuable
RR risque relatif
RR_a risque relatif ajusté
RRR *relative risk reduction*
RV rapport de vraisemblance
Se sensibilité
sem *standard error of mean*
SIR *standardized incidence ratio*
SMR *standardized mortality ratio*
Sp spécificité
VN vrais négatifs
VP vrais positifs
VPN valeur prédictive négative
VPP valeur prédictive positive

Autres abréviations de l'ouvrage

AINS	anti-inflammatoires non stéroïdiens
AMM	autorisation de mise sur le marché
ANSM	Agence nationale de sécurité du médicament et des produits de santé
ATIH	Agence technique de l'information sur l'hospitalisation
CCR	cancer colorectal
CIM	classification internationale des maladies
CNIL	Commission nationale informatique et liberté
CPP	Comité de protection des personnes
CRP	*C-reactive protein*
CPRD	*clinical practice research datalink*
ED	échocardiographie doppler
EBM	*evidence-based medecine*
ELAPE	*extralevatory abdominoperineal rectum extirpation*
EVA	échelle visuelle analogique
GPRD	*general practice research database*
HAS	Haute Autorité de Santé
HGG	*high-grade glioma*
IMD	*index of multiple deprivation*
IMRAD	introduction, méthode, résultats « and » discussion
IRM	résonance par imagerie magnétique
LBA	lavage broncho-alvéolaire
LGG	*low-grade glioma*
OMS	Organisation mondiale de la santé
PAV	pneumopathie associée à la ventilation
PMSI	programme de médicalisation des systèmes d'information
PSA	*prostate-specific antigen*
RGPD	règlement général sur la protection des données
RSMA	rhinosinusite maxillaire aiguë
TEP	tomographie par émission de positons
VHB	virus de l'hépatite B
VHC	virus de l'hépatite C

I

Bases théoriques

CHAPITRE

1

Typologie des questions en LCA aux ECNi

L'épreuve de lecture critique d'articles (LCA), telle qu'elle figure aujourd'hui aux épreuves nationales classantes informatisées (ECNi) sur tablettes, est constituée de deux articles en anglais remis sous forme papier, sur chacun desquels est posé un nombre de questions à réponses multiples qui peut varier entre 13 et 17, en règle générale une quinzaine.

En fait, l'analyse des différents sujets déjà posés antérieurement et l'expérience des enseignants montrent qu'au final, à propos d'un article particulier — qu'il s'agisse d'une enquête épidémiologique, d'une évaluation diagnostique, d'un essai thérapeutique, etc. —, les questions posées sont toujours à peu près les mêmes et qu'il existe une certaine typologie limitée de questions, que nous allons essayer de développer.

En suivant l'ordre naturel de la rédaction classique d'un article, de structure IMRAD (introduction, méthode, résultats « and » discussion), on trouve, en général, des questions sur :

L'introduction

Quelle est la justification de l'étude ?

Que sait-on sur le sujet – Que ne sait-on pas ? Pourquoi a-t-on fait cette étude ?

Très souvent, il s'agit d'une question sur les nouveautés scientifiques ou les interrogations ayant amené à la réalisation de l'étude. C'est souvent la première question. Les réponses sont *a priori* écrites dans la partie « Introduction » de l'article.

Les objectifs de l'étude

Quel est l'objectif principal ?

Quels sont les objectifs secondaires ?

Ces informations se situent en fin d'introduction, après le rationnel justifiant l'étude, comme une sorte de conclusion à l'introduction, juste avant la méthode.

La juste reconnaissance de ces objectifs*, de plus, permet très souvent de préciser comment les auteurs ont fait pour répondre à ces objectifs en spécifiant le schéma ou le design de l'étude, souvent objet d'une autre question. Très souvent, on peut déjà avoir une idée de la population* étudiée, des expositions à d'éventuels facteurs de risque, des interventions, des comparateurs et des *outcomes**.

L'objet de l'article en question était-il une évaluation d'une nouvelle procédure diagnostique, d'un nouveau traitement, l'estimation d'un pronostic, la construction d'un score diagnostique ou pronostique, une étude à visée étiologique d'épidémiologie analytique, etc. ?

- L'évaluation d'un nouvel examen diagnostique se fait en comparaison à un examen de référence, ou *gold standard*; elle implique l'estimation d'indicateurs, comme la sensibilité*, la spécificité*, les valeurs prédictives positive* et négative*, les rapports de vraisemblance* positif ou négatif, et utilise parfois les courbes ROC pour avoir une vision globale de la validité diagnostique ou pour comparer le nouvel examen au *gold standard* et, éventuellement, pour le comparer à d'autres procédures diagnostiques.
- L'évaluation de nouveaux traitements, de nouvelles stratégies thérapeutiques, éventuellement d'interventions en promotion de la santé ou en éducation pour la santé repose, en règle, sur les techniques de l'essai clinique avec comparaison de groupes de patients au sein desquels les interventions ont été différentes. La randomisation* permet d'obtenir des groupes *a priori* comparables initialement. Il est important de savoir au départ si l'on est face à un essai de supériorité ou de non-infériorité*. L'analyse porte le plus souvent sur un critère de jugement mesurable reconnu dans la littérature scientifique ou, comme souvent en cancérologie, sur le délai de survenue du décès (modèles de survie).
- L'évaluation de la mise en place d'un programme de dépistage évalue une intervention chez des sujets *a priori* non malades pour permettre de faire un diagnostic plus précoce. Elle ressemble beaucoup à l'évaluation d'un examen diagnostique par les indicateurs utilisés.
- L'estimation d'un pronostic s'adresse à une population de sujets malades pour laquelle on évalue des différences d'évolution. Elle fait souvent appel aux modèles de survie pour son analyse, le critère de jugement utilisé pouvant être le délai de l'apparition ou non d'une complication (souvent le décès) au cours du temps. Elle permet parfois la création et la proposition de nouveaux scores pronostiques, utilisables en pratique courante.
- Les enquêtes épidémiologiques sont souvent effectuées sur des échantillons parfois représentatifs de la population générale, elles sont soit simplement descriptives, soit analytiques visant à déterminer les facteurs de risque associés à une (enquête cas-témoins*) ou plusieurs maladies (enquête de cohorte*) chez des sujets qui, initialement, en étaient indemnes. Elles visent parfois à déterminer les effets d'une intervention sur des populations ou des groupes de sujets particuliers, reprenant ainsi des méthodes de comparaison proches de celles de l'essai comparatif.

4

Le design de l'étude

Le design est le schéma expérimental ou le schéma d'enquête de l'étude ainsi que ses méthodes de réalisation.

S'agit-il une étude observationnelle* ou expérimentale ?

Est-ce un essai thérapeutique*, une étude de cohorte*, une étude cas-témoins*, une évaluation diagnostique, une évaluation d'un programme de dépistage, une étude pronostique, etc. ?

En règle générale, ces informations se situent en début du paragraphe « Méthode », parfois même, elles sont spécifiées par les auteurs dans le titre de l'article.

Les modalités de sélection de la population, des groupes comparés, la typologie de l'analyse statistique, la présentation des résultats permettent aussi d'acquérir, si besoin, des certitudes quant à la typologie de l'étude présentée dans l'article.

La population de l'étude, en particulier

Quelle est la population source ?

Quelle est la population qui a été étudiée ?

Quelle est-elle en termes de représentativité (échantillon représentatif de la population) ?

Comment a-t-elle été constituée, sélectionnée, tirée au sort ?

Quelles en sont les caractéristiques, notamment en termes démographiques ?

On peut remarquer que dans les essais cliniques, les groupes de population* de patients comparés sont sélectionnés par la définition et l'utilisation de critères d'inclusion*, de non-inclusion* ou d'exclusion*. Une sélection trop forte de la population peut donc entacher les résultats d'un d'essai bien mené montrant une différence mais dont l'applicabilité en population générale, dans la « vraie vie », pourra être fortement limitée voire sans intérêt.

Quelle est la manière dont elle est représentée dans le flow chart *de l'étude ?*

Il est intéressant, dans le *flow chart* (diagramme de flux*), de noter les nombres de sujets initialement participants à une étude et de regarder comment se font les « pertes » de sujets au cours de l'étude ; sur combien de sujets a porté l'analyse finale. Cette information est importante en termes de validité interne* de l'étude, validité qui est souvent l'objet d'une des questions finales.

Y a-t-il de gros biais de sélection de la population ?

Biais qui pourrait d'emblée entacher la validité externe* de l'étude en plus de sa validité interne*...

Les questions sur les biais* sont très fréquentes, en sachant qu'elles ne doivent pas aller plus loin que les notions de biais de sélection, de biais de classement et de phénomène de confusion.

Quelle serait la population cible ?*

Cela concerne la population visée par les résultats de l'étude. Celle sur qui on pourra extrapoler les résultats.

On retrouve des informations sur ce sujet à la fois dans le paragraphe « Méthode » qui, parfois, est structuré en sous-chapitres, avec potentiellement un sous-chapitre population. L'analyse du *flow chart*, lorsqu'il existe, est une manière de retrouver rapidement des informations sur les exclusions de sujets au cours de la réalisation et du suivi de l'étude qui pourraient exposer à des biais de sélection potentiellement majeurs, entachant au final les validités interne et externe de l'étude. Le *flow chart* permet de savoir sur quels sujets a porté l'analyse finale. On retrouve également l'ensemble des éléments permettant de décrire précisément la population sur laquelle les auteurs ont travaillé, dans le tableau 1 de l'article, en règle : « Caractéristiques de la population » ou « Comparabilité des groupes étudiés ».

La maladie étudiée

La population étudiée est souvent soit un groupe unique de malades (cohortes descriptives, études pronostiques), soit des groupes rendus comparables de malades (essai clinique) par un tirage au sort définissant l'appartenance à l'un des groupes définis.

Il est indispensable que la définition de la maladie soit claire et précise, qu'elle corresponde, en règle, à ce qu'on connaît de la maladie dans la littérature scientifique.

Elle ne doit ni être floue, ni trop précise...

En sus de la définition de la maladie, les auteurs sont susceptibles de préciser des stades ou des niveaux de gravité, des tranches d'âges ou d'autres caractéristiques épidémiologiques.

Cela est très important pour la validité externe de l'étude... et peut donc être source d'inspiration pour des questions, notamment des questions récapitulatives présentées en fin de déroulement du dossier progressif.

Les variables étudiées

On s'intéresse de manière privilégiée et en premier lieu à la variable que l'on cherche à expliquer dans l'étude.

Quels sont les critères de jugement, principal ou secondaire ?

Ces critères étaient-ils simples ou composites ?

S'agissait-il d'un score validé (par exemple, un score de qualité de vie) ?

Très souvent, notamment dans les essais cliniques, une question est posée sur les critères de jugement* et leur pertinence, en particulier sur le critère de jugement principal défini dans un essai thérapeutique et/ou les critères de jugement secondaires ou encore sur les caractéristiques étudiées dans une étude épidémiologique.

C'est souvent une question permettant de comprendre si l'étudiant a bien cerné la problématique de l'étude. La définition de ces critères est souvent très précise avec de nombreux sous-critères qui se prêtent bien à une question à réponses multiples.

Quels sont les critères de devenir, d'évolution ?

Ce sont les variables privilégiées pour étudier l'évolution des sujets dans le suivi de l'étude. Ces variables, en général, permettent de définir des groupes de sujets qui seront comparés : sujets décédés comparés aux survivants et aux sujets censurés dans les études de survie, sujets présentant ou non une complication dans les études pronostiques.

Quelles sont les définitions des cas et des témoins dans une étude cas-témoins* ?

Quelles ont été les variables étudiées pour expliquer la variable privilégiée (définie ci-dessus) ?

Ce sont les variables explicatives* ; en règle générale, elles sont constituées :

6

- de variables permettant de décrire la population ou les groupes échantillonnés en termes démographiques (âge, sexe, sex-ratio, etc.) ;
- des variables potentiellement explicatives de la variable à expliquer, reconnues comme explicatives ou dont l'influence est discutée dans la littérature scientifique ;
- des variables potentiellement explicatives de la variable à expliquer que les auteurs pensent intéressantes à étudier en fonction de leurs nouvelles hypothèses.

Ces variables qui définissent souvent l'exposition à des facteurs de risque ou la présence de facteurs potentiellement pronostiques doivent disposer de définitions claires, précises et potentiellement reprendre des définitions admises dans la littérature scientifique.

Les variables étudiées sont une source d'inspiration importante pour poser des questions, notamment sur leur définition, leur qualité, leur validité, leur pertinence clinique, leur reproductibilité pour leur utilisation en pratique courante.

L'analyse statistique

Quelles sont les modalités d'analyse de l'étude ?

Quelle était l'analyse prévue ?

Quelles sont les modalités d'analyse en univariée, bivariée et multivariée ?

- *Analyse descriptive** : une seule variable étudiée à la fois, c'est ce qu'on retrouve avec la définition d'indicateurs de distribution (moyenne, écart-type, médiane, pourcentages, etc.) dans le tableau de description de la population.
- *Analyse bivariée** (parfois abusivement appelée analyse univariée) : l'étude des liens statistiques entre la variable privilégiée à expliquer et les autres variables potentiellement explicatives. On voit parfois apparaître des degrés de significativité seulement lorsque

des liens statistiques existent. Elle permet la sélection des variables candidates pour l'analyse multivariée. Selon la typologie de la variable, des tests différents seront appliqués (par exemple, test de Student si variables quantitatives continues, test du chi-2 si variables qualitatives, voire tests non paramétriques).

- *Analyse multivariée** : l'étude des liens entre la variable à expliquer et les variables potentiellement explicatives. Elle permet d'étudier l'existence ou non d'interactions entre les variables explicatives. Elle permet surtout de définir des estimations ajustées de paramètres statistiques comme notamment des indicateurs de risque ajustés (risque relatif, rapport de cotes, *hazard ratio*) et de neutraliser les effets de confusion potentiels.

Quels sont les modèles utilisés ?

Selon la typologie du critère de jugement, des modèles différents seront appliqués, par exemple :

- régression linéaire* multiple, si la variable à expliquer est une variable continue ;
- modèle logistique*, si la variable à expliquer est qualitative à deux (voire à trois) modalités ;
- modèle de Cox*, si la variable à expliquer est le délai de survenue ou non d'un événement binaire, etc.

Quelles sont les mesures d'association utilisées ?

Risques relatifs*, rapports de cote*, rapport d'incidence instantanée, etc.

Y a-t-il eu des analyses intermédiaires ? Prévues ou non ? Avec une prise en compte du risque d'inflation du risque alpha* ou non ?*

La répétition des tests statistiques entraîne une inflation non maîtrisée du risque alpha* et donc pourrait amener à trouver des différences significatives uniquement du fait du hasard. Cette volonté de maîtrise du risque de première espèce, les modalités d'analyse mises en places (diminution du seuil de significativité, utilisation de tests statistiques protégés, planification des analyses intermédiaires avec des seuils de significativité différents calculés) sont un des critères de validité interne de l'étude présentée.

Y a-t-il eu des analyses par sous-groupe ? Étaient-elles prévues ou bien ont-elles été effectuées a posteriori en connaissant les résultats ?

Les analyses par sous-groupe* non planifiées sont souvent considérées comme suspectes. De toutes les façons, elles entachent la généralisation potentielle des résultats, donc la validité externe*. De plus, ces analyses supplémentaires entraînent systématiquement une inflation du risque alpha*, ou risque de première espèce, liée à la répétition des tests.

L'analyse a-t-elle été faite en intention de traiter ou en per-protocole* dans un essai thérapeutique ? Était-ce une hypothèse de biais maximum* ?*

Cette question n'a de sens que dans les essais thérapeutiques. Elle est fréquemment posée.

Quelle était la méthode de gestion des données manquantes ?

On doit retrouver les pistes pour répondre à ce type de questions au sein du paragraphe « Méthodes » et/ou du sous-paragraphe « Statistique ».

Nombre de sujets nécessaires ?

Très souvent, une question est posée sur le nombre de sujets nécessaires* à inclure dans l'étude pour observer une différence cliniquement pertinente. Souvent, la question porte sur les éléments nécessaires au calcul du nombre de sujets :

- le risque alpha* (le risque de première espèce) ;
- le risque bêta* (le risque de seconde espèce) ou la puissance* (1 – bêta) ;
- l'estimation d'un niveau de référence du critère de jugement* : pourcentage dans le groupe témoin pour une variable qualitative, ou moyenne et sa variabilité (écart-type* ou variance*) pour une variable quantitative (bras témoin) ;
- et, enfin, une différence escomptée observable en termes de pourcentage ou en termes de variation de moyenne selon que le critère de jugement est qualitatif ou quantitatif.

Les résultats de l'étude

L'interprétation des résultats est la source majeure d'information pour les conclusions qu'on peut tirer d'un article médical.

Les notions de significativité statistique (interprétation d'une *p-value**, d'un intervalle de confiance*), l'interprétation des différentes mesures de risque doivent être maîtrisées.

Des questions sur la taille de l'effet* (*effect-size*), sur l'effet observé statistiquement et/ou sur l'effet cliniquement pertinent peuvent être posées.

Des questions portent presque systématiquement sur la lecture des tableaux et/ou des figures et sur l'interprétation de ces résultats.

Des questions sur l'homogénéité des résultats au sein de divers groupes de population ou lors d'analyses stratifiées sont très fréquentes.

Parfois, une question sur l'interprétation du nombre de sujets à traiter* pour éviter un cas et éventuellement rapporté à son coût évitable peut être posée.

Bien évidemment, l'ensemble des réponses à ces questions se fait par une maîtrise théorique des notions utilisées — elle nécessite donc une certaine compréhension de notions méthodologiques et statistiques qui sont parfois complexes — mais aussi par une lecture attentive des résultats et des tableaux et figures de l'article.

La discussion

Au niveau de la discussion, très souvent, une question peut porter sur le fait que les objectifs de l'étude ont été atteints ou non.

Des questions sur l'interprétation globale des résultats en fonction des études similaires dans la littérature peuvent être posées.

Des questions sur la validité interne* de l'étude et sa validité externe* peuvent être posées.

Dans les essais thérapeutiques, une question sur la discussion par les auteurs de la balance bénéfice-risque peut être posée.

Il s'agit, en règle, de questions de synthèse sur l'article étudié, posées en général en fin de dossier progressif.

Enfin, très souvent, une question sur les niveaux de preuve apportés par l'étude, tels que définis selon la Haute Autorité de Santé arrive souvent parmi les dernières questions.

D'autres questions, assez générales, visant à tester la bonne compréhension et la vue synthétique critique que peut avoir l'étudiant, de l'article considéré, peuvent être posées, notamment :

- en termes d'applicabilité des résultats, de leur généralisation en pratique courante ;
- concernant les biais possibles qui n'auraient peut-être pas été évoqués par les auteurs et qui limiteraient la portée scientifique de l'article.

CHAPITRE

2

L'article médical

Généralités

Rôle et importance de l'article médical

La presse médicale, avec ses nombreuses revues généralistes ou spécialisées, est aux médecins ce que la presse économique est aux économistes. Très développée sous forme papier et, depuis peu, également sous forme électronique, elle est indexée dans des bases de données bibliographiques (comme *Medline*, par exemple) permettant des recherches multicritères (titre, texte, auteurs, revues, mots-clés). Ces bases sont souvent devenues accessibles partiellement mais gratuitement *via* Internet (*PubMed*, par exemple).

C'est un des vecteurs de connaissance du progrès des sciences médicales.

Ainsi, le professeur Jean Bernard, des Académies françaises des Sciences et de Médecine, affirmait-il : « L'objectif est la transmission de connaissances (…). Certaines vertus sont indispensables, la clarté en premier lieu, l'auteur doit éviter l'ornement inutile et l'obscurité (…). La rigueur dans l'exposé des faits (…), l'étendue de la documentation (…), la modestie dans la discussion des hypothèses, l'interprétation des faits (…), la concision, enfin. Il ne s'agit pas de littérature. »

Parmi les revues médicales, on distingue les revues sans comité de lecture et les revues avec comité de lecture. Les manuscrits sont adressés aux éditeurs qui les soumettent pour avis à des *reviewers*, ou lecteurs, qui restent le plus souvent anonymes pour les auteurs. Selon les avis qu'ils émettent et l'avis du comité de rédaction, le manuscrit est soit refusé, soit accepté sous réserve de modification, soit accepté en l'état, au terme d'une démarche plus ou moins longue.

La forme de chacun des types d'articles possibles est définie très précisément (plan, longueur, type de caractères, nombre de figures et de tableaux autorisés) pour chaque revue, dans un document siégeant en général sur les dernières pages de chaque numéro, intitulé « Recommandations aux auteurs ».

Il existe de nombreuses formes d'articles médicaux qui vont être résumées brièvement ; on peut, cependant, noter que la forme la plus importante est ce que l'on nomme « l'article original ». L'article que vous allez analyser lors des épreuves classantes nationales (ou lors des différents modules de préparation à cet examen dans la faculté de médecine) sera un article original.

Différents types d'articles médicaux

Éditorial

C'est d'habitude un article écrit, sur commande du comité de rédaction d'une revue, par un auteur considéré comme un « expert » sur le thème proposé. Il n'y a donc, en règle, qu'un seul auteur.

Il donne son opinion sur les travaux déjà publiés, éventuellement formule de nouvelles hypothèses.

Un éditorial est court (6 à 8 pages dactylographiées maximum). Il est parfois demandé pour paraître en même temps qu'un article important sur le sujet qu'il met en perspective.

Cas clinique ou fait clinique

Le cas clinique rapporte l'observation d'un patient et la commente assez brièvement.

C'est un manuscrit de 4 à 6 pages dactylographiées maximum.

Il doit apporter des éléments nouveaux sur la physiopathologie, l'expression clinique, les modalités diagnostiques ou la thérapeutique.

Parfois critiqué, ce type d'article reste, néanmoins, apprécié et est accepté par les comités éditoriaux de très grandes revues.

Lettre à la rédaction

La lettre à la rédaction est une lettre adressée à l'éditeur de la revue afin qu'elle soit publiée.

Il s'agit soit d'un cas clinique court, soit de résultats préliminaires d'une étude qui semblent prometteurs, soit, enfin, de commentaires, parfois de critiques, par rapport à un article précédemment publié dans la revue. Certaines revues n'acceptent que ce dernier type de lettres.

Un des avantages de ces lettres est qu'en règle, la publication est rapide.

Le texte est court (moins de 2 pages) avec peu de références bibliographiques.

Revue générale

C'est une gageure. Il s'agit de l'analyse critique de l'ensemble des travaux sur un thème donné. La revue doit être la plus complète possible — plusieurs centaines de références bibliographiques peuvent être citées.

Le thème doit être très précis et bien défini.

La bibliographie a été effectuée et sélectionnée sur des critères qui doivent être clairement énoncés.

Elle doit être la plus exhaustive possible avec le problème d'éventuels biais de non-publication.

La méthodologie et la validité des travaux rapportés doivent être discutées.

C'est un travail collectif qui devrait être effectué par plusieurs experts : réservé aux seniors !

Dans l'esprit, c'est elle qui a donné naissance à la publication de conférences de consensus.

Point de vue

C'est une forme intermédiaire entre la revue générale et l'éditorial.

Elle est le plus souvent proposée par des auteurs reconnus comme des experts sur le sujet.

C'est l'état de l'art sur la question, à partir des progrès faits ces dernières années — publiés dans la littérature médicale — et des propres expériences des auteurs.

Cela représente une occasion, pour le lecteur, de clarifier son point de vue et l'auteur doit donc s'efforcer d'expliquer les contradictions apparentes.

Les références sont limitées à quelques dizaines, selon les recommandations de la revue, permettant le choix de celles qui sont considérées comme les plus pertinentes.

Analyse commentée

C'est un format très particulier, court (2 à 3 pages), qui consiste à rapporter et à commenter des articles parus dernièrement dans d'autres revues et souvent considérés par les spécialistes de la thématique concernée comme importants.

Il comporte deux parties : l'auteur résume l'article en s'aidant du résumé paru, puis émet un commentaire critique sur la validité des résultats. C'est une forme souvent appréciée des lecteurs.

Article didactique

Le but est d'apporter des connaissances dans le cadre de la formation continue au lecteur.

C'est un article pédagogique qui doit se mettre à la portée d'un lecteur « naïf » en ce qui concerne le sujet traité. Il donne, en règle, des conseils de lecture et une bibliographie pour ceux qui voudraient en savoir plus.

Article original

C'est un document qui expose un travail de recherche fondamentale, de recherche clinique ou de recherche épidémiologique.

Les auteurs — souvent issus de plusieurs disciplines — y rapportent leurs méthodes d'investigation, de suivi, donnent leurs résultats et les discutent par rapport à l'état des connaissances actuelles sur le sujet.

C'est ce type d'article qui est utilisé en LCA pour les ECNI.

Méta-analyse

C'est un article qui expose un travail de recherche fondé sur une démarche statistique permettant de combiner les résultats d'une série d'études indépendantes portant sur un problème donné. La méta-analyse permet une analyse plus précise des données par l'augmentation du nombre de cas étudiés et, en général, permet de tirer une conclusion globale. Cette démarche est largement utilisée en médecine pour l'interprétation globale d'études cliniques parfois contradictoires. Elle permet aussi de détecter les biais de méthode des études analysées mais peut, néanmoins, être elle-même sujette à un biais de non-publication, les chercheurs ayant moins de possibilités pour publier une étude concluant à une absence de résultat.

Structure de l'article

Article original et structure

Sa structure doit respecter les règles énoncées dans les recommandations aux auteurs, spécifiques à chacune des revues.

Toutefois, il existe un certain nombre de grandes règles, qui tendent d'ailleurs à se généraliser, que nous allons tenter de résumer.

Titre

Le titre doit être court et informatif par rapport au contenu de l'article : deux qualités en contradiction apparente !

Souvent, le nombre de mots est limité par les « Recommandations aux auteurs » de la revue auquel l'article est destiné ; généralement, de 10 à 15 mots.

Le titre sera parfois remanié en dernier, lorsque tout le reste de l'article est finalisé.

Certaines revues demandent un « titre courant » destiné à apparaître en en-tête et/ou en pied de page ; il est alors limité en règle à 40 caractères maximum, espaces compris. Heureusement, les logiciels de traitement de texte actuels permettent facilement de compter soit les caractères soit les mots d'un texte pendant son élaboration.

Mots-clés

La revue demande souvent aux auteurs de définir, en nombre limité, des mots-clés caractérisant leur travail.

Ces mots-clés peuvent servir à l'indexation dans certaines bases de données bibliographiques (*Medline*, par exemple). D'autres bases demandent à des *reviewers* de déterminer de nouveaux mots-clés dans un but d'homogénéisation (*Cancer Line*, par exemple). Ces mots-clés sont repris sur Internet dans le MESH (*Medical Subject Heading*) disponible au niveau international (http://www.nlm.nih.gov/mesh/) et dont il existe une version française (http://mesh.inserm.fr/mesh/).

Auteurs et lieu d'exercices

En règle, on donne le nom et l'initiale du prénom (les initiales en cas d'homonymie) des auteurs, dans un sens déterminé par le comité éditorial dans les « Recommandations aux auteurs ».

Le premier auteur est celui qui a réalisé l'essentiel du travail ou qui l'a dirigé. C'est lui qui a assuré la rédaction du manuscrit.

Les autres auteurs doivent avoir soit participé au travail présenté, soit participé à la rédaction, soit aux deux.

Le système standard de citation des références fait qu'on ne cite tous les auteurs que si leur nombre est inférieur à sept, et seulement les six premiers puis la mention « et al. », lorsque ce nombre est supérieur à six.

Le nom du chef de service ou du « directeur » de la recherche apparaît en général en dernière position. Il assume la responsabilité de ce qui est écrit et apporte sa caution quand les premiers auteurs ne sont pas encore connus.

Pour chacun des auteurs est mentionnée son insertion hospitalière et/ou universitaire.

Nombre de grandes revues, lors de l'envoi du manuscrit, demandent à chacun des auteurs une signature, en reconnaissance de la caution apportée au texte adressé.

Adresse de correspondance

Un des auteurs assume la correspondance avec la revue à laquelle le texte du manuscrit est adressé, le plus souvent, le dernier ou le premier auteur.

C'est également à cette adresse que les lecteurs ayant trouvé l'article publié dans la bibliographie pourront s'adresser pour obtenir un tiré à part.

Résumé

Cf. plus loin, p. 17.

Structure du texte

Introduction

Elle est là pour permettre au lecteur de comprendre pourquoi ce travail a été réalisé.

Elle est le plus souvent constituée de trois parties : la première est une brève mise au point rappelant la position du problème abordé à un lecteur non initié. Plus la revue est spécialisée, donc destinée à des lecteurs initiés, plus cette partie est courte.

La deuxième partie permet de préciser l'aspect particulier du problème que la recherche présentée a voulu aborder, les motivations des auteurs, l'hypothèse qu'ils veulent tester.

La dernière et troisième partie est l'aboutissement logique des deux précédentes ; elle précise le but ou objectif principal de l'étude présentée, éventuellement un ou deux objectifs secondaires. Elle peut également introduire le paragraphe méthodologique en définissant le type d'étude utilisé pour atteindre cet objectif.

Elle doit donner envie au lecteur potentiel de poursuivre sa lecture.

Le temps des verbes utilisés est le présent pour l'exposé des données actuellement admises dans la communauté scientifique et dans la littérature — les affirmations au présent appellent naturellement une ou des références bibliographiques.

Le passé est utilisé pour rapporter les faits passés :

- « Martin et al. ont montré que… »
- « Le but de notre étude était de démontrer la supériorité du… »

Au moment de la rédaction, la recherche est terminée : l'analyse a été effectuée.

Matériel et méthode

C'est souvent ce chapitre qui permet d'évaluer la rigueur scientifique du travail présenté. Les verbes doivent être au passé — même s'il peut s'agir d'un passé récent…

Population

La population étudiée (des patients, des rats, des cellules) doit être définie avec précision. Elle est, en règle, constituée d'une sous-partie, échantillon d'une population plus large à laquelle on désirera extrapoler les résultats. Elle répond donc à des critères d'inclusion, de non-inclusion, voire d'exclusion, qui doivent être précisés.

Lorsqu'il y a plusieurs populations, le(s) critère(s) qui permet(tent) de les distinguer doi(ven)t être sans ambiguïté (malades *versus* non malades).

Si une population-témoin est utilisée, l'origine des témoins, éventuellement source de nombreux biais (de sélection, de classement, etc.), doit être parfaitement définie.

S'il y a eu échantillonnage, la technique d'obtention de l'échantillon doit être décrite (exposés, non exposés, tirage aléatoire stratifié, méthode de quotas, cohorte exhaustive, cas consécutifs, etc.).

Type d'étude

C'est à ce niveau que le type d'étude doit être défini et éventuellement expliqué, s'il est complexe ou bien s'il sort de l'ordinaire :

- enquête de cohorte, enquête cas-témoins, essai randomisé contrôlé sur deux groupes parallèles, essai d'intervention, évaluation d'un examen diagnostique, étude pronostique, etc. ;
- étude transversale, étude rétrospective, étude prospective.

Schéma expérimental

Le schéma expérimental (essai thérapeutique, étude cas-témoins, étude de cohorte, étude pronostique) doit être décrit avec précision, étape par étape. Par exemple, dans un essai thérapeutique, les modalités d'inclusion, de tirage au sort, d'administration des traitements, de mesures du critère de jugement — à quel moment ? par qui ? — doivent être abordées successivement et ne pas laisser d'imprécision dans l'esprit du lecteur. Le lecteur est censé être capable de reproduire le schéma expérimental.

Données recueillies

En premier lieu vient le critère principal de jugement, c'est-à-dire la variable qui va permettre de tester l'hypothèse que s'était fixée l'équipe de recherche en définissant son objectif principal.

On devra préciser, pour cette variable particulière, pour les critères accessoires et pour les autres variables étudiées, un certain nombre d'informations. En fonction du « poids » de ces variables, les niveaux de précision de la description seront plus ou moins importants.

Certains points restent, cependant, incontournables :

- *la définition des variables* doit être précise et sans ambiguïté :
  - Quelles sont les classifications utilisées, lorsqu'elles existent ? Exemple : CIM-10 (classification internationale des maladies, 10e version), IGS-II (indice de gravité simplifié, 2e version), questionnaire de qualité de vie de Dukes, etc.
  - Qu'est-ce qu'un sujet considéré comme « en rémission » de telle maladie ? Définition précise et sans ambiguïté ;
- *les modalités des mesures* :
  - Comment ? Prise de sang, cliché radiologique ;
  - Quels instruments ? Automate de laboratoire, technique, réactifs, type de scanographe, etc. ;
  - Quand ? Avant le traitement, après, pendant, etc. ;
  - Quelles unités utilisées ? Unités internationales ;
- *les modalités de recueil des données* :
  - Comment ? Questionnaire administré ou auto-questionnaire, cahier de recueil de données ;
  - Par qui ? Par enquêteur, attaché de recherche clinique ;
  - Avec contrôle de qualité ? Contrôle sur échantillon de dossiers ;
  - Saisie des données ? Double saisie ou non, contrôle de cohérence des données recueillies.

Analyse statistique

C'est parfois un chapitre supplémentaire séparé de « Matériel et méthode » et situé juste après (cf. « Recommandations aux auteurs »).

Ce paragraphe est structuré avec la rigueur des méthodologistes…

On y retrouve successivement :

- *la méthodologie de l'analyse univariée** :
  - les tests statistiques utilisés pour les comparaisons ou l'étude des liens des variables deux à deux : test « *t* » de Student pour les variables quantitatives, test du chi-2 de Pearson pour les variables qualitatives, comparaison des deux courbes de survie de Kaplan-Meier par le test du log-rank[1] ;
  - les seuils de significativité : en règle, le seuil choisi est $p = 0,05$;
- *la méthodologie de l'analyse multivariée**, dans laquelle on précise :
  - le modèle utilisé : régression logistique*, analyse de variance*, de covariance*, régression linéaire*, analyse discriminante de Fisher, modèle de Cox* ;
  - les seuils de sélection des variables d'entrée et de sortie, l'étude des interactions : en règle, le seuil choisi est $p = 0,10$ ou $p = 0,20$; pour les interactions, on précise si elles ont été testées ou non et, si oui, lesquelles ;
  - les variables de confusion potentielles forcées *a priori* : par exemple, on fait une étude pronostique sur les données d'un essai thérapeutique dont on sait que le traitement a influencé le pronostic ; l'étude des autres facteurs pronostiques ne peut se faire qu'en neutralisant cet effet (ajustement) : on inclura donc, de manière obligatoire, le traitement dans le modèle, afin que les effets des variables pronostiques potentielles testées en tiennent compte ;
- *le nombre de sujets inclus ou nécessaires** :
  - si un calcul *a priori* du nombre de sujets nécessaire était possible, il doit apparaître ; les hypothèses utilisées pour ce calcul doivent être données ainsi que les sources qui ont permis l'estimation des paramètres utilisés dans ces hypothèses ;

1 Tous ces noms barbares, amis des statisticiens, ayant souvent une histoire, ne sont bien sûr donnés ici qu'à titre d'exemples. Il n'est pas nécessaire de les connaître en totalité, ni d'en connaître les subtilités et les finesses. Toutefois, certains tests très courants doivent néanmoins évoquer quelque chose à un lecteur un peu habitué…

- si ce calcul n'était pas possible, un calcul de la différence minimale, qu'on pourra mettre en évidence avec l'échantillon dont on dispose, est indispensable ;
- sur quel logiciel ? Les calculs sont effectués sur un micro-ordinateur avec un logiciel de statistique. On donne son nom, sa version, ses références (en particulier de documentation). Exemple : SAS, SPSS, Splus, Stata, Statview, BMDP, Épi-info, etc.

Résultats

C'est l'âme du « papier » !

Ce chapitre doit présenter tous les résultats, aucun n'ayant été donné dans les paragraphes précédents, ni dans la discussion, et aucun des résultats discutés ne doit manquer à ce chapitre.

Une attention particulière doit être portée aux chiffres : ils doivent être cohérents dans le texte et dans les tableaux et figures. Les totaux doivent être égaux aux sommes des chiffres donnés dans chacun des sous-groupes. Les sommes de pourcentage doivent faire 100 %.

Le temps des verbes dans ce chapitre est le passé. Le présent narratif serait une erreur et aboutirait souvent à un mélange des deux temps.

Ces résultats sont présentés sous forme de combinaison :

- de texte ;
- de figures ;
- de tableaux.

Ces trois formes sont complémentaires et non redondantes : on ne répète pas dans le texte les résultats d'un tableau. Le texte sert simplement à expliquer dans quel tableau sont quels résultats et comment s'en fait la lecture. Pour les figures et les tableaux, il existe des règles très précises de présentation, précisées dans les « Recommandations aux auteurs ».

Certaines de ces règles sont quasi communes à toutes les revues :

- pour les figures :
  - les figures sont numérotées en chiffres arabes ;
  - la numérotation correspond à l'ordre d'appel dans le texte ;
  - toute figure est appelée dans le texte (règle très générale, vraie également pour les tableaux et les références bibliographiques) ;
  - les légendes des figures sont souvent dactylographiées sur une feuille séparée pour l'envoi du manuscrit. Elles comprennent tous les éléments nécessaires à leur compréhension (abréviations, explication des symboles, des couleurs, etc.) ;
- pour les tableaux : la forme est un standard (*cf.* tableau 2.1).

Dans sa forme, le chapitre « Résultats » ne doit présenter que des résultats, le plus impartialement possible donc sans jugement ni discussion. On s'en tient aux faits !

En règle, les résultats s'enchaînent selon la logique de l'analyse, qui a été décrite au chapitre « Méthode » :

- description de la population en termes sociodémographiques ;

Tableau 2.1 Tableau type de présentation de résultats.

	Tête de colonne n° 1	N (%)	Bilirubine§ (μmol/L)	Tête de colonne n° c
Tête de ligne n° 1				
Tête de ligne n° 2	Corps du tableau			
...				
Témoins		120 (75 %)	11,2 ± 2,3	
...				
Tête de ligne n° l				

§ Moyenne ± écart-type.

- description en termes de critère de jugement;
- présentation de l'analyse univariée;
- recherche de confusions ou d'interactions;
- résultats de l'analyse multivariée.

Tableaux et figures sont, en règle, séparés du manuscrit et placés à la fin. Ils seront insérés par le compositeur au sein du texte définitif imprimé.

Discussion

La discussion comporte, en règle, trois objectifs :

- la règle d'usage est de commencer par le premier qui est de *dire si le but énoncé à la fin de l'introduction a été atteint ou pas*. Cela implique donc de résumer les principaux résultats : c'est la seule redite admise dans l'article. Cela permet de situer l'apport du travail présenté par rapport à ce qui était déjà connu dans la littérature;
- le deuxième objectif de la discussion est de *porter un jugement critique sur la qualité et la validité des résultats*. Les nouveautés sont-elles logiques? La population était-elle de taille suffisante pour pouvoir tirer des conclusions (puissance* de l'étude)? Le schéma expérimental de l'étude était-il le plus adapté pour répondre à la question posée? Certains résultats ne sont-ils pas liés à l'existence de biais* ? C'est un des points clé de la discussion, c'est souvent là que le lecteur peut se faire une idée tant sur la validité interne* que sur la validité externe* de l'étude. Mais, attention, une autocritique trop sévère pourrait favoriser le refus du manuscrit par les *reviewers* et le comité de rédaction!
- le troisième objectif de la discussion est de *comparer les résultats à ceux d'autres auteurs*. Les résultats sont-ils conformes à ce qui était déjà connu? Une présentation sous forme de tableaux comparatifs permet souvent une synthèse. S'il existe des discordances, comment peuvent-elles s'expliquer? Si on doit critiquer le travail d'autres auteurs, il faut que cette critique soit scientifique et objective!

La taille de la discussion ne doit pas excéder la moitié de la longueur totale de l'article.

Conclusion

Ce chapitre n'est pas toujours individualisé, c'est parfois le dernier paragraphe du chapitre discussion.

C'est un texte court (quelques lignes) qui ouvrent vers d'autres voies de recherche ou sur des compléments ou sur des précisions, que l'équipe ou d'autres devront apporter, ou sur les conséquences pratiques des résultats obtenus.

Taille de l'article original

La taille de l'article, soit en nombre de pages, soit en nombre de mots, figure dans les « Recommandations aux auteurs ». De même, le nombre de figures et de tableaux, ainsi que le nombre de références bibliographiques, est parfois limité.

Normes d'écriture et de style

Des phrases concises et précises sont de rigueur. Toutes les ambiguïtés doivent être levées.

Références bibliographiques

Le rédacteur doit choisir les plus pertinentes, sans exhaustivité. Si un article *princeps* existe sur le sujet, il doit être cité.

Les références sont soit numérotées dans leur ordre d'appel dans le texte, soit numérotées dans l'ordre alphabétique du premier auteur.

Elles sont appelées dans le texte soit par leur numéro, soit par le nom du premier auteur.

Un standard tend à se généraliser, c'est celui des normes de Vancouver :

- référence d'un article :
  - Dupont JP, Durand P, Martin G. Comment écrire une référence d'article aux normes de Vancouver. N Eng J Med. 2001 ; 12 :1045–8.
  - Auteur(s) (moins de sept, sinon les six premiers puis « et al. »). Titre de l'article. Abréviations standardisées du titre du journal. Année ; Volume (éventuellement numéro) : Première et dernière pages séparées par un tiret (les premiers chiffres communs peuvent être omis dans le second nombre) ;
- référence d'un livre :
  - Morabia A. Épidémiologie causale. Genève: Éditions Médecine et Hygiène ; 1996.
  - Auteur(s). Titre du livre. Ville : Éditeur commercial ; Année de parution.
- référence d'un chapitre de livre :
  - Tonneau D. Quality Management in French Hospital. In: Kimberly J, Minvielle E, editors. The Quality Imperative. London : Imperial College press ; 2000. p. 31–46.
  - Noms des auteurs du chapitre. Titre du chapitre. In : Noms du ou des rédacteurs, suivis de « editors ». Titre du livre. Ville : Éditeur commercial ; Année de parution. Pages du chapitre.

Toutefois, chaque revue reste libre de la présentation de la bibliographie et des modalités d'appel dans le texte de l'article. Toutes ces exigences propres à la revue sont définies dans le chapitre « Recommandation aux auteurs » siégeant, en règle, en fin de numéro de chaque revue ou sur le site Internet de la revue.

Exemple : recommandations aux auteurs de la *Revue d'épidémiologie et de santé publique* : https://www.elsevier.com/journals/revue-depidemiologie-et-de-sante-publique/0398-7620/guide-for-authors

Résumé

Il doit être utilisable sorti du contexte de l'article.

Comme il résume l'article, il est écrit en dernier, quand le corps de l'article a été rédigé.

C'est la partie de l'article qui est la plus souvent lue.

Souvent, dans les revues francophones, le résumé en français est suivi d'une version anglophone.

Structure du résumé

Comme pour l'article original, sa structure est souvent déterminée par les « Recommandations aux auteurs ». Il comporte quatre parties : introduction, matériel et méthode, résultats, conclusion. Il est toujours structuré mais cette structure peut varier : introduction ou rationnel ou objectifs, méthode ou matériel et méthode, résultats, conclusion ou interprétation. Parfois, les titres de chacune de ces parties apparaissent avec des terminologies qui peuvent différer légèrement.

La discussion est inconstante dans le résumé, souvent transformée en discussion-conclusion.

Certains résumés, notamment d'essais cliniques, sont encore plus structurés : but de l'étude (*objective*), protocole et méthodes d'étude (*design*), lieu et conditions de réalisation de l'étude (*setting*), description de la population et des critères de sélection (*patients*), traitements ou méthodes d'intervention (*interventions*), méthodes d'analyse et principaux résultats (*measurements and results*), conclusions principales et applications pratiques (*key conclusions*).

Contenu du résumé

Une à deux phrases pour chaque partie, éventuellement trois.

La partie « résultats », avec des chiffres et des résultats de tests statistiques, est légèrement plus hypertrophiée.

La dernière phrase reprend la conclusion principale de l'article.

En termes de taille, les résultats puis la méthode occupent le plus d'espace.

Taille

Dans les normes de Vancouver, le résumé est limité à 150 mots mais nombre de revues acceptent 250 à 300 mots, soit environ une page dactylographiée en double interligne.

Remarque

Il existe des résumés qui sont des formes de communication à part entière (résumé pour un congrès, par exemple) ; ils n'accompagnent pas un article original.

En général, on y privilégie les résultats ; parfois, l'insertion de tableaux ou de figures y est autorisée.

Ils sont souvent un peu plus longs (maximum 500 mots). Ils possèdent parfois une ou deux références bibliographiques.

À partir de 2016, la rédaction d'un résumé, qui faisait partie intégrante de l'épreuve de lecture critique, est supprimée de l'examen national classant. Il nous semble, toutefois, primordial de laisser dans un but pédagogique les quelques clés qui permettent de rédiger un résumé de bonne qualité.

Comment rédiger un résumé d'article médical

Texte d'origine

Le texte proposé à résumer n'excède pas, en général, trois à quatre pages dactylographiées, soit entre 1 200 et 2 000 mots. Dans les normes de Vancouver, le résumé est limité à 150 mots mais nombre de revues acceptent 250 à 300 mots, voire 500 mots.

Esprit de cet exercice

Rédiger un résumé pourrait être considéré comme un exercice de traduction du français au français.

Cet exercice doit permettre de mettre à l'épreuve vos capacités logiques, vos capacités d'abstraction et votre capacité à vous exprimer par écrit.

Vous devez comprendre le projet qu'avait l'auteur de l'article à résumer et quels moyens il a mis en œuvre pour le réaliser.

Vous devrez, en prenant la place de l'auteur, faire comprendre à votre lecteur (votre correcteur) un raisonnement et des résultats dont vous n'êtes pas l'auteur.

Votre rédaction devra être correcte sur les plans syntaxique et grammatical et précise sur le plan lexical.

Grandes règles de rédaction d'un résumé d'article médical

Comme pour l'article original, la structure du résumé est souvent déterminée par les « Recommandations aux auteurs » de la revue à laquelle il est destiné. Sauf indication contraire, vous devez respecter certaines règles très générales.

Structure du résumé

Il comporte, en règle, quatre parties :

- introduction (ou objectifs) ;
- méthode ;

- résultats ;
- conclusion.

Souvent, les noms de chacune de ces parties apparaissent comme titres en clair dans un résumé. Parfois, l'appellation de ces parties peut différer légèrement.

Certains résumés, notamment d'essais cliniques, sont encore plus structurés :

- but de l'étude ;
- protocole et méthodes d'étude ;
- lieu et condition de réalisation de l'étude ;
- description de la population et des critères de sélection ;
- traitements ou méthodes d'intervention ;
- critère(s) de jugement ;
- méthodes d'analyse et principaux résultats ;
- conclusions principales et applications pratiques.

Contenu du résumé

Vous devrez reprendre l'essentiel du texte : la méthode principale, les résultats essentiels.

Vous devrez laisser tomber l'accessoire.

L'introduction doit permettre de comprendre le « pourquoi » (cf. objectif(s)) du travail.

La partie « méthode » doit permettre au lecteur de comprendre le « comment ».

Les résultats doivent aller au résultat principal ; c'est la partie la plus hypertrophiée.

La discussion est plus « sommaire » puisqu'elle sera développée en détail dans l'article ; elle doit, toutefois, bien montrer les limites des conclusions de l'auteur du « papier ». **Elle est parfois omise**.

La dernière phrase du résumé reprend la conclusion principale de l'article.

Taille du résumé

Une à deux phrases pour chaque partie, éventuellement trois.

La partie « résultats » avec des chiffres et des résultats de tests statistiques est normalement la plus hypertrophiée.

Une règle est de respecter le « poids » respectif de chacune des parties du texte que vous avez à résumer ; vous pouvez donc vous aider en comptant les mots — grossièrement pour ne pas perdre de temps : nombre de lignes, par exemple.

Attention, toutefois, à ne pas trop déséquilibrer les différentes parties du résumé ; l'auteur peut avoir fait des choix contraires dans son texte original et non dans son résumé original, qui servira de base de correction à l'épreuve.

Méthode de rédaction

Lecture du résumé

La phase de lecture doit rester limitée en temps — environ une demi-heure (jamais plus de trois quarts d'heure) :

- *première lecture (environ 10 minutes)* : c'est la prise de contact avec le texte. C'est une phase d'imprégnation. Vous devez comprendre « l'enjeu » de l'article, quel(s) message(s) l'auteur, au moyen de son étude, veut faire passer ;
- *deuxième lecture (environ 20 à 30 minutes)* : vous pouvez souligner ou surligner les mots importants. Vous pouvez encadrer les mots-liens qui marquent les articulations logiques

(mais, cependant, en effet, en outre, ainsi, soit, ou, or, afin de, sauf, si, etc.). C'est une phase de prise de notes au brouillon. On détermine le plan du texte et ses enchaînements d'idées. C'est la phase de sélection des éléments à rapporter dans le résumé pour ne pas s'écarter trop du texte original. C'est aussi la phase de hiérarchisation de ces éléments, qui permettra au final de se centrer sur l'essentiel.

Rédaction

La rédaction « au brouillon » se fait en deux temps : un premier jet dans lequel vous commencez à compter les mots approximativement, puis un deuxième jet permettant de se mettre aux normes. Le deuxième « jet » doit permettre de se préoccuper du sens et du style.

Temps des verbes

Le présent pour les faits admis par la communauté scientifique : il sert à rapporter des faits connus. Contrairement au texte original, le résumé dans cette forme ne comprend pas de références bibliographiques. Le passé est utilisé pour les faits passés (méthodes utilisées, résultats obtenus). Au moment de la rédaction de l'article, la recherche est terminée.

Exemple

Notre étude visait à déterminer l'efficacité de l'interféron dans le traitement de l'hépatite virale C.

Deux groupes de 100 patients, inclus au moment de leur diagnostic initial, dans un essai randomisé en double insu contre placebo, ont été suivis pendant trois années.

Dans le groupe traité par interféron, le pourcentage de complications (cirrhoses, hépato-carcinome) est passé de 25 % à 10 % en trois ans ($p < 0{,}001$).

L'interféron doit être proposé à tout patient chez qui le diagnostic d'hépatite virale C est porté.

Ponctuation

Les grandes règles d'emploi de la ponctuation doivent être respectées (ce n'est ni un roman, ni un essai) :

- la virgule a pour but de séparer des propositions incidentes (incises), comme des précisions complémentaires, à l'intérieur d'une même phrase ;
- le point-virgule permet de relier deux aspects d'une même phrase qui subiraient une cassure trop importante s'ils étaient séparés par un point et qui ne seraient pas assez séparés par une simple virgule ;
- les deux-points sont utilisés pour introduire une énumération ;
- le point est utilisé en fin de phrase ou de texte ;
- les autres signes de ponctuation ne devraient se rencontrer qu'exceptionnellement dans un résumé.

Conseils

Il est toujours opportun de :

- faire des efforts de présentation et donc d'écriture ;
- être précis, un mot précis permet souvent de remplacer une expression ;
- utiliser les termes techniques, votre texte est destiné à des initiés ;
- refaire toute phrase trop longue, c'est-à-dire de plus de deux ou trois lignes selon l'écriture ;
- toujours rédiger une introduction ;
- ne pas inventer une conclusion contraire à celle du « papier », surtout si l'auteur lui-même est resté flou sur ses conclusions. En règle, restez prudent si l'auteur de l'article l'a été.

CHAPITRE

3

Méthodologie

Méthodologie des enquêtes : quels types d'étude pour quels objectifs ?
Aspects réglementaires importants en recherche clinique

Méthodologie des enquêtes : quels types d'étude pour quels objectifs ?

- Quel était l'objectif des auteurs ?
- Quel type d'étude ont-ils réalisé ?

Un travail scientifique conduisant à un article original publié peut poursuivre plusieurs objectifs parmi les suivants :

- étudier *la fréquence* et la répartition d'un problème de santé* (épidémiologie descriptive*) à un moment donné :
  - une étude descriptive transversale* ou longitudinale* ;
  - éventuellement plusieurs études transversales répétées dans le temps pour suivre l'évolution temporelle du phénomène ;
- rechercher les facteurs de risque d'une maladie (épidémiologie* causale, étiologique ou analytique), avec plusieurs possibilités qui varient en fonction de la maladie et des moyens disponibles :
  - une étude cas-témoins* ;
  - une étude exposés-non exposés* ;
  - une étude de cohorte* ;
- rechercher *des facteurs prédictifs (pronostiques*)* de la survenue d'une complication (événement* ou rechute ou décès) lors de l'évolution d'une maladie : une étude pronostique ;
- étudier l'intérêt d'*un nouvel examen diagnostique* par rapport à un examen de référence : une étude d'évaluation d'une méthode diagnostique ;
- évaluer l'intérêt d'*un nouveau médicament* : un essai thérapeutique* ;
- évaluer l'intérêt d'une intervention en santé (action de dépistage*, action de prévention*) :
  - une enquête d'observation avant-après ;
  - une enquête d'observation ici-ailleurs ;
  - un essai d'intervention.

Étude transversale (enquête de prévalence)

But

Ce type d'étude, utilisé dans un but descriptif, consiste à réaliser une « photographie » d'un problème de santé. Il vise à obtenir une estimation* d'un indicateur de santé*, ainsi que son intervalle de confiance*.

Principe

Sont recueillies simultanément des informations relatives à une maladie et éventuellement à des facteurs de risque*, dans une population* déterminée.

Le nombre de cas existant au moment de l'enquête est comptabilisé : ce sont les cas prévalents.

L'indicateur de santé pertinent est la prévalence*.

Le recueil des données se fait le plus souvent sur une courte période, voire sur un jour donné.

Utilisation en surveillance épidémiologique

Ces enquêtes sont parfois répétées dans le temps, par exemple enquête de prévalence* des infections nosocomiales chaque année dans les hôpitaux. Si elles sont répétées, elles permettent de suivre l'évolution du phénomène au cours du temps.

Limite

La prévalence d'une affection dépend à la fois du nombre de cas incidents et de la durée de la maladie ; une variation peut s'expliquer par l'un ou l'autre de ces facteurs.

Exemple d'étude de prévalence

Meffre C, Le Strat Y, Delarocque-Astagneau E, Antona D, Desenclos JC. Estimation des taux de prévalence des anticorps anti-VHC et des marqueurs du virus de l'hépatite B chez les assurés sociaux du régime général de France métropolitaine, 2003–2004. Analyse descriptive, janvier 2005.

Une enquête de séroprévalence des infections dues aux virus des hépatites B (VHB) et C (VHC) a été réalisée de 2003 à 2004 à partir d'un échantillon national d'assurés sociaux.

Méthodes – Un sondage a été réalisé dans la base des assurés sociaux du régime général. Le nombre de sujets à inclure a été estimé à 15 000 personnes, compte tenu de la précision souhaitée pour chaque interrégion. Un courrier d'invitation a été envoyé aux assurés sélectionnés. En cas d'accord, le consentement de chaque participant était recueilli.

Un questionnaire sociodémographique et épidémiologique était soumis et un prélèvement sanguin était effectué pour rechercher les marqueurs des infections à VHC et VHB.

L'avis du comité consultatif de protection des personnes dans la recherche biomédicale de l'hôpital Henri-Mondor, Créteil, et l'autorisation de la Commission nationale informatique et liberté (CNIL) ont été sollicités.

Résultats – La prévalence des anticorps anti-VHC était globalement de 0,9 % (IC 95 % = [0,7 ; 1,1]) ; 0,7 % (IC 95 % = [0,5 ; 1,2]) chez les hommes et 1,0 % (IC 95 % = [0,7 ; 1,4]) chez les femmes. La prévalence de l'antigène HBs était de 0,7 % (IC 95 % = [0,4 ; 1,1]) et celle des anticorps anti-HBc, de 8,2 % (IC 95 % = [7,0 ; 9,6]).

Étude d'incidence

But

Dans le cadre de la surveillance épidémiologique, ce type d'étude permet de comptabiliser les nouveaux cas d'une maladie (ou d'une complication) apparus durant une période donnée et de suivre son évolution au cours du temps.

Principe

La population* surveillée est clairement déterminée en termes de géographie et de période.

Chaque apparition de nouveaux cas (cas incidents) est enregistrée au fur et à mesure de manière prospective*. De même, on enregistre de manière régulière dans le temps (par unité de temps : jour, semaine, mois, année) des expositions* à des facteurs de risque, comme le nombre de jours passés sous assistance respiratoire d'un patient, dans un service de réanimation, l'exposant à la survenue d'une infection respiratoire nosocomiale.

Indicateurs obtenus

À partir de ces données, on calcule l'incidence, c'est-à-dire un taux dont le numérateur est le nombre de cas incidents.

En fonction du dénominateur (nombre de personnes exposées, nombre de personnes-temps d'exposition, etc.), on calculera des *taux d'incidence** ou des *taux de densité d'incidence**. Ces taux* peuvent être soit des *taux bruts** (taux global d'infections dans un service), soit des *taux spécifiques** (taux de densité d'incidence d'infection sur cathéter en réanimation).

Limites

Le recueil des nouveaux cas d'une affection est difficile; certains cas n'ont pas recours aux soins; les critères de définition des cas peuvent évoluer au cours du temps ou selon le lieu.

Exemple

Registre de cancer, sur une zone géographique, le plus souvent un département.

Tous les nouveaux cas d'un cancer déterminé sont enregistrés à partir de multiples sources (certificat de décès, anatomopathologiste, chirurgiens, cancérologues, etc.) afin d'être exhaustif.

Ce taux d'incidence pourra être calculé en rapportant le nombre de nouveaux cas aux données de population issues des recensements de population détenus par l'Insee.

Ce type de données pourra permettre, par exemple, de regarder si l'accident de Tchernobyl a eu ou non une influence sur la survenue des cancers de la thyroïde.

Exemple d'étude d'incidence

Bruandet A, Lucidarme D, Decoster A, et al. Incidence et facteurs de risque de la séroconversion au virus de l'hépatite C dans une cohorte d'usagers de drogue intraveineux du nord-est de la France. BEH. 2005; 2 : 7–8.

Afin de connaître l'incidence de l'infection par le VHC chez les usagers de drogues par voie veineuse, une étude de cohorte prospective a été réalisée entre 1999 et 2001.

Méthodes – Les sujets inclus étaient des volontaires, séronégatifs pour le VHC, usagers de drogues ayant utilisé la voie intraveineuse au moins une fois au cours de la vie, et provenant de six centres de prise en charge de la toxicomanie.

En cas d'accord pour participer à l'étude, un prélèvement salivaire et un prélèvement sanguin étaient réalisés pour rechercher les anticorps anti-VHC. Une visite de suivi trimestrielle pendant un an ou jusqu'à séroconversion était proposée à chaque sujet inclus. À chaque visite, un prélèvement salivaire était réalisé, ainsi qu'un prélèvement sanguin en cas de test salivaire positif ou, sinon, après un an de suivi.

Le taux d'incidence de la séroconversion VHC était défini par le rapport du nombre de séroconversions survenues au cours de la période de suivi rapporté au nombre de personnes-années (PA) correspondantes.

Résultats – Sur 231 sujets inclus, 165 ont été suivis. On ne notait pas de différence importante entre les sujets suivis et les perdus de vue, sauf pour la protection sociale et le traitement de substitution, plus fréquents chez les sujets suivis.

Les 165 sujets ont contribué à 178,4 PA de suivi; une infection par le VHC est survenue chez 16 d'entre eux soit un taux d'incidence de 9,0 % PA (IC 95 % = [4,6; 13,4]).

Enquête de pratiques

But

Une enquête de pratiques consiste à observer les pratiques de soins des professionnels dans leur environnement habituel, et non l'état de santé de personnes ayant ou non recours aux soins.

Objectifs

Les enquêtes de pratiques poursuivent un ou plusieurs objectifs, qui doivent être explicités *a priori* :

- connaître les pratiques effectivement adoptées par les professionnels vis-à-vis d'une situation clinique donnée, par exemple avant d'élaborer des recommandations pour ces pratiques, pour identifier les différences entre professionnels ;
- évaluer l'utilisation en routine d'une technologie médicale : conditions de réalisation, caractéristiques des opérateurs et des malades, indications, préparation à l'examen, tolérance ;
- évaluer l'impact de la diffusion de recommandations ou d'un autre événement susceptible d'influencer les pratiques : modification de la rémunération, de l'organisation des soins, introduction d'une innovation, etc. ;
- évaluer le degré de mise en œuvre de références dans les pratiques en routine ou à l'occasion d'un incident (audit clinique) ;
- recouper des estimations* de prévalence* ou d'incidence* d'une affection (lorsqu'elle est associée à une pratique de soins spécifique) ;
- analyser les facteurs influençant une pratique de soins.

Méthodes

La conception d'une enquête doit s'appuyer sur un spécialiste en méthodologie et sur la participation d'un ou plusieurs professionnel(s) concerné(s) par la population-cible*.

Données collectives ou individuelles

L'enquête peut porter sur des professionnels, interrogés individuellement une ou plusieurs fois (plusieurs actes de soins pour chacun).

Dans d'autres cas, les pratiques collectives peuvent être connues à partir d'informations issues d'une base de données, comme celles de l'assurance-maladie par exemple, sans fournir nécessairement de précision sur leur répartition entre les professionnels. De telles informations permettent, toutefois, de suivre simplement l'évolution d'une pratique dans le temps.

Enquête déclarative ou factuelle

Le recueil des données de pratiques de chaque professionnel peut être :

- *factuel* : les données proviennent d'une source objective comme le dossier des malades, les examens de laboratoire, etc. ; c'est la méthode la plus rigoureuse lorsqu'elle est possible ;
- *déclaratif* : chaque professionnel indique la pratique qu'il pense avoir, son opinion à ce sujet, sans recoupement avec une mesure objective ; il peut répondre par entretien, par téléphone ou par courrier.

Enquête rétrospective* ou prospective*

Lorsqu'il existe une source de données liée à la pratique en question, on peut effectuer un recueil rétrospectif* de données portant sur les pratiques passées :

- dossiers du malade et ses pièces : examens biologiques, imagerie, dossier de soins, ordonnances, etc. ;
- certificats réglementaires, etc. ;
- données d'activité recueillies en routine comme le programme de médicalisation des systèmes d'information, livre de bloc opératoire ou de salle de naissance, certificat de santé à la naissance, etc. ;
- fichiers de gestion (facturation, protection sociale, etc.).

Cette méthode a l'avantage, lorsqu'elle est possible, de la rapidité ; inversement, la qualité est tributaire de celle du support utilisé.

Dans d'autres cas, un recueil prospectif* de données est nécessaire, en utilisant un questionnaire rempli par un enquêteur en face-à-face (observation ou interrogation) ou, encore, par le professionnel lui-même (auto-évaluation).

Dans ce cas, une pratique ainsi décrite peut être modifiée par l'observation (« effet Hawthorne »), et le professionnel n'a pas toujours le recul nécessaire pour décrire sa propre pratique.

Population-cible* et échantillon*

Le choix de la population-cible*, point important, est déterminé par les objectifs de l'étude. On doit être attentif à définir cette population* dans l'espace (variations géographiques), dans le temps (variations saisonnières, hebdomadaires, tendances) et surtout à préciser les professionnels concernés (hospitaliers, libéraux, spécialisés ou non, mode d'exercice, etc.).

L'échantillon* constitué pour l'enquête doit être représentatif* de la population-cible* visée, en particulier pour les facteurs qui peuvent influencer les pratiques. Le meilleur procédé permettant d'assurer cette représentativité est le tirage au sort* dans la population-cible*, mais cette opération nécessite une base de sondage de bonne qualité, et elle peut être lourde. Les autres modes d'échantillonnages* (*quota*, professionnels ou cas consécutifs, etc.) ne permettent pas de garantir la représentativité. Il est difficile d'obtenir un échantillon* couvrant une année entière ou l'ensemble du pays ; souvent, les professionnels ne participent pas en grand nombre aux enquêtes, avec un risque* de biais* de sélection lié aux non-réponses.

La taille de l'échantillon doit être calculée pour permettre la précision souhaitée pour les résultats de l'enquête.

Questionnaire

L'élaboration d'un questionnaire nécessite de l'expérience, du temps et un travail de groupe. Le questionnaire doit permettre de répondre à l'objectif de l'enquête.

Sa construction passe par les étapes suivantes :

- choisir un titre et indiquer les coordonnées du responsable de l'enquête ;
- définir les principaux chapitres du questionnaire ;
- dresser la liste des données nécessaires à l'atteinte des objectifs et rédiger les questions correspondantes ; supprimer les items inutiles ;
- choisir, chaque fois que possible, un libellé de question validé et standardisé, de façon à limiter les biais de mesure ;
- s'assurer que la formulation de chaque question est claire, non ambiguë, courte, consacrée à un seul sujet, dépourvue de tout jugement de valeur pouvant influencer la réponse ;
- les réponses possibles doivent être envisagées à l'avance, de préférence sous forme de listes fermées, avec des instructions claires ; le cas échéant, les modalités de codage doivent être prévues ;
- la mise en page doit être aérée, claire, les questions étant posées dans un ordre pertinent et aussi neutre que possible ;
- les modalités d'exploitation informatique doivent être envisagées à l'avance ;
- le questionnaire doit être testé sur un petit échantillon, en estimant le temps de réponse et la compréhension des questions, en recherchant des lacunes éventuelles ; il doit être adapté selon les résultats de ce test.

Données à collecter

Une enquête de pratiques doit comporter au moins les données suivantes :

- le professionnel : concerné ou non par la pratique étudiée, ses caractéristiques (âge, sexe, ancienneté, fonction, lieu et mode d'exercice, etc.) ;
- le patient concerné par la pratique : ses caractéristiques ;

- la description de la pratique elle-même (indication, lieu, déroulement, résultat, durée, tolérance, etc.) en s'assurant que les caractéristiques recueillies permettent de répondre à l'objectif poursuivi ;
- les facteurs susceptibles d'influencer cette pratique, les facteurs de confusion* potentiels.

Références de pratique

Lorsque la pratique observée ou déclarée est comparée à une référence admise, il s'agit d'un audit.

La référence de pratique utilisée peut être un simple avis d'expert, une recommandation scientifique (conférence de consensus, recommandation pour la pratique clinique), une norme réglementaire, un protocole particulier.

Rédaction d'un protocole*

Un protocole précisant chacun des points de méthode qui précèdent doit être rédigé : contexte, objectifs, population-cible*, population-source* et échantillonnage*, données recueillies, organisation, ressources nécessaires.

Les modalités d'analyse* des données seront précisées. Il peut s'agir de comparer les résultats d'une enquête similaire au cours du temps (évolution) ou bien de comparer les pratiques dans des lieux différents ou entre des professionnels différents ou encore avec un référentiel. La prise en compte, dans l'analyse, des facteurs de confusion* est alors essentielle pour pouvoir interpréter les différences éventuelles.

Mise en œuvre

Une fois le protocole rédigé, sa mise en œuvre est aisée si toutes les étapes de l'organisation ont bien été définies, et la fonction de chaque participant précisée.

Lorsque l'enquête s'intègre dans un audit ou une mesure d'impact, un calendrier prévisionnel sera défini pour la reconduction ultérieure de la même enquête après les actions correctives.

Une enquête de pratique peut être facilement mal perçue des professionnels, peu enclins à faire l'objet d'un jugement critique ; un effort spécifique de communication avant l'enquête (pour expliquer ses objectifs et sa méthode), pendant celle-ci (déroulement) et surtout après (résultats, interprétations) s'avère essentiel. La possibilité d'associer des professionnels à l'organisation est un atout essentiel.

Le calendrier doit tenir compte :

- de la fréquence* des consultations des patients concernés par la pratique étudiée ;
- des événements* marquants dans le domaine étudié (tenue de réunions scientifiques, communication médiatique, conférence de consensus, mesures touchant le remboursement des actes, etc.) ;
- des contraintes liées à l'activité des professionnels, qui disposent souvent de peu de temps.

Interprétation et utilisation

Les biais potentiels dans les enquêtes de pratiques sont nombreux : biais* d'échantillonnage*, biais* de mesure et facteurs de confusion*. Certaines méthodes permettent de contrôler ces biais*. Mais certains biais* peuvent échapper au contrôle et ne seront découverts qu'*a posteriori*.

Les informations fournies par une enquête de pratique varient en importance et en qualité, selon le type d'approche, la source de données utilisée, l'échantillon sélectionné. Les résultats doivent être confrontés aux informations obtenues par d'autres voies (synthèse de la littérature, étude expérimentale, consensus d'experts, etc.).

Exemple d'enquête de pratique

Halna M, Leblond P, Aissi E. Impact de la conférence de consensus sur le traitement ambulatoire des bronchiolites du nourrisson. Presse Med. 2005 ; 34 : 277–81.

Pour mesurer l'impact des recommandations de la conférence de consensus de septembre 2000 sur la prise en charge ambulatoire de la bronchiolite aiguë du nourrisson, une enquête prospective a été réalisée.
Méthodes – L'étude était multicentrique (quatre hôpitaux du Nord), réalisée sur trois périodes épidémiques : l'hiver précédant la conférence et les deux hivers suivants. Étaient inclus les enfants âgés de 30 jours à 2 ans se présentant en urgence pour un premier ou deuxième épisode de bronchiolite. Les caractéristiques des enfants et les traitements ambulatoires prescrits ont été recueillis.
Résultats – Six cent trente-huit enfants étaient inclus : 169 avant et 469 après la conférence. La fréquence de prescription des médicaments et de la kinésithérapie entre les trois périodes n'était pas différente. Après la conférence, les prescriptions de β_2-mimétiques inhalés (21 %), de corticoïdes inhalés (15 %) ou *per os* (34 %), d'antibiotiques (53 %), et de mucolytiques (54 %) restaient fréquentes. La kinésithérapie était prescrite chez 58 % des nourrissons.
Conclusion – Deux ans après la conférence, le traitement Ambulatoire des bronchiolites n'était pas modifié, corticoïdes, β_2-mimétiques, antibiotiques et mucolytiques restant trop prescrits.

Étude cas-témoins*

But

Le but est de mettre en évidence des facteurs de risque* d'une maladie en comparant de deux groupes de sujets : des malades représentatifs* de la population des malades, et des témoins, indemnes de la maladie étudiée, censés avoir une représentativité de la population générale.

Principe

On veut expliquer la présence d'une maladie : la variable* à expliquer est donc la maladie.

On constitue donc deux groupes :

- un groupe de sujets malades : *les cas* ;
- un groupe de sujets indemnes de la maladie étudiée : *les témoins*.

Choix des cas

Afin d'être sûr que les cas soient bien des sujets malades, il faut utiliser, si possible, des critères objectifs, mesurables, pour définir la maladie étudiée (classification internationale, critères diagnostiques de sociétés savantes, etc.).

Lorsque la fréquence* de la maladie est faible, c'est souvent le seul type d'enquête qui permet de disposer d'un nombre important de malades.

Choix des témoins

La sélection des témoins peut se faire à partir de la population générale ou à partir de patients pris en charge à l'hôpital.

Il faut s'assurer que les témoins et les cas proviennent bien du même type de population* et sont sélectionnés sur la même période.

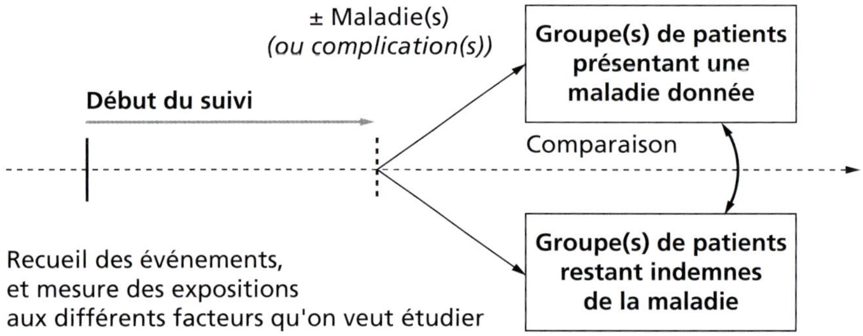

Fig. 3.3 Étude de cohorte – Le recueil des données est le plus souvent prospectif.

Mesure de l'association facteur de risque-maladie

La surveillance de l'apparition d'une maladie donnée, au sein de chacun des deux groupes constitués par les sujets exposés à un facteur donné et les sujets non exposés à ce facteur, permet de mesurer l'incidence de la maladie chez les exposés et l'incidence de la maladie chez les non exposés. La mesure de l'association* entre le facteur d'exposition* étudié et cette maladie donnée est exprimée par le rapport de ces deux incidences : incidence chez les exposés à un facteur de risque* potentiel sur incidence chez les non exposés. Ce rapport est nommé « risque relatif* » (RR). En général, son intervalle de confiance* sera également donné.

Comme dans les études cas-témoins, l'estimation de l'*odds ratio** (OR) et, en règle, de son intervalle de confiance*, est également possible. Toutefois, si la fréquence* de la maladie est élevée, l'estimation du risque par l'OR peut diverger assez fortement de celle donnée par le RR.

Les sujets des deux groupes ainsi constitués, en fonction des mesures d'exposition* effectuées en début d'enquête exposés et non exposés*, sont susceptibles d'être également soumis à d'autres facteurs, dont certains peuvent être notoirement connus pour influencer le risque* de survenue de la maladie étudiée en priorité.

Il sera donc nécessaire d'en tenir compte, dans une analyse multifactorielle ou multivariée*, en général à l'aide d'une régression logistique*. Cela permettra l'estimation de l'*odds ratio** du facteur d'exposition ayant défini l'échantillonnage, ajusté sur les effets des autres facteurs présents dans le modèle final qui auraient pu jouer un rôle de confusion* dans cette étude privilégiée du lien entre facteur d'exposition et maladie(s).

Les études de cohorte permettent également d'étudier l'influence d'événements* nouveaux ou d'expositions nouvelles apparus au cours du suivi sur l'état de santé de sujets de la cohorte.

Exemple d'une étude de cohorte*

Duburcq A, Charpak Y, Blin P, et al. Suivi à deux ans d'une cohorte de patients sous buprénorphine haut dosage. Résultats de l'étude SPESUB (suivi pharmaco-épidémiologique du Subutex en médecine de ville). Rev Épidém Santé Pub. 2000 ; 48 : 363–73.

Lors de la mise sur le marché de la buprénorphine haut dosage (Subutex®) en France en février 1996, une étude de cohorte a été mise en place auprès des médecins généralistes déjà impliqués dans la prise en charge des toxicomanes. Ses objectifs étaient d'étudier le devenir des patients en termes de suivi de traitement et de risques liés à la situation sociale.
Chaque médecin devait inclure les dix premiers patients auxquels il prescrivait du Subutex®, ces patients étaient ensuite suivis pendant deux ans.

Au total, 919 ont été inclus entre mai et juillet 1996 par 101 médecins généralistes. Ils présentaient une toxicomanie à l'héroïne lourde et ancienne, des consommations parallèles de cocaïne, de dérivés codéines et d'autres médicaments détournés de leur usage.
Ils présentaient des problèmes psychiatriques avérés dans 28 % des cas, probables dans, 45 % des cas, des affections hépatiques (hépatites B pour 23 % d'entre eux et hépatites C pour 21 % d'entre eux).
Deux ans plus tard, 55 % des patients sont toujours suivis par le même médecin, 13 % n'ont pas été revus mais la situation est connue par le médecin, 12 % sont des patients perdus de vue. On observe 12 séroconversions pour l'hépatite B, 21 pour l'hépatite C et 4 pour le VIH.
Pour les patients suivis, une réduction des risques liés à la toxicomanie est observée en termes de séroconversion hépatite B, hépatite C et VIH, par rapport aux résultats observés par ailleurs chez les toxicomanes.

Étude pronostique

But

Le but est de rechercher des facteurs prédictifs (ou pronostiques) de survenue d'un événement* (complication, récidive ou décès) en suivant un groupe de sujets porteurs d'une affection précise, dont on veut connaître le devenir ou pronostic.

Principe

On travaille ici sur un seul groupe de sujets malades, définis par des critères d'inclusion* et de non-inclusion*. Ces critères permettront de mieux caractériser la population-cible* des malades sur lesquels on cherchera à généraliser les résultats obtenus.

La variable* à expliquer est ici l'apparition d'une complication : on recherche des facteurs prédictifs (ou pronostiques) en comparant l'incidence des complications chez les malades présentant un facteur et chez ceux ne présentant pas ce facteur.

Facteurs prédictifs (ou facteurs pronostiques)

Les facteurs prédictifs ou pronostiques peuvent être des données sociodémographiques, cliniques, biologiques ou histologiques, voire des scores (combinaisons de données).

Trois points importants sont à retenir :

- on sélectionne les facteurs les plus pertinents ; en effet, pour ce type d'analyse* statistique, seul un nombre limité de variables peut être testé : par exemple, si une étude porte sur cent décès, on peut étudier environ dix facteurs — règle arbitraire mais assez juste en pratique ;
- on recueille de façon systématique les facteurs pronostiques déjà connus et validés dans la littérature, sinon on s'expose à des biais* de confusion ;
- on choisit comme nouveaux facteurs pronostiques d'intérêt possibles plutôt des facteurs mesurables en routine, possédant un « sens clinique » pour pouvoir appliquer les résultats de l'étude à la pratique courante (figure 3.4).

Mesure de l'association entre facteur et complication

Le plus souvent, la survenue d'une complication est liée au temps : toutes choses égales par ailleurs, cette survenue est d'autant plus fréquente qu'on dispose d'un recul plus important. Or, les malades ont souvent des reculs très différents : ceux diagnostiqués depuis longtemps ont évidemment un recul plus important. En pratique :

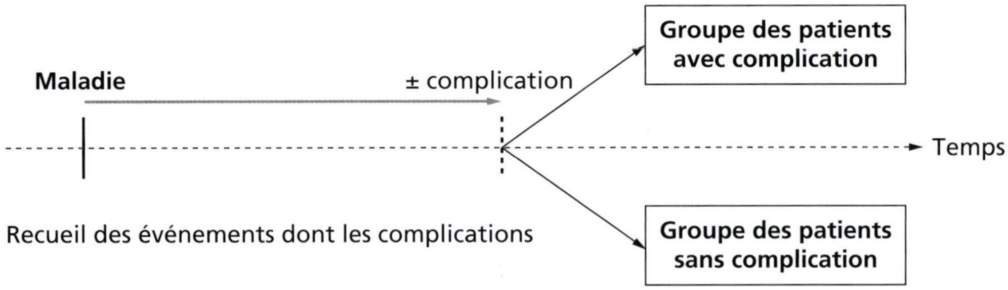

Fig. 3.4 Étude pronostique – Le recueil des données est idéalement prospectif, parfois rétrospectif.
Parfois l'étude pronostique est réalisée à partir de données recueillies dans un autre cadre, un essai thérapeutique par exemple.

- soit on recherche des facteurs pronostiques précoces (par exemple, mortalité à un mois). Dans ce cas, on dispose de ce recul précoce chez tous les patients, y compris les plus récents : on peut négliger le temps. L'analyse univariée* permet d'estimer le risque relatif* (RR) ou l'*odds ratio** (OR) associé à chaque facteur étudié ; dans un second temps, une analyse multivariée* (régression logistique) permet d'étudier les facteurs indépendants de survenue de complication, l'influence de chaque facteur pronostique étant estimée par un *odds ratio* ajusté (OR_a). Cette dernière analyse peut permettre la construction d'un score pronostique (par exemple, score de Glasgow pour les comas) ;
- soit on recherche des facteurs pronostiques à distance (par exemple, mortalité à deux ans). Dans ce cas, on dispose de ce recul chez certains patients mais pas chez tous : la prise en compte du temps est indispensable. L'analyse univariée* repose sur l'étude des courbes de survie* (actuarielle ou de type Kaplan-Meier : cf. plus loin). Pour chaque variable étudiée, le risque de survenue d'une complication est estimé par un risque relatif (RR). Une analyse multivariée* (modèle de Cox*) permet d'étudier les facteurs indépendants de survenue de complication, l'influence de chaque facteur pronostique étant estimée par un risque relatif* ajusté (RR_a). Cette dernière analyse peut aussi permettre la construction d'un score pronostique.

Exemple d'étude pronostique

Unger JM, Flaberty LE, Liu PY, et al. Gender and other survival predictors in patients with metastatic melanoma on Southwest. Cancer. 2001 ; 91 : 1148–55.

Le but de l'étude était d'étudier les facteurs pronostiques de survie (dont le sexe et certains facteurs cliniques) des sujets atteints de mélanome métastatique. Ce travail concernait 813 patients participant à des essais cliniques.
Les facteurs pronostiques qui ont été retrouvés étaient le sexe, le statut de performance OMS, la présence de métastases multiples, d'une insuffisance hépatique ou d'autres insuffisances viscérales. Après prise en compte de ces facteurs (ajustement), le sexe masculin retrouvé en univarié comme facteur péjoratif n'a plus été retrouvé comme facteur pronostique péjoratif. Seuls le statut OMS et les métastases multiples persistaient comme facteur de risque indépendant.

Évaluation d'une méthode diagnostique

But

Ce type d'étude vise à étudier la validité d'un nouvel examen diagnostique par rapport à un (ou des) examen(s) de référence, le *gold standard**.

Principe

Le principe est de comparer les résultats du nouvel examen diagnostique à ceux obtenus par le *gold standard*.

L'examen de référence permet d'avoir un diagnostic incontestable. Il peut s'agir d'un examen histologique ou de l'association de plusieurs examens.

En pratique, on applique l'examen diagnostique de référence à l'ensemble des sujets. Cela permet de les classer en deux groupes : les malades et les non malades.

On teste ensuite la capacité du nouvel examen à détecter les sujets malades et les sujets sains, ce qui donne quatre groupes : vrais positifs, faux positifs, vrais négatifs et faux négatifs.

La lecture et l'interprétation des résultats de chaque examen doivent être faites par des personnes (juges) différentes (gage de fiabilité) et sans connaissance des interprétations de l'autre.

Attention

Avant d'évaluer « l'efficacité » d'un nouvel examen diagnostique, il faut s'assurer qu'il a fait la preuve de sa qualité technique et de sa fiabilité.

Ce nouvel examen peut avoir un intérêt par rapport à l'examen de référence car :

- sa réalisation est plus simple ;
- il est plus facilement accepté par le patient et présente moins d'effets iatrogènes ;
- il est moins coûteux.

Performances de l'examen diagnostique

Les performances du nouvel examen sont définies par les proportions de patients correctement diagnostiqués par cet examen (sensibilité* : Se ; spécificité* : Sp) et par les probabilités* que le nouvel examen conduise à un diagnostic correct (valeur prédictive positive* : VPP ; valeur prédictive négative* : VPN). Classiquement, les résultats sont présentés sous forme de tableau (tableau 3.1).

En termes probabilistes, on peut écrire ces critères sous les formes suivantes :

- Se = p(Ex + /M), probabilité de présenter un résultat d'examen positif si on est malade.
- Sp = p(Ex – /Non M), probabilité de présenter un résultat d'examen négatif si on est sain.
- VPP = p(M/Ex+), probabilité d'être malade si on présente un résultat d'examen positif.
- VPN = p(Non M/Ex–), probabilité d'être sain si on présente un résultat d'examen négatif.

La sensibilité* (Se) et la spécificité* (Sp) sont des caractéristiques propres de l'examen, indépendantes de la population* à laquelle s'applique le test.

Tableau 3.1 Tableau de contingences des résultats d'un examen.

		Examen de référence		
		Malades	**Non malades**	
Nouvel examen	+ (positif)	Vrais Positifs (VP)	Faux Positifs (FP)	**Valeur prédictive positive** = VP/(VP + FP)
	– (négatif)	Faux Négatifs (FN)	Vrai Négatifs (VN)	**Valeur prédictive négative** = VN/(VN + FN)
		Sensibilité = VP/(VP + FN)	**Spécificité** = VN/(VN + FP)	**Valeur globale du test** = (VP + VN)/(VP + VN + FP + FN)

À l'inverse, les valeurs prédictives positive et négative* (VPP et VPN) varient en fonction de la prévalence* de la pathologie à diagnostiquer dans l'échantillon* étudié. En clair, plus la fréquence de la maladie augmente, plus la VPP augmente et la VPN diminue.

En effet, l'application du théorème de Bayes permet d'écrire :

$$\text{VPP} = \frac{p(M) \times p(Ex+/M)}{p(M) \times p(Ex+/M) + p(NonM) \times p(Ex+/NonM)}$$

où p représente la probabilité d'un événement ou une probabilité conditionnelle.

Cela montre l'importance du choix de l'échantillon* sur lequel est testé le nouvel examen. La généralisation des résultats obtenus ne peut se faire que si l'échantillon* est représentatif* de la population* à laquelle on veut appliquer le nouvel examen.

Rapports de vraisemblance

Les rapports de vraisemblance (*likelihood ratios*) sont des indices de qualité diagnostique qui facilitent le calcul de la probabilité d'une maladie donnée après réalisation d'un test et connaissance de son résultat. Il varie donc selon que le résultat de l'examen diagnostique est considéré comme positif ou négatif.

Le *rapport de vraisemblance d'un test positif* est le rapport Sensibilité/(1 – Spécificité).

$$\text{RV Pos} = \text{LR+} = \frac{Se}{(1-Sp)} = \frac{P(Ex+/M+)}{P(Ex+/NonM)}$$

Le *rapport de vraisemblance d'un test négatif* est le rapport (1 – Sensibilité)/Spécificité.

$$\text{RV Neg} = \text{LR}- = \frac{(1-Se)}{Sp} = \frac{P(Ex-/M+)}{P(Ex-/NonM)}$$

L'ampleur du changement, de la probabilité d'être porteur d'une maladie donnée qu'un patient avait avant le test, à cette probabilité modifiée par la connaissance du résultat du test varie avec le rapport de vraisemblance du test en question. Plus le rapport de vraisemblance d'un test positif est grand et plus le rapport de vraisemblance d'un test négatif est petit, et plus le test est cliniquement utile (tableau 3.2).

Plus le rapport de vraisemblance d'un test positif est élevé, plus il permet de confirmer la maladie.

Plus le rapport de vraisemblance d'un test négatif est petit, plus il permet d'exclure la maladie.

Courbes ROC

Dans le cas d'un examen dont le résultat est *quantitatif*, on peut être amené à le dichotomiser (résultat + ou –).

Le choix du seuil de dichotomie dépendra de la gravité relative des faux négatifs (ne pas diagnostiquer la maladie chez un malade) et des faux positifs (diagnostiquer à tort la maladie) (figure 3.5).

Tableau 3.2 Interprétation du rapport de vraisemblance.

Valeur du rapport de vraisemblance		Changement entre la probabilité pré-test et post-test d'avoir la maladie
Du test positif	Du test négatif	
10 et plus	0,1 et moins	Important
5–10	0,1–0,2	Modéré
2–5	0,2–0,5	Faible mais parfois « cliniquement » significatif
1–2	0,5–1	Faible et rarement « cliniquement » significatif
1	1	Aucun

Choix d'un seuil

Ainsi, lorsqu'un examen fournit des résultats quantitatifs, on peut être amené à déterminer le seuil optimal permettant de discriminer au mieux les valeurs pathologiques et les valeurs normales. On s'aide pour ce choix d'un outil graphique, la courbe ROC (*receiver operating characteristics*).

Définition

Les courbes ROC permettent d'étudier les variations de la spécificité et de la sensibilité d'un test pour différentes valeurs du seuil de discrimination entre test positif et test négatif (i.e. entre présumés malades et présumés non malades). Le terme de courbe ROC peut être envisagé comme une *courbe de caractéristiques d'efficacité*.

Construction de la courbe

On porte sur l'axe des abscisses, la variable « 1 – spécificité ». Sur l'axe des ordonnées, on retrouve la sensibilité. La courbe se construit de façon empirique en calculant la sensibilité puis la spécificité d'un test pour différents niveaux de seuils de discrimination entre tests + et tests – (figure 3.6).

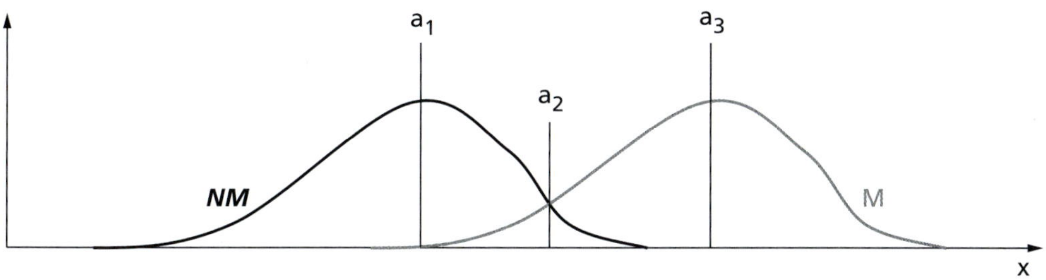

Fig. 3.5 Choix du seuil sur les résultats d'un examen quantitatif.

Distribution des valeurs de x chez les non malades (NM) et malades (M) :
- seuil a_1 : test très sensible mais très peu spécifique (beaucoup de FP) ;
- seuil a_3 : test très spécifique mais peu sensible (beaucoup de FN) ;
- seuil a_2 : meilleur rapport Se/Sp.

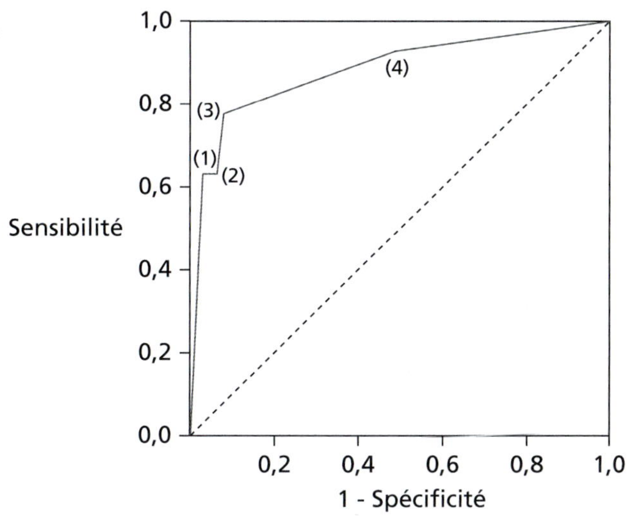

Fig. 3.6 Courbe ROC.

Les points (1), (2), (3) et (4) correspondent au calcul de la sensibilité et de la spécificité pour quatre seuils différents d'un test qui donne un résultat quantitatif. Plus la courbe se rapproche du point de coordonnées (sensibilité = 1 ; 1 – spécificité = 0), plus le test étudié a une « bonne qualité » diagnostique.

Aire sous la courbe ROC

L'*aire sous la courbe ROC* (AUC, *area under the curve*) permet de tester l'*efficacité globale* du test diagnostique étudié (figure 3.7). Si le test n'est pas informatif, l'aire théorique est de 1/2. Si le test était parfaitement discriminatif, l'aire théorique serait de 1. On peut montrer que cette aire correspond à la probabilité que le résultat au test d'un sujet malade soit supérieur au résultat du test chez un sujet non malade.

Il existe différentes méthodes d'approximation de cette aire. Des tests statistiques comparant les aires sous la courbe de divers examens censés mesurer la même chose, permettent de les comparer, et donc de choisir parmi plusieurs tests candidats.

Choix pratiques des tests : les quatre postulats de Galen et Gambino

Test sensible

Il doit être préféré :

- lorsque la maladie est grave et ne peut pas être ignorée ;
- lorsqu'elle est traitable ;
- lorsque des résultats faussement positifs n'entraînent pas de traumatismes psychologiques ou économiques chez les sujets examinés.

Exemple
Phéochromocytome (fatal si ignoré, contrôlable à 100 % lorsque diagnostiqué), hénylcétonurie, maladies vénériennes et autres maladies infectieuses guérissables.

Test spécifique

Un test aussi spécifique que possible doit être préféré :

- lorsque la maladie est sérieuse mais difficilement guérissable ou incurable ;
- lorsque le fait de savoir que l'on n'a pas la maladie, a une importance sanitaire et psychologique ;

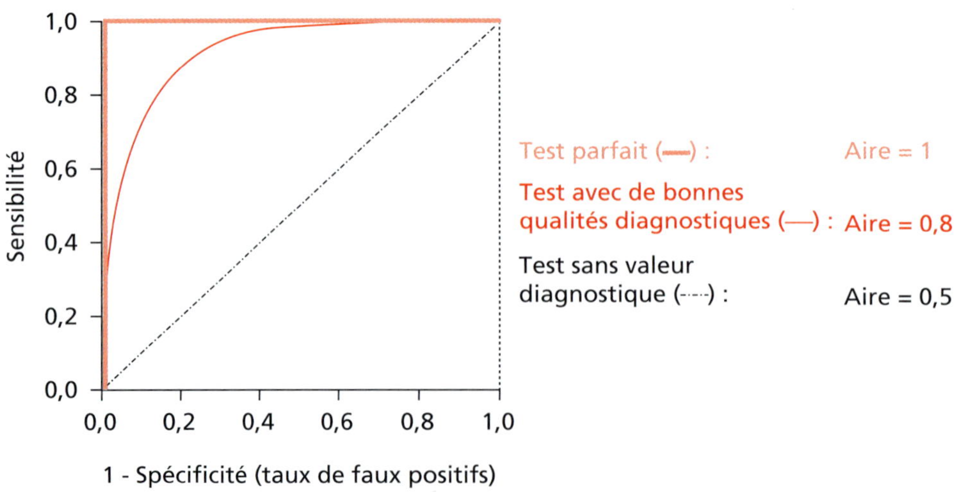

Fig. 3.7 **Signification de l'aire sous la courbe ROC.**

- lorsque les résultats faussement positifs peuvent être psychologiquement et économiquement traumatisants pour les sujets examinés.

Exemple
Sclérose en plaques, cancers infracliniques.

Test à valeur prédictive positive élevée

Il doit être utilisé lorsque le traitement des sujets faussement positifs aurait des conséquences graves.

Exemple
Radiothérapie ou lobectomie inutiles chez les sujets faussement suspects d'un cancer du poumon.

Test à valeur globale élevée

Cette valeur élevée est désirable :

- lorsque la maladie est sérieuse mais peut être soignée efficacement ;
- lorsque les résultats faussement positifs et faussement négatifs sont tous deux traumatisants et entraînent des conséquences graves.

Exemples
Infarctus du myocarde (possiblement fatal si non traité, traumatisant également en cas de résultat faussement positif), lupus érythémateux, certaines formes de leucémies ou de lymphomes, diabète sucré.

Exemple d'enquête d'évaluation d'un examen diagnostique

Valeur diagnostique de l'examen clinique (...) dans l'évaluation initiale d'un souffle cardiaque de l'enfant. Castello-Herbreteau B, Vaillant MC, Magontier N, et al. Arch Pédiatr. 2000 ; 7 : 1041–9.

Une enquête a évalué la validité de l'examen clinique (...) pour souffles cardiaques adressés pour la première fois à la consultation de cardiologie pédiatrique.
Méthodes – En 1998, tous les enfants adressés sur 6 mois pour un souffle cardiaque ont été classés après l'examen clinique et l'interrogatoire en souffle sans valeur pathologique, cardiopathie possible ou certaine ; le diagnostic était révisé par le cardiopédiatre avec réalisation d'une échocardiographie-doppler (ED) (examen de référence).
Résultats – Sur 120 enfants, 72 (60 %) avaient des anomalies à l'ED et 48 (40 %) n'avaient aucune anomalie. À l'examen clinique, 52 patients étaient classés en souffle sans valeur pathologique, dont 45 avaient une ED normale et les 7 autres avaient des anomalies à l'ED. Sur 19 enfants classés en cardiopathie possible, 3 avaient une ED normale ; chez 49 patients classés en cardiopathie certaine, l'ED était anormale chez tous. L'examen clinique seul a une sensibilité de 90 % (65/72), une spécificité de 94 % (45/48), une valeur prédictive positive de 96 % (65/68) et une valeur prédictive négative de 87 % (45/52).
Conclusion – L'examen clinique lors d'une consultation de cardiologie pédiatrique permet souvent de distinguer un souffle organique d'un souffle sans valeur pathologique.

Essais thérapeutiques

*Différentes phases d'essais cliniques**

Au sein des différentes phases de développement d'une molécule, « candidat médicament », on peut schématiquement distinguer la phase préclinique, et la phase clinique où l'administration chez l'homme débute.

Principe

On constitue deux groupes de malades :

- un groupe de malades recevant le nouveau médicament;
- un groupe de malades recevant un traitement de référence ou un placebo*, servant de groupe témoin* (ou contrôle, d'où le nom d'essai contrôlé*).

On attribue les traitements étudiés : médicament ou placebo (ou traitement de référence) à chaque patient par tirage au sort (ou randomisation*).

L'essai doit être mené, si possible, en double aveugle* (ni le patient ni le médecin ne doivent savoir quel traitement est pris) ou à défaut en simple aveugle* (seul le patient ne sait pas quel traitement il reçoit). Le simple aveugle a pour but de neutraliser les effets placebo* et nocebo*. Le double aveugle* a pour but d'éviter les biais* de mesure du critère de jugement* par les investigateurs et d'éventuels biais de non-inclusion.

Critère de jugement*

Le critère de jugement est le critère d'évaluation de l'efficacité du médicament. De préférence, il doit être unique. Sinon, il faut choisir un critère principal et au plus deux ou trois critères secondaires.

On choisira plutôt des critères objectifs, mesurés au(x) même(s) moment(s) dans les deux groupes en utilisant une procédure identique, afin de maintenir au maximum la comparabilité des groupes* obtenue par le tirage au sort* en évitant les biais de mesure différentiels. Afin d'assurer une certaine objectivité aux mesures de ces critères de jugement, on peut les faire exécuter par un « observateur aveugle* ».

Caractéristiques des patients et leurs suivis

Les patients participant vérifient les critères d'inclusion* et de non-inclusion* définis dans le protocole*.

Ces critères permettent normalement de disposer d'un groupe de patients malades relativement homogènes quant à leur maladie et, notamment, de ne pas inclure certains sujets protégés par la loi : enfants mineurs, personnes démentes, femmes enceintes par exemple. Pour ces populations*, il existe, toutefois, des procédures particulières pour pouvoir réaliser les essais nécessaires avec des conditions de sécurité optimale.

Le nombre de participants à l'essai a été fixé par un calcul du nombre de sujets nécessaire. Ce calcul est fonction des hypothèses de travail fixées par les investigateurs :

- différence minimale escomptée entre les traitements, considérée comme cliniquement intéressante;
- estimations* connues des paramètres du critère de jugement principal (moyenne et variance, pourcentage) sur un groupe considéré comme témoin;
- risques* d'erreurs statistiques (alpha* et bêta*) considérés comme acceptables;
- et, enfin, prise en compte d'un taux* de perdus de vue* potentiels.

Le plus souvent, dans les essais thérapeutiques, on sait préjuger du sens de la différence escomptée entre les évaluations du critère de jugement principal au sein des deux groupes de traitements à évaluer.

On cherche en général la supériorité d'un traitement par rapport à l'autre. Les tests statistiques effectués sont donc le plus souvent des tests unilatéraux, du fait même des hypothèses* posées.

Chacun des patients répondant aux critères d'inclusion et aux critères de non-inclusion doit pouvoir recevoir indifféremment l'un ou l'autre des traitements : il s'agit de la clause d'ambivalence*, condition indispensable à la réalisation de tout essai thérapeutique*.

Le recueil des données est toujours prospectif*.

Le nombre de perdus de vue doit être impérativement réduit afin de maintenir la comparabilité des groupes qui résulte du tirage au sort.

Grands schémas expérimentaux d'essais comparatifs

Essais sur deux groupes parallèles*

Il s'agit du schéma le plus classique : deux groupes de malades, l'un recevant le traitement étudié, l'autre servant de témoin.

Un sujet est dit éligible* pour l'essai, s'il répond aux critères d'inclusion* et de non-inclusion* définis au protocole*. De plus, il faut qu'il puisse recevoir indifféremment l'un ou l'autre des traitements testés (clause d'ambivalence*).

Lorsqu'un sujet est déclaré éligible pour l'essai, un tirage au sort* permettra de l'affecter dans l'un des groupes étudiés.

Les inclusions de malades se poursuivent jusqu'à obtention du nombre de sujets nécessaire calculé par le protocole devant permettre une puissance* donnée à la comparaison.

Lorsque ce nombre de sujets nécessaire est important et que la maladie étudiée est peu fréquente, et donc l'inclusion difficile, l'essai sera réalisé dans plusieurs centres de recrutement de patients : on parlera alors d'*essai multicentrique**.

Les sujets inclus sont suivis de manière conjointe (en parallèle) jusqu'à mesure du critère de jugement* (évaluation de l'efficacité thérapeutique) (figure 3.8).

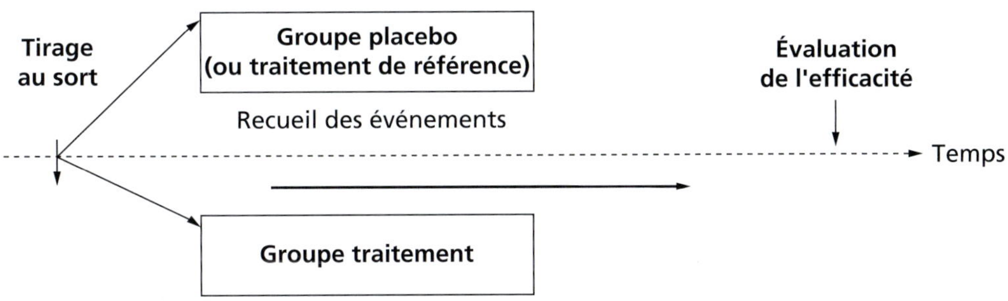

Fig. 3.8 **Essais sur deux groupes parallèles.**

Exemple d'essai thérapeutique

Klossek JM, Desmonts-Gohler C, Deslandes B, et al. Traitement des signes fonctionnels des rhinosinusites maxillaires aiguës de l'adulte : efficacité et tolérance de la prednisone administrée par voie orale pendant 3 jours. Presse Med. 2004; 33 : 303–9.

Cette étude a évalué l'efficacité et la tolérance de la prednisone administrée pendant 3 jours en plus d'un antibiotique chez des patients ayant une rhinosinusite maxillaire aiguë (RSMA).

Méthode – Cet essai en double aveugle, randomisé, en groupes parallèles, contrôlé *versus* placebo, portait sur des patients de plus de 18 ans ayant une RSMA confirmée par un examen radiologique et endoscopique, évoluant depuis moins de 5 jours et se plaignant d'une douleur spontanée évaluée à plus de 50 millimètres sur une échelle visuelle analogique (EVA). Les patients ont tous reçu du cefpodoxime; ils ont reçu en outre soit la prednisone (0,8 à 1,2 mg/kg) pendant 3 jours, soit un placebo. Le critère principal d'efficacité était l'intensité de la douleur évaluée sur l'EVA de J1 à J3 (différences par rapport à la valeur de base). Les critères secondaires d'évaluation étaient l'intensité de l'obstruction nasale évaluée par EVA de façon identique, le délai de soulagement verbalement perceptible de la douleur et la prise de paracétamol pendant les 3 premiers jours.

Résultats – 289 patients (placebo 147, prednisone 142) ont été analysés en intention de traiter. La douleur globale spontanée à l'inclusion était de 73,0 ± 14,1 mm à l'EVA. Une différence significative en faveur du

groupe prednisone a été observée à la fois sur la mesure de la douleur spontanée : – 4,82 mm (IC 95 % = [– 9,25 ; – 0,40] ; $p = 0{,}03$), sur l'obstruction nasale – 5,0 mm (IC 95 % = [– 9,1 ; – 0,8] ; $p = 0{,}02$) et sur la consommation de paracétamol ($p = 0{,}03$).
Conclusion – Cette étude a montré l'efficacité de la prednisone administrée en cure de 3 jours, comparativement à un placebo, dans le traitement des signes fonctionnels de la RSMA de l'adulte en adjonction à une antibiothérapie adaptée.

Essais en cross-over*

Il s'agit d'un type d'essai particulier, utilisé pour optimiser la ressemblance entre les sujets testés : c'est-à-dire, lorsque la variabilité du critère de jugement* entre les sujets est plus grande que la variabilité chez un même sujet au cours du temps (figure 3.9).

Chaque sujet est donc « pris pour son propre témoin ». Deux groupes de sujets sont constitués, l'un recevant le traitement A puis le traitement B, l'autre recevant le traitement B puis le traitement A.

Il est nécessaire de prévoir une période intermédiaire de « *wash out* » entre les deux administrations thérapeutiques pour éviter tout effet « *carry over** ».

L'analyse particulière de ce type d'essai permet de tester un effet-temps ou période (par exemple, l'effet du traitement administré en premier est toujours supérieur à l'effet du traitement administré en second), un effet traitement (par exemple, A est supérieur à B), et l'interaction* entre les deux (l'effet du traitement A par rapport à celui du traitement B n'est pas le même pendant la première période d'administration que pendant la deuxième période d'administration).

Ce type d'essai n'est utilisable que dans des maladies chroniques (en effet le premier traitement ne doit pas guérir le malade), relativement stables au cours du temps (n'évoluant pas par poussées), comme le traitement des insomnies, des douleurs chroniques, etc.

Plan factoriel 2 × 2*

Dans ce type d'essais, quatre groupes de sujets sont constitués, et deux traitements A et B testés. L'un des groupes sert de groupe témoin* et reçoit un placebo* de A et un placebo* de B. Un second groupe reçoit A et un placebo* de B. Un troisième reçoit B et un placebo* de A. Le dernier groupe reçoit à la fois le traitement A et le traitement B.

L'analyse de ce type d'essais permet non seulement de tester les efficacités des traitements A et B par rapport au placebo, mais aussi de tester l'interaction entre ces deux traitements, c'est-à-dire de rechercher s'il existe une synergie ou un antagonisme entre ces deux traitements en termes d'efficacité thérapeutique.

Exemple
- Synergie entre antituberculeux.
- Antagonisme entre certains antalgiques de niveau III et les morphiniques.

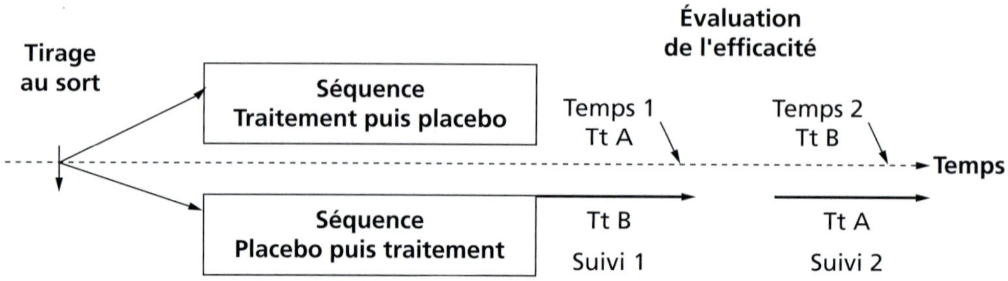

Fig. 3.9 Essais en *cross-over*.

Autres schémas

De nombreuses autres formes de schémas expérimentaux sont envisageables, mais utilisés beaucoup moins souvent en pratique.

Différence de risque et nombre de sujets nécessaires à traiter

Différence de risque (DR), ou *absolute risk reduction* (ARR)

Dans les essais thérapeutiques, la différence de risque est la différence entre le risque de survenue d'un événement (souvent un critère de jugement) en règle péjoratif en l'absence de traitement (r_1), et le risque sous traitement (r_0). Elle est encore appelée différence absolue ou bénéfice absolu (ARR en anglais).

En notant respectivement ces risques (ou taux de survenue des événements) :

- r_1 : risque de survenue de l'événement dans le groupe témoi, ou *control event risk* (CER) ;
- r_0 : risque de survenue de l'événement dans le groupe traité, ou *experimental event risk* (EER).

On définit la la différence de risque ainsi : DR = $r_1 - r_0$ = ARR.

Lorsque le traitement n'a aucun effet, la DR est en espérance nulle. Un effet bénéfique du traitement se traduit par une DR supérieure à zéro. À l'inverse, un traitement délétère entraîne une DR négative.

Réduction relative de risque

La DR permet aussi de calculer la réduction relative de risque, ou *relative risk reduction* (RRR). En effet, RRR est le rapport entre la différence de risque (entre le groupe sous traitement et le groupe contrôle) et le risque dans le groupe contrôle :

$$RRR = \frac{r_1 - r_0}{r_1} = \frac{ARR}{r_1}$$

Nombre de sujets nécessaires à traiter, ou *number needed to treat* (NNT)

Il s'agit du nombre moyen de sujets qu'il est nécessaire de traiter pour éviter un événement grave ou une complication :

$$NNT = \frac{1}{DR} = \frac{1}{r_0 - r_1} = \frac{1}{ARR}$$

NNT et DR véhiculent la même information et quantifient le nombre d'événements évités par nombre de patients traités. Cette quantité peut s'exprimer :

- soit en nombre d'événements évités pour 100 (ou pour 1 000) patients à traiter ;
- soit en nombre de patients à traiter pour éviter un événement.

Attention

Lorsque l'on dit, par exemple, qu'il faut traiter 50 patients pour éviter un décès au bout d'un an, la tentation est grande de penser que seul 1 patient survivra plus d'un an et les autres non. Il s'agit évidemment d'une moyenne. Il se peut que chacun des 50 patients bénéficie un peu du traitement et prolonge leur survie de quelques jours chacun. La totalité des jours de survie gagnés par les 50 patients faisant un an.

Exemple

À la question « l'oseltamivir protège-t-il contre la grippe ? », un essai randomisé contrôlé a été mis en place : groupe oseltamivir (n_0 = 209) *versus* placebo (n_1 = 206). Les résultats sont résumés dans le tableau 3.3.

Tableau 3.3 Exemple de calcul de la réduction relative de risque et du nombre de sujets nécessaires à traiter.

	Oseltamivir $n_0 = 209$	**Placebo** $n_1 = 206$
Survenue de la grippe	3	26
Absence de grippe	206	180
Risque (d'avoir la grippe)	$r_0 = 3/209 = 0{,}014$	$r_1 = 26/206 = 0{,}126$
Différence de risque	$DR = r_1 - r_0 = 0{,}112$	
Réduction relative du risque	$RRR = (r_1 - r_0)/r_1 = 0{,}112/0{,}126 = 0{,}9$ L'oseltamivir entraîne une réduction relative du risque de 90 %	
Nombre de sujets à traiter pour éviter un cas de grippe	$NNT = 1/DR = 8{,}9$ En moyenne, il faudrait traiter 9 patients par l'oseltamivir pour éviter un cas de grippe	

Essais d'équivalence et de non-infériorité**

Les essais classiques sont utilisés pour démontrer des différences d'efficacité* thérapeutique entre les traitements testés.

Toutefois, lorsque des stratégies thérapeutiques sont considérées comme satisfaisantes en termes d'efficacité par la communauté scientifique (taux de guérison importants), mais entraînent des effets secondaires notables, on peut être tenté par une « désinflation thérapeutique » : réduire de manière importante les effets secondaires en acceptant de réduire de manière peu importante (non significative cliniquement) le taux de guérison.

Les experts considèrent alors le taux de guérison observé classiquement et le nouveau taux de guérison attendu comme équivalents. Cela définit donc une certaine différence *delta* acceptable entre ces deux taux de guérison entre le traitement de référence et le nouveau traitement.

Si la différence observée, à la fin de l'essai, entre les taux de guérison est inférieure à ce *delta* considéré comme raisonnable, on considérera les traitements ou les stratégies thérapeutiques comme raisonnablement équivalentes.

Cette approche est complètement différente de celle décrite précédemment pour les essais d'efficacité. Notamment, l'absence de différence significative entre deux traitements (la non-différence entre deux traitements) ne signifie en rien leur équivalence* — sauf à disposer d'une puissance* de test très élevée.

Les essais dits d'équivalence nécessitent des hypothèses* particulières, un calcul du nombre de sujets nécessaire spécifique et des tests adaptés dits tests d'équivalence.

Cette méthodologie est en plein développement, de plus en plus d'essais de ce type sont publiés dans les grandes revues médicales.

Quelques différences statistiques entre essais d'équivalence (ou de non-infériorité) et essais de supériorité

Dans les statistiques inférentielles, les tests statistiques permettent de tester des différences soit bilatérales (non-connaissance *a priori* du sens de la différence) soit unilatérales (signe de la différence comme *a priori*). Le terme « non-infériorité » est utilisé dans des situations unilatérales; dans les situations bilatérales, on parle d'essais d'équivalence.

Différence d'effet à prendre en compte

Dans les essais de supériorité, on définit *a priori* une valeur Δ_s correspondant à la différence d'effet que l'on souhaite mettre en évidence entre les traitements comparés. Cette différence Δ_s retenue doit être assez grande pour correspondre à une différence cliniquement perceptible pour que l'étude soit pertinente. Elle ne doit, cependant, pas être trop petite car elle impliquerait un nombre de sujets nécessaire tellement grand que l'étude ne serait pas réalisable. Δ_s intervient dans le calcul du nombre de sujets.

Dans les études d'équivalence, on définit une valeur Δ_i correspondant à la plus grande perte d'efficacité que l'on peut tolérer pour conclure que le nouveau traitement n'est pas inférieur au traitement de référence. Cette différence doit être suffisamment faible pour ne pas avoir de signification clinique. Δ_i intervient dans le calcul du nombre de sujets mais aussi dans le calcul de la statistique du test.

Différences des hypothèses à tester entre essais classiques d'efficacité et essais d'équivalence

Exemple de la comparaison de deux moyennes (Δ représente la différence de critère de jugement entre les groupes traités par le traitement A et traité par le traitement B).

- *Essais de supériorité* :
  - en situation bilatérale, les hypothèses s'écrivent de la façon suivante :

$$H_0 : |\Delta| = |\mu_A - \mu_B| = 0$$
$$H_1 : |\Delta| \neq 0$$

  - en situation unilatérale, les hypothèses s'écrivent de la façon suivante :

$$H_0 : \Delta \leq \Delta_S$$
$$H_1 : \Delta > \Delta_S$$

- Essais d'équivalence (situation bilatérale) : l'objectif est de montrer que l'efficacité du produit A est à peu près identique à celle du produit B. On acceptera donc que A fasse un peu moins bien ou un peu mieux que B. Les hypothèses s'écrivent de la façon suivante :

$$H_0 : \Delta \leq \Delta_i \text{ ou } \Delta \geq \Delta_i$$
$$H_1 : -\Delta_i < \Delta < \Delta_i$$

- Essais de non-infériorité (situation unilatérale) : on acceptera donc que A fasse un peu moins bien que B. Les hypothèses s'écrivent de la façon suivante :

$$H_0 : \Delta \leq -\Delta_i$$
$$H_1 : \Delta > -\Delta_i$$

La figure 3.10 résume les hypothèses d'une étude de non-infériorité.

Aspects méthodologiques spécifiques de ce type d'essais à prendre en compte dans le protocole

Avant de s'engager dans une étude d'équivalence* (ou de non-infériorité*), il est souhaitable, sur le plan méthodologique, de veiller au respect d'un certain nombre de règles de bonne pratique spécifiques à ce genre d'études. La démarche nécessite rigueur et vigilance car la qualité d'un essai d'équivalence doit être vraiment indiscutable.

Choix du traitement de référence

Il est évident que l'efficacité du traitement de référence doit être établie au préalable. Il doit être administré exactement dans les mêmes conditions (forme, durée, dose) que celles des études ayant démontré son efficacité.

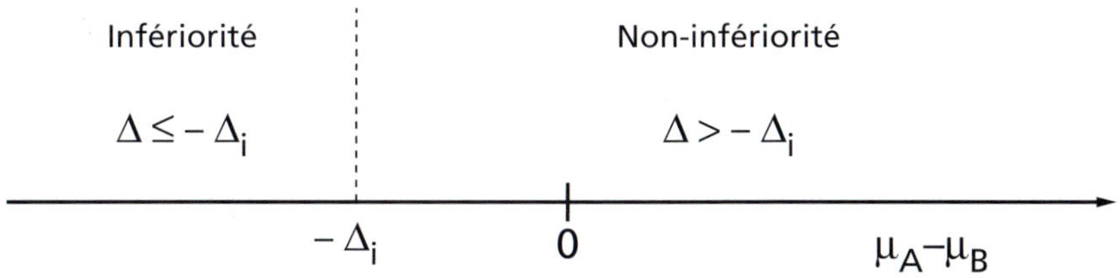

Fig. 3.10 Hypothèses testées dans une étude de non-infériorité.

Critères d'inclusion des sujets

Les caractéristiques des sujets inclus dans l'étude d'équivalence doivent être identiques à celles des sujets initialement inclus dans l'étude ayant démontré l'efficacité du traitement de référence. En effet, si dans l'étude d'équivalence on inclut artificiellement des « mauvais répondeurs » au traitement de référence ou des « bons répondeurs » au nouveau traitement, on risque de conclure à tort à une équivalence.

Critères de jugement principal

Le choix du critère de jugement principal* doit avoir les mêmes qualités que dans tout autre essai thérapeutique. De plus, dans un essai d'équivalence, on doit choisir préférentiellement celui qui a été utilisé dans l'évaluation du traitement de référence. Dans un essai de supériorité avec procédure d'aveugle, l'expérimentateur ne peut en principe favoriser l'un ou l'autre des traitements. Par contre, dans un essai d'équivalence, l'expérimentateur pourrait rendre les résultats des traitements comparés très proches… On pourrait ainsi conclure à tort à une équivalence.

Type d'analyse statistique

Dans les essais de supériorité, il est recommandé de faire une analyse en intention de traiter*, ce qui correspond à l'hypothèse de biais maximum*.

Par contre, dans les essais d'équivalence, c'est l'analyse per-protocole* qui est recommandée.

Changement de stratégie d'analyse

Il est parfois possible, en plus d'avoir conclu à une non-infériorité*, de conclure aussi à une supériorité.

Dans tous les cas, ce changement de stratégie d'analyse (ou *switch*) doit avoir été prévu et planifié *a priori* dans le protocole.

La figure 3.11 montre, en fonction des intervalles de confiance, comment passer d'une étude de non-infériorité à une étude de supériorité, et vice versa.

En conclusion

De plus en plus de maladies bénéficient de traitements de référence efficaces empêchant (sur le plan éthique) l'usage d'un bras placebo dans les essais thérapeutiques. Alors, les traitements alternatifs, pour se mettre en place, recourent de plus en plus aux essais d'équivalence* (ou de non-infériorité*). Ce type d'études a des indications particulières et requiert le respect

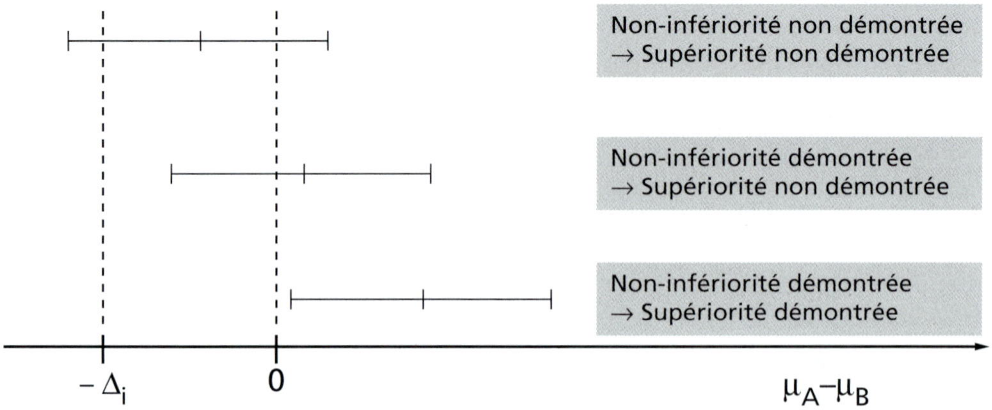

Fig. 3.11 Passage de la non-infériorité à la supériorité.

Les barres horizontales avec les traits verticaux représentent $\mu_A - \mu_B$ pour le trait central et les bornes de l'intervalle de confiance à 95 % de cette différence.

rigoureux des recommandations et des guides de bonnes pratiques pour aboutir à des conclusions scientifiquement valides.

On pourra, d'ailleurs, noter qu'avant la mise sur le marché d'un médicament générique, on doit montrer sa « bioéquivalence* ». C'est-à-dire, montrer par un essai de phase II* son équivalence pharmacocinétique, ou « bioéquivalence ». Ce type d'étude est fondé sur les mêmes principes que les tests d'équivalence pour les essais d'équivalence ; ils en ont même été les précurseurs.

Analyse de survie

L'étude de la survie* ne constitue pas, à proprement parler, une typologie d'enquête. Elle correspond à l'utilisation, comme critère de jugement*, de la survenue d'un décès. Par extension, ces techniques sont généralisables à tout type d'événement* qualitatif binaire non récurent, comme par exemple une récidive, une métastase, une greffe ou un rejet de greffe.

Ces techniques, largement utilisées en cancérologie, sont utilisées, soit dans le cadre d'essais thérapeutiques visant à comparer deux ou plusieurs protocoles de prise en charge thérapeutique, soit dans le cadre d'études pronostiques lorsque l'on veut déterminer les facteurs influençant la survenue de l'événement (le plus souvent le décès), comme l'âge, le stade de la tumeur, son index d'agressivité, son extension (métastasé ou non).

Définitions

Toute étude de survie nécessite pour chaque patient la connaissance d'un état (vivant ou décédé) et d'un délai dit de survie*.

Chaque patient est inclus dans l'étude, à sa date de diagnostic appelée : date d'entrée dans l'étude ou date d'origine.

On détermine arbitrairement une date de point* identique pour tous les patients pour faire le bilan de l'étude :

- si un patient décède avant la date de point, il sera considéré dans l'état « décédé » et son délai de survie* sera égal à la différence entre sa date de décès et sa date d'origine* ;
- s'il est perdu de vue*, donc vivant à une date antérieure à la date de point, son état sera vivant et son délai de survie* égal à la différence entre la date des dernières nouvelles* et la date d'origine* ;
- pour tous les patients disposant d'une date des dernières nouvelles, postérieure à la date de point, qu'ils soient toujours vivants (exclus vivant) ou morts postérieurement à cette date, leur état sera vivant à la date de point, et le délai de survie sera égal à la différence entre la date de point et la date d'origine.

Dans les études de survie, un des critères de qualité est le faible pourcentage de malades perdus de vue, sans quoi existerait un risque de biais dans les résultats, les malades perdus de vue pouvant se comporter différemment, surtout si le mécanisme de perte de vue est lié à l'événement* étudié (décès à domicile non connu, impliquant l'absence de nouvelles). Un taux de perdus de vue supérieur à 10 % doit inciter à la plus grande prudence dans l'interprétation. Un autre critère de qualité est l'importance des sujets dits exclus vivant (ceux qui vivent encore à la date des dernières nouvelles ou à la date de point*). Même si ces sujets participent peu de temps à l'étude, ils apportent de l'information, information que les modèles de survie permettent de prendre en compte.

La figure 3.12 indique, pour un échantillon de dix sujets — volontairement réduit dans un but didactique —, les différentes situations évoquées ci-dessus.

Chaque ligne représente le temps de participation* de chaque sujet à l'étude, ce temps est notifié à droite sous la ligne, ainsi que l'état du patient (à droite, en regard de la ligne représentant le suivi du patient).

Courbe de survie selon la méthode de Kaplan-Meier*

Les courbes de survie de Kaplan-Meier sont représentées par un graphique en marches d'escalier de hauteurs inégales, où la survenue d'un ou plusieurs décès à une même date représente la verticale d'une marche.

Construire une courbe de Kaplan-Meier revient à constituer un tableau comme le tableau 3.4. Ce tableau reprend les données de la figure 3.12.

Ce tableau permet la représentation graphique de la figure 3.13.

Cette démarche doit également normalement s'accompagner du calcul d'un intervalle de confiance de chacun des taux (non développé ici car plus complexe).

Courbe de survie selon la méthode actuarielle*

La courbe de survie actuarielle est fondée sur le découpage arbitraire du temps en intervalles réguliers. Elle est figurée sous forme de segment de droites reliant les points à intervalle régulier.

Le tableau constitué diffère légèrement de celui de la courbe de Kaplan-Meier. Nous reprendrons dans le tableau 3.5, dans un but didactique, le même exemple que précédemment. L'intervalle de temps choisi, ici, est de trois mois.

Ce tableau permet la représentation graphique de la figure 3.14.

Ici encore, le calcul d'un intervalle de confiance des taux est nécessaire.

Tableau 3.4 Tableau correspondant aux calculs des taux de survie de Kaplan-Meier.

Temps de participation* (en mois)	(a) Vivants au début du temps	(b) Décédés	(c) Exclus vivants	(d) Probabilité* de survie* ((a – b)/a)	(e) Taux de survie* cumulée
2	10	1		9/10 = 0,90	0,90
4	9		1		
5	8		1		
6	7	1		6/7 = 0,86	0,90 × 0,86 = 0,77
7	6		2		
9	4	1		3/4 = 0,75	0,77 × 0,75 = 0,58
11	3	2		1/3 = 0,33	0,58 × 0,33 = 0,19

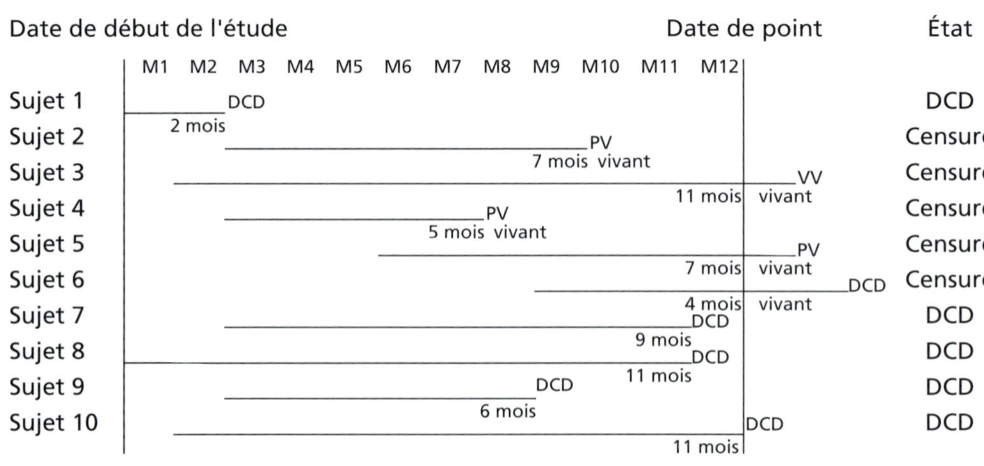

Fig. 3.12 Analyse de survie.

DCD, décédé ; PV, perdu de vue ; VV, vivant.

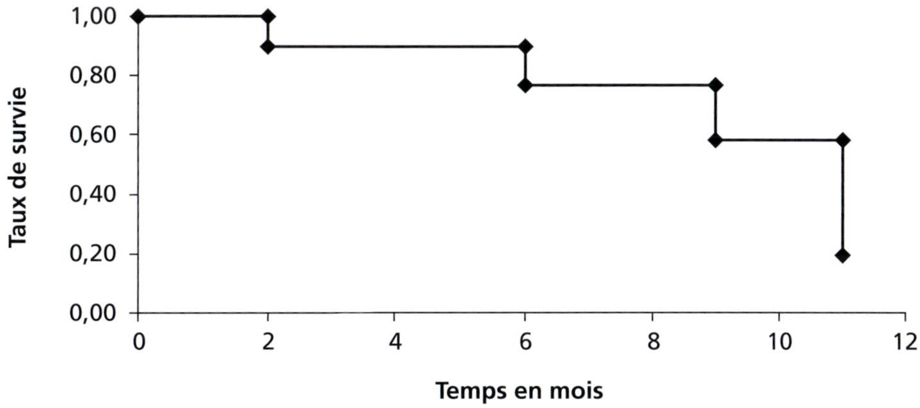

Fig. 3.13 Courbe de survie de Kaplan-Meier.

Tableau 3.5 Tableau correspondant aux calculs des taux de survie actuarielle.

Temps de participation (en mois)	(a) Vivants au début de l'intervalle	(b) Décédés dans l'intervalle	(c) Exclus vivants	(d) Vivants à la fin de l'intervalle
[0 ; 3[	10	1	0	9
[3 ; 6[	9	0	2	7
[6 ; 9[	7	1	2	4
[9 ; 12[	4	3	1	0

Temps de participation (en mois)	(e) Exposés au risque (a – (c/2))	(f) Nombre de survivants en fin d'intervalle (e – b)	(g) Probabilité de survie dans l'intervalle (f/e)	(h) Probabilité de survie en fin d'intervalle ($h_{(-1)} \times g$)
				1
[0 ; 3[	10	9	0,90	0,90
[3 ; 6[	8	8	1,00	0,90
[6 ; 9[	6	5	0,83	0,75
[9 ; 12[	3,5	1	0,28	0,21

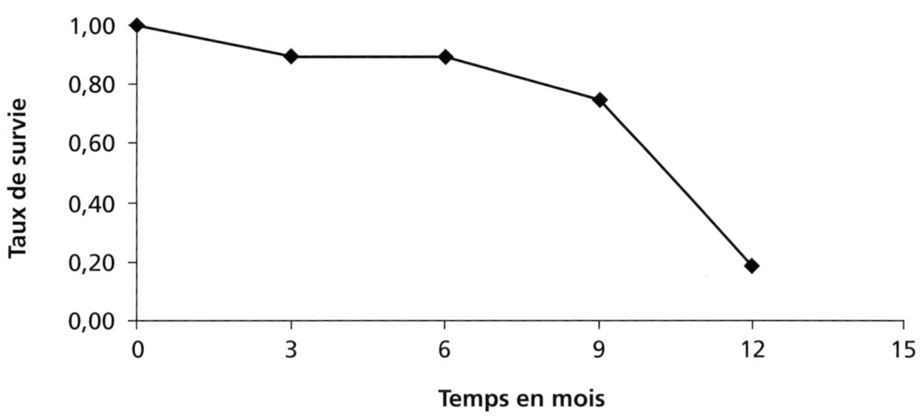

Fig. 3.14 Courbe de survie actuarielle.

*Comparaison de courbes de survie**

Lorsque l'on désire, par exemple, comparer l'efficacité de deux combinaisons de chimiothérapies anticancéreuses, dans un type de cancer donné, on veut *a priori* démontrer que la survie* avec l'un des groupes de traitement est significativement meilleure que dans l'autre groupe.

La comparaison simple de deux courbes de survie suppose qu'elles ne se croisent pas.

Classiquement, cette comparaison est faite à partir de tests dérivés du test du chi-2. Le test le plus classiquement utilisé est celui du log-rank*. Nombre de logiciels présentent la possibilité d'utiliser certains « raffinements » de ce test, apportant chacun quelques renseignements supplémentaires. Nous citerons, par exemple, les tests de Mantel-Cox*, Tarone-Ware, Breslow ou Peto-Prentice.

Bien sûr, la comparaison de plus de deux groupes est possible.

> *Attention*
>
> Ces tests visant à prouver la supériorité ne répondent jamais à la question de l'équivalence* de deux courbes de survie*.

*Modèle de Cox**

C'est le modèle d'analyse multivariée* de la survie* le plus utilisé. Il permet d'expliquer la survenue d'un événement* qualitatif au cours du temps (comme le décès) par un certain nombre de variables* explicatives. Ces variables* sont le plus souvent sélectionnées progressivement par des procédures dites « pas à pas ».

Ce modèle permet, pour chacune des variables* sélectionnées au terme de l'analyse et donc présentes dans le modèle final, une estimation* du risque relatif* (ajusté sur les autres variables présentes dans le modèle) de survenue du décès en présence de la variable, et de son intervalle de confiance*.

Ce modèle est également capable de prendre en compte la survenue d'un événement* qualitatif particulier dans le suivi évolutif d'un patient (co-variable dépendante du temps), comme, par exemple, l'apparition d'une métastase à une date donnée lorsque le critère de jugement est la survie du patient.

Régression vers la moyenne

La connaissance de ce phénomène statistique largement répandu est importante car il peut avoir de sérieuses implications dans la prise en charge des patients. Son ignorance peut amener à des erreurs de décision potentiellement graves pour le patient.

Ce phénomène a été décrit en 1886 par sir Francis Galton (1822–1911). Galton avait mesuré les tailles de 930 jeunes adultes et celles de leurs parents. Il avait noté alors, que quand la moyenne de la taille des parents était supérieure à la moyenne de la taille dans la population, leur enfant avait tendance à être grand mais plus petit que ses parents. De même, lorsque la moyenne de la taille des parents était inférieure à la moyenne de la taille de la population, leur enfant avait tendance à être plus grand qu'eux tout en étant petit. Galton décrivit ce phénomène comme la « régression vers la médiocrité des statures héréditaires » et il est maintenant connu sous le nom de « régression vers la moyenne ».

Ce phénomène très général s'observe surtout quand des mesures sont répétées, comme la mesure de la pression artérielle à deux instants différents chez un même individu au sein d'une population. Plus la première mesure est éloignée de la moyenne des mesures dans la population, plus on a de chance d'observer une valeur plus proche de la moyenne de la population à la seconde. Aussi, si on sélectionne une population d'hypertendus sévères, l'observation de la pression artérielle au cours du temps, sans intervention, doit conduire à observer une diminution en moyenne de pression artérielle simplement du fait de ce phénomène.

Ce phénomène peut influer sur les mesures aussi bien dans l'évaluation de test diagnostique que dans l'évaluation de nouveaux traitements ou dans des mesures d'enquête épidémiologique longitudinales.

En pratique clinique, la mesure répétée d'une variable et le rendu de la moyenne de ces mesures permettent en partie de pallier ce phénomène. C'est ce que font en pratique les médecins pour la mesure de la pression artérielle.

EBM (*evidence-based medecine*), ou médecine fondée sur la preuve

La plupart des études décrites précédemment sont publiées dans des revues scientifiques de bon niveau. Elles permettent de fixer les bases de la médecine fondée sur les preuves, encore appelée médecine factuelle.

EBM et choix pour le patient

En 1996, David Sackett précisait que « celle-ci est l'utilisation consciencieuse, explicite et judicieuse de la meilleure "évidence" du moment pour une prise en charge personnalisée du patient ».

Définition MeSH de l'EBM

Processus systématique de recherche, d'évaluation et d'utilisation des résultats contemporains de la recherche pour prendre des décisions cliniques. L'EBM pose des questions, trouve et évalue les données appropriées, et utilise ces informations pour la pratique clinique quotidienne. L'EBM suit quatre étapes :

- formuler une question clinique claire du problème posé par un patient ;
- rechercher dans la littérature les articles cliniques appropriés ;
- évaluer de façon critique l'évidence en ce qui concerne sa validité et son utilité ;
- mettre en application les résultats utiles dans la pratique.

Le terme *evidence-based medicine* a été inventé à la faculté de médecine McMaster au Canada dans les années 1980 pour nommer cette stratégie d'étude clinique que les membres de cette école avaient développée depuis plus d'une dizaine d'années.

Niveaux de preuve scientifique et grades de recommandations

Afin d'aider à ce cheminement logique à partir des données de la littérature, en France, la Haute Autorité de Santé (HAS) a proposé un classement hiérarchique des niveaux de preuve en fonction du type d'étude publié (tableau 3.6).

Tableau 3.6 Classement hiérarchique des niveaux de preuve (HAS).

Niveaux de preuve scientifique fourni par la littérature		Grades des recommandations
Niveau 1 (**NP1**)	Essais comparatifs randomisés de forte puissance Méta-analyse d'essais comparatifs randomisés Analyse de décision basée sur des études bien menées	Preuve scientifique établie A
Niveau 2 (**NP2**)	Essais comparatifs randomisés de faible puissance Études comparatives non randomisées bien menées Études de cohorte	Présomption scientifique B
Niveau 3 (**NP3**)	Études cas-témoins	Faible niveau de preuve C
Niveau 4 (**NP4**)	Études comparatives comportant des biais importants Études rétrospectives Séries de cas	

(Niveau de preuve et gradation des recommandations de bonne pratique. HAS, 2013.)

Aspects réglementaires importants en recherche clinique

Déclarations de conformité aux méthodologies de références définie par la CNIL

But

La loi n° 78-17 du 6 janvier 1978 relative à l'informatique, aux fichiers et aux libertés, version consolidée au 21 juin 2018, a été mise en place dans le but de protéger les libertés individuelles, au moyen de l'instauration de règles pour toute informatisation de données nominatives.

Elle prévoit des sanctions pénales et financières en cas de non-respect. La Commission nationale informatique et liberté (CNIL) est chargée de gérer son application.

En date du 25 mai 2018, le règlement général sur la protection des données (RGPD) a aboli le principe de déclaration à la CNIL au profit d'un système de responsabilité et d'auto-conformité documenté (**RGPD** – Règlement européen n° 2016/679 relatif à la protection des personnes physiques à l'égard du traitement des données à caractère personnel et à la libre circulation de ces données du 27 avril 2016).

Désormais, les entreprises et donc les hôpitaux doivent élaborer eux-mêmes leur programme de conformité en définissant la façon dont ils répondent aux objectifs fixés par le règlement : fondement juridique licite de la collecte de données, transparence, loyauté, limitation des finalités, minimisation des données et de la durée de conservation, exactitude.

Principes

La loi fait obligation d'informer les individus concernés, par écrit, de l'existence du recueil ; il faut indiquer dans ce cas :

- les données recueillies ;
- le but du recueil ;
- la personne physique ou morale détentrice des données ;
- la description des modalités d'exercice du droit d'accès et de vérification des données par les sujets concernés ;
- l'information sur l'existence d'un droit de refus à ce recueil.

Démarches

Elles varient selon le demandeur et le type de données concernées.

Traitement automatisé de données nominatives ayant pour fin la recherche dans le domaine de la santé

La CNIL a défini cinq méthodologies de référence, certaines liées directement aux données de santé recueillies dans le cadre de recherches telles que définies par la loi Jardé, concernant la recherche chez la personne humaine :

- **MR-001, version 3** – Délibération n° 2018-153 du 3 mai 2018 portant homologation d'une méthodologie de référence relative aux traitements de données à caractère personnel mis en œuvre dans le cadre des recherches dans le domaine de la santé avec recueil du consentement de la personne concernée.
- **MR-003, version 2** – Délibération n° 2018-154 du 3 mai 2018 portant homologation de la méthodologie de référence relative au traitement des données à caractère personnel mis en œuvre dans le cadre des recherches dans le domaine de la santé ne nécessitant pas le recueil du consentement de la personne concernée.
- **MR-004, version 1** – Délibération n° 2018-155 du 3 mai 2018 portant homologation de la méthodologie de référence relative aux traitements de données à caractère personnel mis en œuvre dans le cadre des recherches n'impliquant pas la personne humaine, des études et évaluations dans le domaine de la santé.
- **MR-005, version 1** – Délibération n° 2018-256 du 7 juin 2018 portant homologation d'une méthodologie de référence relative aux traitements de données nécessitant l'accès par des établissements de santé et des fédérations aux données du PMSI et des résumés de passage aux urgences (RPU) centralisées et mises à disposition sur la plateforme sécurisée de l'ATIH.
- **MR-006, version 1** – Délibération n° 2018-257 du 7 juin 2018 portant homologation d'une méthodologie de référence relative aux traitements de données nécessitant l'accès pour le compte des personnes produisant ou commercialisant des produits mentionnés au II de l'article L. 5311-1 du Code de la santé publique aux données du programme de médicalisation des systèmes d'information (PMSI) centralisées et mises à disposition par l'Agence technique de l'information sur l'hospitalisation (ATIH) par l'intermédiaire d'une solution sécurisée.

Le promoteur ou l'établissement responsable de la recherche s'engage à tenir à jour, une liste détaillée des recherches, menées en son sein, par méthodologie de référence agréée qu'il a déclaré et fait enregistrer par la CNIL.

La CNIL voit ses missions de contrôle du respect des engagements pris par les entreprises renforcées, avec des pouvoirs de sanctions accrus.

Loi relative aux recherches impliquant la personne humaine

Rappel

Loi relative aux recherches impliquant la personne humaine du 5 mars 2012, 1er décret d'application en date du 18 novembre 2016, période transitoire de publications d'arrêtés et circulaires prévues jusqu'en 2022.

La loi définit trois types de recherches :

- **Catégorie 1** – Recherches **interventionnelles** qui comportent une **intervention** sur la personne **non justifiée par sa prise en charge habituelle**. Toutes les recherches « médicament » sont considérées de catégorie 1.

- **Catégorie 2 – Recherches interventionnelles qui ne portent pas sur des médicaments et ne comportent que des risques et contraintes minimes** (la liste a été fixée par arrêté du 12 avril 2018). Concernant le domaine des soins infirmiers, ces recherches peuvent être effectuées sous la direction et la surveillance d'un infirmier ou d'un médecin.
- **Catégorie 3** – Recherches **non interventionnelles** dans lesquelles tous les actes sont pratiqués et les produits utilisés de manière habituelle, sans procédure supplémentaire ou inhabituelle de diagnostic, de traitement ou de surveillance (la liste a été fixée par arrêté du 12 avril 2018). Les recherches de catégorie 3 peuvent être effectuées sous la direction d'une personne qualifiée.

Champ d'application

La recherche biomédicale sur la personne humaine concerne les essais ou expérimentations organisés et pratiqués sur l'être humain en vue du développement des connaissances biologiques (connaissances du vivant) ou médicales (connaissances de la maladie ou du handicap).

Elle concerne les travaux les plus divers, sur des médicaments, des prothèses, du matériel médico-chirurgical, des équipements, des méthodes diagnostiques ou thérapeutiques.

Sont normalement exclues les recherches épidémiologiques *stricto sensu* non interventionnelles ou certaines études en psychologie. Toutefois, si ces recherches s'associent avec une ou plusieurs investigations considérées comme invasives, elles relèvent alors de la loi.

Buts

Les buts sont les suivants :

- réglementer la recherche biomédicale ;
- assurer la protection des personnes qui s'y prêtent ;
- responsabiliser les différents acteurs concernés ;
- favoriser sa reconnaissance en renforçant sa qualité scientifique du fait des contraintes imposées.

Environnement organisationnel

L'investigateur peut réaliser une recherche, soit :

- à la demande d'un promoteur extérieur (industriel par exemple) ;
- en étant son propre promoteur ;
- en ayant pour promoteur l'établissement dans lequel il exerce (le directeur général est le représentant légal de l'établissement) ;
- en cas de recherche multicentrique, avec un investigateur par centre, le promoteur désigne un coordonnateur.

L'investigateur doit obtenir préalablement de chacun des patients inclus dans l'étude, un **consentement libre, éclairé et écrit** :

- ce consentement doit spécifier les risques encourus et le droit du participant à sortir de l'étude à tout moment, sans que cela entraîne de changement dans sa prise en charge médicale ;
- il existe des dispositions particulières pour les mineurs, les femmes enceintes ou allaitantes et pour les personnes adultes protégées par la loi.

La loi définit également les statuts des intervenants :

- les professionnels de santé sont les seuls autorisés à diriger et à surveiller une recherche dans leur domaine de compétence ;
- les pharmaciens sont les seuls autorisés à stocker et à dispenser les médicaments ou les matériels.

Parcours juridico-technique

Avant de réaliser une recherche biomédicale sur l'être humain, le promoteur est tenu d'en soumettre le projet à l'avis d'un des comités de protection des personnes, tiré au sort au niveau national. L'avis du Comité de protection des personnes (CPP) puis l'autorisation de l'autorité compétente ANSM (Agence nationale de sécurité du médicament et des produits de santé) sont rendus dans des délais fixés par voie réglementaire.

Le comité rend un avis sous les conditions de validité de la recherche, notamment au regard de :

- la protection des personnes, notamment la protection des participants ;
- l'adéquation, l'exhaustivité et l'intelligibilité des informations écrites à fournir, ainsi que la procédure à suivre pour obtenir le consentement éclairé* et la justification de la recherche sur des personnes incapables de donner leur consentement éclairé ;
- la nécessité éventuelle d'un délai de réflexion ;
- la nécessité éventuelle de prévoir, dans le protocole, une interdiction de participer simultanément à une autre recherche ou une période d'exclusion ;
- la pertinence de la recherche, le caractère satisfaisant de l'évaluation des bénéfices et des risques attendus et le bien-fondé des conclusions ;
- l'adéquation entre les objectifs poursuivis et les moyens mis en œuvre ;
- la qualification du ou des investigateur(s) ;
- les montants et les modalités d'indemnisation des participants ;
- les modalités de recrutement des participants.

En cas d'avis défavorable, contesté par le promoteur, ce dernier peut solliciter la Direction générale de la santé au ministère pour demander la désignation d'un autre Comité de protection des personnes, pour un second avis.

Les autorisations dépendent du type de recherche :

- catégorie 1 : avis favorable du CPP et autorisation de l'ANSM ;
- catégorie 2 et catégorie 3 : avis favorable du CPP et envoi de la copie de l'avis et d'un résumé de la recherche à l'ANSM.

Seules les études rétrospectives sur dossiers médicaux, issus d'un centre hospitalier, ayant répondu aux nécessités de demande d'autorisation CNIL, n'exigent pas de demande particulière *a priori*.

Bibliographie

Bouyer JO, Hemon D, Cordier F, et al. Épidémiologie. Principes et méthodes quantitatives. Paris : INSERM ; 1993.

Cucherat M, Lièvre M, Leizorovicz A. Lecture critique et interprétation des résultats des essais cliniques pour la pratique médicale. Paris : Flammarion ; 2004.

Czernichow P, Chaperon J, Le Coutour X. Épidémiologie. Paris : Masson ; 2001.

Dodge Y. Statistique. Dictionnaire encyclopédique. Paris : Dunod ; 1993.

Fletcher RH, Fletcher SW, Wagner EH. Épidémiologie clinique. Paris : Pradel ; 1998.

Goldberg M et al. L'épidémiologie sans peine. Paris : Frison Roche ; 1990.

Huguier M, Maisonneuve H, Benhamou CL., De Calan L, Grenier B, Franco D, Galmiche P, Lorette G. La rédaction médicale. Paris : Doin ; 1990.

Jammal A, Allard R, Loslier G. Dictionnaire d'épidémiologie. St-Hyacinthe : Edisem 1988.

Jenicek M, Cleroux R. Épidémiologie. In : Principes, techniques, applications. Paris : Maloine ; 1982.

Katz DL. Epidemiology, biostatistics, and preventive medecine review. Philadelphia : W.B. Saunders Company ; 1997.

Leclerc A, Papoz L, Breart G, Lellouch J. Dictionnaire d'épidémiologie. Paris : Frison-Roche ; 1990.

Morton RF, Hebel JR, Mc Carter RJ. Épidémiologie et biostatistiques. Doin : Vélizy-Villacoublay ; 1998.

Riegelman RK. Studying a study and testing a test : how to read the medical evidence. Philadelphia : Lippincott Williams and Wilkins ; 2005.

Salmi LR. Lecture critique et rédaction médicale scientifique : comment lire, rédiger, publier une étude clinique ou épidémiologique. Paris : Elsevier ; 1998.

II

Mise en pratique

ORIGINAL CONTRIBUTION

Association of Family History With Cancer Recurrence and Survival Among Patients With Stage III Colon Cancer

Jennifer A. Chan, MD, MPH
Jeffrey A. Meyerhardt, MD, MPH
Donna Niedzwiecki, PhD
Donna Hollis, MS
Leonard B. Saltz, MD
Robert J. Mayer, MD
James Thomas, MD, PhD
Paul Schaefer, MD
Renaud Whittom, MD
Alexander Hantel, MD
Richard M. Goldberg, MD
Robert S. Warren, MD
Monica Bertagnolli, MD
Charles S. Fuchs, MD, MPH

Context A family history of colorectal cancer in a first-degree relative increases the risk of developing colorectal cancer. However, the influence of family history on cancer recurrence and survival among patients with established disease remains uncertain.

Objective To examine the association of family history of colorectal cancer with cancer recurrence and survival of patients with colon cancer.

Design, Setting, and Participants Prospective observational study of 1087 patients with stage III colon cancer enrolled in a randomized adjuvant chemotherapy trial (CALGB 89803) between April 1999 and May 2001. Patients provided data on family history at baseline and were followed up until March 2007 for disease recurrence and death (median follow-up, 5.6 years). In a subset of patients, we assessed microsatellite instability (MSI) and expression of the mismatch repair (MMR) proteins MLH1 and MSH2 in tumor specimens.

Main Outcome Measures Disease-free survival, recurrence-free survival, and overall survival according to the presence or absence of a family history of colorectal cancer.

Results Among 1087 eligible patients, 195 (17.9%) reported a family history of colorectal cancer in a first-degree relative. Cancer recurrence or death occurred in 57 of 195 patients (29%; 95% confidence interval [CI], 23%-36%) with a family history of colorectal cancer and 343 of 892 patients (38%; 95% CI, 35%-42%) without a family history. Compared with patients without a family history, the adjusted hazard ratios (HRs) among those with 1 or more affected first-degree relatives were 0.72 (95% CI, 0.54-0.96) for disease-free survival, 0.74 (95% CI, 0.55-0.99) for recurrence-free survival, and 0.75 (95% CI, 0.54-1.05) for overall survival. This reduction in risk of cancer recurrence or death associated with a family history became stronger with an increasing number of affected first-degree relatives. Compared with participants without a family history of colorectal cancer, those with 1 affected relative had a multivariate HR of 0.77 (95% CI, 0.57-1.04) for disease-free survival. For participants with 2 or more affected relatives, we observed a greater reduction in risk (multivariate HR for disease-free survival, 0.49; 95% CI, 0.23-1.04; *P* for trend with increasing number of affected relatives=.01). The improved disease-free survival associated with a family history was independent of tumoral MSI or MMR status.

Conclusion Among patients with stage III colon cancer receiving adjuvant chemotherapy, a family history of colorectal cancer is associated with a significant reduction in cancer recurrence and death.

JAMA. 2008;299(21):2515-2523 www.jama.com

Approximately 16% to 20% of patients with colorectal cancer have a first-degree relative with colorectal cancer.[1] Beyond rare but highly penetrant hereditary colorectal cancer syndromes, numerous studies have demonstrated that a history of colorectal cancer in a first-degree relative increases the risk of developing the disease by approximately 2-fold.[2-5] However, the influence of family history on cancer recurrence and survival among patients with established colon cancer remains uncertain. A study of the Utah Population Database and Cancer Registry observed that family history of colon cancer had little impact on colon cancer patient survival[6]; in contrast, an analysis of a Japanese tumor registry demonstrated an improved prognosis.[7] Interpretation of these con-

For editorial comment see p 2564.

Author Affiliations are listed at the end of this article.
Corresponding Author: Jennifer A. Chan, MD, MPH, Dana-Farber Cancer Institute, 44 Binney St, Boston, MA 02115 (jang@partners.org).

Figure 1. Derivation of Cohort Size

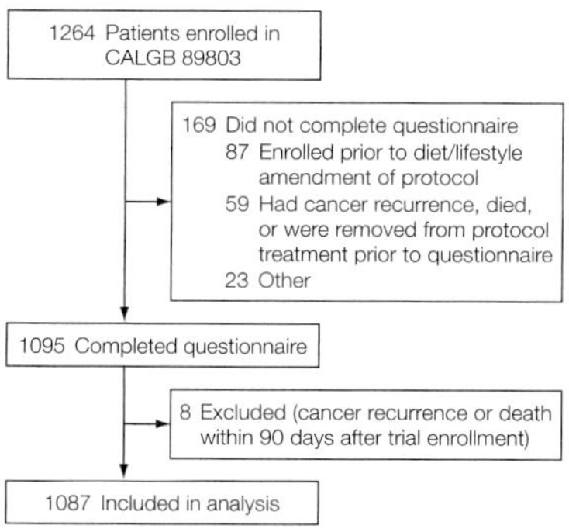

CALGB indicates Cancer and Leukemia Group B.

flicting data is limited by a lack of detailed information regarding tumor stage and treatment in either of these studies.

We therefore prospectively examined the influence of family history of colorectal cancer on survival of patients with stage III colon cancer who participated in a large clinical trial of adjuvant chemotherapy sponsored by the National Cancer Institute (NCI). Because detailed information about family history of colorectal cancer was assessed at study entry, we were able to prospectively analyze the influence of family history while adjusting for other predictors of cancer recurrence and survival. In addition, among a subset of subjects with archived tumor specimens, we were able to assess whether the association between family history and survival was independent of tumoral microsatellite instability (MSI) or expression of mismatch repair (MMR) proteins.

METHODS

Study Population

Patients in this study were participants in the NCI-sponsored Cancer and Leukemia Group B (CALGB) adjuvant therapy trial for stage III colon cancer (CALGB 89803). This study was a randomized trial comparing therapy with weekly fluorouracil and leucovorin to therapy with weekly irinotecan, fluorouracil, and leucovorin.[8] Between April 1999 and May 2001, 1264 patients were enrolled in the treatment trial. As part of the original randomized clinical trial protocol, we included a plan to study diet, lifestyle, and family history on patient survival. A validated self-administered questionnaire assessing diet and lifestyle habits as well as family history of colorectal cancer was administered to patients midway through their adjuvant therapy (4 months after surgical resection).[9,10]

The protocol amendment to survey family history was activated after the first 87 patients were enrolled; therefore, only the subsequent 1177 patients were offered the diet and lifestyle companion study. An additional 59 patients experienced cancer recurrence, death, or removal from the protocol before receiving the questionnaire. Thus, 1118 patients were eligible to complete the questionnaire, of whom 1095 patients (98%) completed the survey. Consistent with prior analyses, we excluded patients who experienced cancer recurrence or death within 90 days of trial enrollment to avoid potential bias in risk-factor assessment related to underlying illness,[9] thus leaving 1087 patients eligible for analysis. FIGURE 1 illustrates adherence with completion of the questionnaire and derivation of the final sample size.

Patients were eligible for the treatment trial (and thus this companion study) if they had undergone a complete surgical resection of the primary tumor within 56 days of study entry and had regional lymph node metastases but no evidence of distant metastases (stage III colon cancer). Patients were required to have a baseline Eastern Cooperative Oncology Group performance status of 0 to 2 (ambulatory) and have adequate bone marrow, renal, and hepatic function. Race or ethnicity was self-reported and recorded in the hospital database at each participating center. Classifications included white, Hispanic, black, Asian, Native Hawaiian, Native American, Indian, Filipino, other, and unknown. These data along with other demographic information were reported by each participating center to the CALGB Statistical Center. All patients provided written informed consent, approved by the institutional review board of each participating institution.

Family History Assessment

Participants were asked, "Have any of the following relatives (father, mother, 1 sibling, additional sibling) had colon or rectal cancer?" with an option for yes or no for each relative. Patients were instructed to include any deceased relative and not count half-siblings. Additionally, for each affected relative, patients provided information about the decade of the relative's age at first diagnosis (<50 years, 50-59 years, 60-69 years, ≥70 years, age unknown). No questions were asked about family size, and no attempt was made to validate reports of cancer in family members.

Measurement of MSI

Among patients with available tumor specimens, DNA was extracted from paraffin-embedded tumor and nontumor tissue. Polymerase chain reaction analysis was conducted using a panel of 10 DNA mononucleotide and dinucleotide microsatellite markers.[11] Only cases with 5 or more evaluable microsatellite markers were included. Those showing instability in at least 40% of the loci tested were classified as having high-frequency MSI (MSI-H). Cases with no evaluable markers showing instability were classed as microsatellite stable (MSS), and the remainder were classed as MSI-low (MSI-L).[11]

Immunostaining for the mismatch repair (MMR) proteins MLH1 and MSH2 was undertaken as described previously.[12] If either MLH1 or MSH2 demonstrated lack of staining, the tumor was considered to be MMR deficient. Tumors possessing staining for both MLH1 and MSH2 were considered to be MMR intact.[11]

Among the 1087 patients included in this analysis, 125 were classified as having MSI-H tumors, 614 had MSI-L or MSS tumors, and 348 did not have blocks available for genotyping analysis. Furthermore, 87 patients were clas-

CA009001 from the National Cancer Institute. Drs Chan, Meyerhardt, Mayer, and Fuchs are supported by grants CA32291 and CA118553. Dr Niedzwiecki and Ms Hollis are supported by grants CA33601 and CA118553. Dr Saltz is supported by grant CA77651. Dr Thomas (Eastern Cooperative Oncology Group) is supported by grants CA21076, CA23318, CA66636, and CA21115. Dr Schaefer (North Central Cancer Treatment Group) is supported by grant CA35415. Dr Whittom (National Cancer Institute of Canada) is supported by grant CO15. Dr Hantel (Southwest Oncology Group) is supported by grants CA38926, CA32102, and CA46282. Dr Goldberg is supported by grant CA47559. Dr Warren is supported by grant CA60138. Dr Bertagnolli is supported by grant CA32291.
Role of the Sponsor: The sponsors had no role in the design and conduct of the study; in the collection, management, analysis, and interpretation of the data; or in the preparation, review, or approval of the manuscript.
Clinical Centers: Baptist Cancer Institute Community Clinical Oncology Program [CCOP], Memphis, Tennessee (Lee S. Schwartzberg, MD; supported by CA71323); Christiana Care Health Services Inc CCOP, Wilmington, Delaware (Stephen Grubbs, MD; supported by CA45418); University of North Carolina, Chapel Hill (Thomas C. Shea, MD; supported by CA47559); University of Chicago, Chicago, Illinois (Gini Fleming, MD; supported by CA41287); Dartmouth Medical School–Norris Cotton Cancer Center, Lebanon, New Hampshire (Marc S. Ernstoff, MD; supported by CA04326); Duke University Medical Center, Durham, North Carolina (Jeffrey Crawford, MD; supported by CA47577); Dana-Farber Cancer Institute, Boston, Massachusetts (Eric P. Winer, MD; supported by CA32291); Georgetown University Medical Center, Washington, DC (Edward Gelmann, MD; supported by CA77597); Cancer Centers of the Carolinas, Greenville, South Carolina (Jeffrey K. Giguere, MD; supported by CA29165); University of Illinois Minority-Based CCOP, Chicago (Lawrence E. Feldman, MD; supported by CA74811); University of Iowa, Iowa City (Gerald Clamon, MD; supported by CA47642); North Shore–Long Island Jewish Medical Center, Manhasset, New York (Daniel R. Budman, MD; supported by CA35279); University of Maryland Greenebaum Cancer Center, Baltimore (Martin Edelman, MD; supported by CA31983); University of Massachusetts Medical School, Worcester (William V. Walsh, MD; supported by CA37135); Massachusetts General Hospital, Boston (Michael L. Grossbard, MD; supported by CA12449); Mount Sinai Medical Center, Miami, Florida (Rogerio Lilenbaum, MD; supported by CA45564); University of Minnesota, Minneapolis (Bruce A. Peterson, MD; supported by CA16450); University of Missouri/Ellis Fischel Cancer Center, Columbia (Michael C. Perry, MD; supported by CA12046); Mount Sinai School of Medicine, New York, New York (Lewis R. Silverman, MD; supported by CA04457); Memorial Sloan-Kettering Cancer Center, New York (Clifford Hudis, MD; supported by CA77651); University of Nebraska Medical Center, Omaha (Anne Kessinger, MD; supported by CA77298); Long Island Jewish Medical Center, Lake Success, New York (Marc Citron, MD; supported by CA11028); The Ohio State University Medical Center, Columbus (Clara D. Bloomfield, MD; supported by CA77658); Rhode Island Hospital, Providence (William Sikov, MD; supported by CA08025); Roswell Park Cancer Institute, Buffalo, New York (Ellis Levine, MD; supported by CA02599); Southeast Cancer Control Consortium Inc CCOP, Goldsboro, North Carolina (James N. Atkins, MD; supported by CA45808); Southern Nevada Cancer Research Foundation CCOP, Las Vegas (John Ellerton, MD; supported by CA35421); Syracuse Hematology-Oncology Assoc CCOP, Syracuse, New York (Jeffrey Kirshner, MD; supported by CA45389); University of Tennessee at Memphis (Harvey B. Niell, MD; supported by CA47555); University of California at San Diego (Joanne Mortimer, MD; supported by CA11789); University of California at San Francisco (Alan P. Venook, MD; supported by CA60138); Vermont Cancer Center, Burlington (Hyman B. Muss, MD; supported by CA77406); Wake Forest University School of Medicine, Winston-Salem, North Carolina (David D. Hurd, MD; supported by CA03927); Walter Reed Army Medical Center, Washington, DC (Thomas Reid, MD; supported by CA26806); Washington University School of Medicine, St Louis, Missouri (Nancy Bartlett, MD; supported by CA77440); Weill Medical College of Cornell University, New York (Scott Wadler, MD; supported by CA07968).
Disclaimer: The contents of the manuscript are solely the responsibility of the authors and do not necessarily represent the official views of the National Cancer Institute.

REFERENCES

1. Lynch HT, de la Chapelle A. Hereditary colorectal cancer. *N Engl J Med.* 2003;348(10):919-932.
2. Fuchs CS, Giovannucci EL, Colditz GA, Hunter DJ, Speizer FE, Willett WC. A prospective study of family history and the risk of colorectal cancer. *N Engl J Med.* 1994;331(25):1669-1674.
3. Johns LE, Houlston RS. A systematic review and meta-analysis of familial colorectal cancer risk. *Am J Gastroenterol.* 2001;96(10):2992-3003.
4. Potter JD, Slattery ML, Bostick RM, Gapstur SM. Colon cancer: a review of the epidemiology. *Epidemiol Rev.* 1993;15(2):499-545.
5. Slattery ML, Kerber RA. Family history of cancer and colon cancer risk: the Utah Population Database. *J Natl Cancer Inst.* 1994;86(21):1618-1626.
6. Slattery ML, Kerber RA. The impact of family history of colon cancer on survival after diagnosis with colon cancer. *Int J Epidemiol.* 1995;24(5):888-896.
7. Registry Committee, Japanese Research Society for Cancer of the Colon and Rectum. Clinical and pathological analyses of patients with a family history of colorectal cancer. *Jpn J Clin Oncol.* 1993;23(6):342-349.
8. Saltz LB, Niedzwiecki D, Hollis D, et al. Irinotecan fluorouracil plus leucovorin is not superior to fluorouracil plus leucovorin alone as adjuvant treatment for stage III colon cancer: results of CALGB 89803. *J Clin Oncol.* 2007;25(23):3456-3461.
9. Meyerhardt JA, Heseltine D, Niedzwiecki D, et al. Impact of physical activity on cancer recurrence and survival in patients with stage III colon cancer: findings from CALGB 89803. *J Clin Oncol.* 2006;24(22):3535-3541.
10. Meyerhardt JA, Niedzwiecki D, Hollis D, et al. Association of dietary patterns with cancer recurrence and survival in patients with stage III colon cancer. *JAMA.* 2007;298(7):754-764.
11. Bertagnolli MM, Compton CC, Niedzwiecki D, et al. Microsatellite instability predicts improved response to adjuvant therapy with irinotecan, 5-fluorouracil and leucovorin in stage III colon cancer [abstract 10003 in 2006 ASCO Annual Meeting Proceedings]. *J Clin Oncol.* 2006;24(18S).
12. Lindor NM, Burgart LJ, Leontovich O, et al. Immunohistochemistry versus microsatellite instability testing in phenotyping colorectal tumors. *J Clin Oncol.* 2002;20(4):1043-1048.
13. Therneau T, Grambsch P. *Modeling Survival Data.* New York, NY: Springer; 2000.
14. Jones MP, Crowley J. A general class of nonparametric tests for survival analysis. *Biometrics.* 1989;45(1):157-170.
15. Clark TG, Altman DG, De Stavola BL. Quantification of the completeness of follow-up. *Lancet.* 2002;359(9314):1309-1310.
16. Wu Y, Takkenberg JJ, Grunkemeier GL. Measuring follow-up completeness. *Ann Thorac Surg.* 2008;85(4):1155-1157.
17. Kerber RA, Slattery ML. Comparison of self-reported and database-linked family history of cancer data in a case-control study. *Am J Epidemiol.* 1997;146(3):244-248.
18. Cannon-Albright LA, Skolnick MH, Bishop DT, Lee RG, Burt RW. Common inheritance of susceptibility to colonic adenomatous polyps and associated colorectal cancers. *N Engl J Med.* 1988;319(9):533-537.
19. Cannon-Albright LA, Thomas TC, Bishop DT, Skolnick MH, Burt RW. Characteristics of familial colon cancer in a large population data base. *Cancer.* 1989;64(9):1971-1975.
20. Rustgi AK. The genetics of hereditary colon cancer. *Genes Dev.* 2007;21(20):2525-2538.
21. Ogino S, Kirkner G, Cantor M, et al. Family history of sporadic colorectal cancer modifies risks for specific molecular pathology in tumors: data from a prospective cohort of 86,220 women. *Mod Pathol.* 2005;18:114A.
22. Ricciardiello L, Goel A, Mantovani V, et al. Frequent loss of hMLH1 by promoter hypermethylation leads to microsatellite instability in adenomatous polyps of patients with a single first-degree member affected by colon cancer. *Cancer Res.* 2003;63(4):787-792.
23. Gryfe R, Kim H, Hsieh ET, et al. Tumor microsatellite instability and clinical outcome in young patients with colorectal cancer. *N Engl J Med.* 2000;342(2):69-77.
24. Parc Y, Gueroult S, Mourra N, et al. Prognostic significance of microsatellite instability determined by immunohistochemical staining of MSH2 and MLH1 in sporadic T3N0M0 colon cancer. *Gut.* 2004;53(3):371-375.
25. Samowitz WS, Curtin K, Ma KN, et al. Microsatellite instability in sporadic colon cancer is associated with an improved prognosis at the population level. *Cancer Epidemiol Biomarkers Prev.* 2001;10(9):917-923.
26. Benatti P, Gafa R, Barana D, et al. Microsatellite instability and colorectal cancer prognosis. *Clin Cancer Res.* 2005;11(23):8332-8340.
27. Sinicrope FA, Rego RL, Halling KC, et al. Prognostic impact of microsatellite instability and DNA ploidy in human colon carcinoma patients. *Gastroenterology.* 2006;131(3):729-737.
28. Sinicrope FA, Rego RL, Foster N, et al. Microsatellite instability accounts for tumor site-related differences in clinicopathologic variables and prognosis in human colon cancers. *Am J Gastroenterol.* 2006;101(12):2818-2825.

CHAPITRE

5

Silver-coated endotracheal tubes and incidence of ventilator-associated pneumonia: the NASCENT randomized trial

Questions sur l'article 2

Question 1 – QCM

Les auteurs justifient l'étude par :

A la mortalité des pneumopathies associées à la ventilation (PAV)
B la variabilité de l'adhésion des médecins aux programmes de prévention
C l'action antimicrobienne reconnue de l'élément Argent
D le bénéfice reconnu sur des études animales
E le bon rapport coût-bénéfice des sondes imprégnées d'Argent

Question 2 – QCM

Le (les) objectif(s) principal(aux) de l'étude étai(en)t de :

A estimer la baisse de prévalence des PAV
B prévenir la colonisation microbienne de la sonde endotrachéale
C prévenir la formation de biofilm dans la sonde d'intubation
D tester l'efficacité de la sonde imprégnée d'Argent dans la prévention des PAV
E évaluer le rapport coût-bénéfice de la sonde imprégnée d'Argent

Question 3 – QCM

Il s'agit d'une étude :

A ouverte
B randomisée
C observationnelle
D multicentrique
E interventionnelle

Question 4 – QCM

Concernant la sélection des patients :

A tous les patients de plus de 18 ans pouvant être *a priori* intubés plus de 24 heures étaient éligibles
B un patient éligible est inclus s'il n'a pas été intubé plus de 12 heures dans les 30 jours précédents
C un test de grossesse a été probablement fait à toute femme en âge de procréer
D un des critères pour inclure un patient était la signature d'un consentement éclairé par le patient ou par un proche
E les patients avec des troubles de la coagulation étaient exclus

Question 5 – QCM

La clause d'ambivalence dans cette étude :

A permet la randomisation
B est fondée sur le fait que la sonde imprégnée d'Argent ne peut être inférieure à l'autre sonde
C ne permet pas un consentement éclairé
D désigne le fait qu'un patient puisse recevoir indistinctement la sonde imprégnée d'Argent ou une autre sonde
E n'est pas possible dans une étude ouverte

Question 6 – QCM

Concernant la randomisation :

A elle était équilibrée par groupe mais pas par centre
B l'effectif différent des deux groupes (998 *versus* 1 005) montre que la randomisation n'a pas été équilibrée en 1/1
C des blocs d'une taille fixe de quatre sont un point faible de cet essai
D la randomisation était centralisée
E le groupe de traitement attribué à un patient était indiqué dans une enveloppe que chaque centre tirait au sort

Question 7 – QCM
Pour assurer le maintien de la comparabilité de l'étude, les auteurs ont :

A encouragé certains sites à mettre en place des mesures de prévention des PAV
B évité de changer de pratiques sur la prévention des PAV pendant l'étude
C standardisé les critères de suspicion de survenue de PAV
D fait le lavage broncho-alvéolaire (LBA) au cours d'une bronchoscopie
E utilisé dans tous les centres la même méthode bactériologique de culture des échantillons de LBA, afin de diminuer la variabilité de critère de jugement principal

Question 8 – QCM
Concernant le calcul d'effectif :

A une réduction de 30 % du taux de PAV était attendue
B le taux de PAV du groupe contrôle était supposé être de 20 %
C le risque bêta était fixé à 90 %
D le risque alpha était fixé à 2,5 %
E le risque d'extubation de patient ou de décès dans les 24 premières heures était pris en compte

Question 9 – QCM
Concernant la *figure 1* :

A pour la tolérance, les patients n'ayant pas reçu la sonde assignée sont analysés dans le groupe de la sonde qu'ils ont finalement reçue
B l'analyse primaire d'efficacité est en intention de traiter modifiée
C cette figure fait état d'une analyse per-protocole
D l'analyse primaire d'efficacité comprend tous les patients ventilés plus de 24 heures
E l'absence de perdus de vue rend possible l'analyse en intention de traiter

Question 10 – QCM
À la lecture du *tableau 1* (attention, dans les notes de bas de tableau, pour « a » il faut bien lire $p > 0{,}05$ et non $p < 0{,}05$), on peut dire que :

A il s'agit d'un tableau résumant notamment les variables connues pour être associées au risque de PAV
B ces données sont recueillies au moment où le patient est intubé
C les variables sont présentées avec leur moyenne et leur variance ou par leur nombre et leur pourcentage
D il y a statistiquement plus de patients BPCO dans le groupe intubé avec la sonde enduite d'Argent
E il y a statistiquement plus d'hommes dans le groupe intubé avec la sonde enduite d'Argent

Question 11 – QCM
À propos du résultat sur le critère primaire de jugement de l'étude :

A le test statistique ayant servi à comparer le taux de PAV dans les deux groupes est un test du chi-2
B d'après le calcul d'effectif, on concluait à l'efficacité dès que le risque relatif atteignait 30 %
C le risque de PAV avait été surestimé par les auteurs *a priori*
D il y a 95 % de chances que la réduction du risque relatif avec une sonde enduite d'Argent se situe entre 3,6 % et 69 %
E aucun patient intubé moins de 24 heures n'a développé de PAV

Question 12 – QCM
Concernant la *figure 2*, on peut dire que :

A la prévention du risque de PAV avec la sonde d'Argent semble se produire à partir de J3
B à J6, il ne reste que 359 patients dans l'étude
C chaque marche montante de la courbe de survie correspond à la survenue d'une PAV
D l'analyse statistique du critère de jugement principal devrait se faire préférentiellement sur les données de cette courbe
E à J14, il ne reste que 75 sujets vivants dans le groupe intubé avec une sonde contrôle

Question 13 – QCM
Concernant les analyses multivariées rapportées dans le *tableau 3* :

A le groupe de traitement est analysé comme une des variables associées à la mortalité
B le type de sonde d'intubation réduit le risque de PAV quel que soit le score APACHE II
C la nutrition entérale est un facteur protecteur de PAV
D globalement le rapport de cotes (OR, *odds ratio*) de PAV des patients intubés plus de 24 heures est multiplié par 1,13 par jour d'intubation supplémentaire
E la nouvelle sonde d'intubation retarde de manière significative l'apparition des PAV

Question 14 – QCM
Cochez ce qui relève de la validité de cette étude :

A la non-inclusion de patients intubés en urgence peut diminuer la représentativité de l'étude
B éviter une PAV tous les 37 patients intubés est un résultat pertinent vu la gravité potentielle des PAV
C la largeur de l'intervalle de confiance sur le critère de jugement principal de l'étude remet en cause la validité du résultat
D le caractère ouvert de l'étude en fragilise les conclusions
E l'étude est multicentrique

Question 15 – QCM
Si vous deviez refaire cette étude, vous pourriez améliorer le(s) point(s) suivant(s) :

A je réaliserais une étude en double aveugle en rendant la sonde opaque
B je ne randomiserais les patients qu'à la 48e heure de ventilation
C je ferais des lavages broncho-alvéolaires par une technique standardisée pour tous les patients inclus
D je standardiserais les critères de suspicion de PAV chez tous les patients
E je randomiserais de manière centralisée entre les centres avec un équilibre au moins tous les six sujets

CARING FOR THE CRITICALLY ILL PATIENT

Silver-Coated Endotracheal Tubes and Incidence of Ventilator-Associated Pneumonia

The NASCENT Randomized Trial

Marin H. Kollef, MD
Bekele Afessa, MD
Antonio Anzueto, MD
Christopher Veremakis, MD
Kim M. Kerr, MD
Benjamin D. Margolis, MD
Donald E. Craven, MD
Pamela R. Roberts, MD
Alejandro C. Arroliga, MD
Rolf D. Hubmayr, MD
Marcos I. Restrepo, MD
William R. Auger, MD
Regina Schinner, Dipl-Stat
for the NASCENT Investigation Group

Context Ventilator-associated pneumonia (VAP) causes substantial morbidity. A silver-coated endotracheal tube has been designed to reduce VAP incidence by preventing bacterial colonization and biofilm formation.

Objective To determine whether a silver-coated endotracheal tube would reduce the incidence of microbiologically confirmed VAP.

Design, Setting, and Participants Prospective, randomized, single-blind, controlled study conducted in 54 centers in North America. A total of 9417 adult patients (≥18 years) were screened between 2002 and 2006. A total of 2003 patients expected to require mechanical ventilation for 24 hours or longer were randomized.

Intervention Patients were assigned to undergo intubation with 1 of 2 high-volume, low-pressure endotracheal tubes, similar except for a silver coating on the experimental tube.

Main Outcome Measures Primary outcome was VAP incidence based on quantitative bronchoalveolar lavage fluid culture with 10^4 colony-forming units/mL or greater in patients intubated for 24 hours or longer. Other outcomes were VAP incidence in all intubated patients, time to VAP onset, length of intubation and duration of intensive care unit and hospital stay, mortality, and adverse events.

Results Among patients intubated for 24 hours or longer, rates of microbiologically confirmed VAP were 4.8% (37/766 patients; 95% confidence interval [CI], 3.4%-6.6%) in the group receiving the silver-coated tube and 7.5% (56/743; 95% CI, 5.7%-9.7%) ($P=.03$) in the group receiving the uncoated tube (all intubated patients, 3.8% [37/968; 95% CI, 2.7%-5.2%] and 5.8% [56/964; 95% CI, 4.4%-7.5%] [$P=.04$]), with a relative risk reduction of 35.9% (95% CI, 3.6%-69.0%; all intubated patients, 34.2% [95% CI, 1.2%-67.9%]). The silver-coated endotracheal tube was associated with delayed occurrence of VAP ($P=.005$). No statistically significant between-group differences were observed in durations of intubation, intensive care unit stay, and hospital stay; mortality; and frequency and severity of adverse events.

Conclusion Patients receiving a silver-coated endotracheal tube had a statistically significant reduction in the incidence of VAP and delayed time to VAP occurrence compared with those receiving a similar, uncoated tube.

Trial Registration clinicaltrials.gov Identifier: NCT00148642

JAMA. 2008;300(7):805-813 www.jama.com

simple aveugle

VENTILATOR-ASSOCIATED PNEUMONIA (VAP) is associated with high morbidity, including increased length of hospital stay, health care costs, and infection with multidrug-resistant pathogens.[1-3] The condition usually occurs within 10 days after endotracheal intubation.[3,4] Reported rates vary by case mix, case definition, diagnostic procedures, and method of expressing the rate.[5] Conservative estimates of incidence ranged from 9%[3] to 18%[4] in large databases of mechanically ventilated patients and decreased substantially when the definition was changed from adjudicated radiographic, clinical, and bronchoscopic criteria[4] to rigorous microbiological criteria.[6]

For editorial comment see p 842.

The etiology of VAP is likely related to colonization of the aerodigestive tract with pathogenic bacteria and to aspiration of contaminated secretions.[1,7] Prevention strategies often focus on modifiable risk factors for colonization and aspiration[7-12] and can successfully reduce

Author Affiliations and Members of the North American Silver-Coated Endotracheal Tube (NASCENT) Investigation Group are listed at the end of this article.
Corresponding Author: Marin H. Kollef, MD, Washington University School of Medicine, 660 S Euclid Ave, St Louis, MO 63110 (mkollef@im.wustl.edu).
Caring for the Critically Ill Patient Section Editor: Derek C. Angus, MD, MPH, Contributing Editor, *JAMA* (angusdc@upmc.edu).

VAP rates,[13] but no single strategy completely eliminates VAP. Adherence to prevention guidelines is variable due to costs and lack of education, resources, and leadership.[9,14,15] Furthermore, benefits are user-dependent and may subside if educational initiatives are not continually reinforced or monitored.[16]

Coating the endotracheal tube with silver is theoretically attractive because silver has broad-spectrum antimicrobial activity in vitro,[17] reduces bacterial adhesion to devices in vitro,[18,19] and blocks biofilm formation on the device in animal models.[20] A silver-coated tube has been developed with silver ions microdispersed in a proprietary polymer on both the inner and outer lumen, permitting ion migration to the tube surface to provide a sustained antimicrobial effect. The polymer may add to the antimicrobial activity of silver by blocking bacterial adhesion to the endotracheal tube.[21-24] Silver is generally considered nontoxic; topical use to prevent infection after burns and other injuries is rarely associated with toxicity, based on extensive clinical experience.[25,26] In a dog model, the silver-coated tube delayed colonization on the inner tube surface, decreased severity of lung colonization, and reduced histopathologically defined pneumonia.[27] In a small randomized human study, the silver-coated tube was demonstrated to be clinically safe and to reduce the burden of bacterial airway colonization.[28]

To determine if the silver-coated endotracheal tube would reduce the incidence of microbiologically confirmed VAP, we conducted the North American Silver-Coated Endotracheal Tube (NASCENT) Study, a prospective, randomized, multicenter, single-blind, controlled study in patients requiring mechanical ventilation for 24 hours or longer.

METHODS

Adults at least 18 years old were eligible for enrollment if they were expected to require mechanical ventilation with an endotracheal tube for 24 hours or longer. Exclusion criteria were participation in another study that conflicted with the current study, bronchiectasis, severe or massive hemoptysis, cystic fibrosis, pregnancy, silver sensitivity, and endotracheal intubation for longer than 12 hours within the preceding 30 days. Patients were recruited from December 2002 to March 2006 at 54 centers in North America. Each center's institutional review board approved the study. Written informed consent was obtained from patients or their legally authorized representatives.

Patients were assigned in a 1:1 ratio to treatment groups according to a validated software-generated list created by FGK Clinical Research GmbH (Munich, Germany) using block randomization by site, with a fixed block length of 4. Each site received a series of sequentially numbered envelopes, each containing a randomization card for a study participant. Investigators were blinded to block length; microbiology laboratory personnel were blinded to group assignments.

Patients were to be intubated with large-cuff/long-length (high-volume/low-pressure) endotracheal tubes with a Hooded Murphy tip with eye, full McGill curve, tip-to-tip radiopaque line, and pilot balloon with self-sealing valve (internal diameter sizes, 7 to 9 mm). The experimental tube (Agento I.C.; C.R. Bard Inc, Covington, Georgia) and the control tube (Hi-Lo Endotracheal Tube; Mallinckrodt, St Louis, Missouri) were similar except for a silver coating on the experimental tube.

The protocol specified collection of patient data including daily monitoring of chest radiographs, clinical signs of VAP, adverse events, length of stay in the intensive care unit (ICU) and hospital, and mortality. Additional information collected in the case report form at study entry included demographic data, medical history, Acute Physiology and Chronic Health Evaluation (APACHE) II score, and immunocompetency status. Additional information collected during the study included antibiotics used at the time of bronchoalveolar lavage (BAL) and methods of feeding, tracheal suctioning, and oral care. Sites were allowed to follow institutional practices for preventing VAP and were encouraged to avoid changing practices during the study.

Quantitative culture of BAL fluid was obtained if VAP was suspected or if new radiographic infiltrate plus qualifying clinical signs were present. Qualifying clinical signs were 2 of the following: fever or hypothermia, leukocytosis or leukopenia, or purulent tracheal aspirate (additional information available at http://pulmonary.wustl.edu/faculty/kollef.html).

The primary outcome was VAP incidence based on quantitative BAL fluid culture with 10^4 colony-forming units/mL or greater in patients intubated for 24 hours or longer. Distal airway samples were obtained by directed bronchoscopy or nonbronchoscopic protected catheter (Combicath; KOL Biomedical, Chantilly, Virginia) (additional information available at http://pulmonary.wustl.edu/faculty/kollef.html).

Secondary outcomes were time to occurrence of VAP; durations of endotracheal intubation, ICU stay, and hospital stay; and mortality. In addition to these protocol-defined outcomes, we performed post hoc analyses of the incidence of VAP within 10 days of intubation and of the effect of VAP on secondary outcomes. POST HOC

An independent data and safety monitoring board met before the study, supervised the investigation, and reviewed interim data after enrolling the first 20 patients and then after every 150 evaluable patients. The board was blinded to treatment group and had no formal or financial relationship to the sponsor other than compensation for consultations and related expenses. The board had access to all data and determined whether the study would be continued, terminated, or modified based on logistical issues relevant to study conduct, baseline data, outcomes, and safety. In addition, the board reviewed study progress, adherence to protocol, data quality, and other logistical issues. None of the interim analyses resulted in study termination based on predefined stopping rules. COMITÉ INDEP AVEUGLE

arret premat

RATIO 1:1
Rando informatisé
EN BLOCK (4) par site
enveloppes
- investigateurs aveugle block
- labo aveugle groupe

Statistical Analysis

Automated Planning and Evaluation of Sequential Trials software[29,30] was used to estimate sample size (additional information available at http://pulmonary.wustl.edu/faculty/kollef.html). Assuming a 15% incidence of VAP and 20% dropout in the first 24 hours, we calculated that approximately 1788 patients should be enrolled for a statistical power of 90% to detect a 30% reduction in the incidence of VAP, with a 2-sided significance level of .05. Analysis populations were defined prospectively (FIGURE 1). In modified intention-to-treat analyses, patients intubated for 24 hours or longer were analyzed as the primary efficacy population, and all intubated patients were analyzed for efficacy and safety.

Descriptive statistics were reported, and appropriate tests were used for baseline characteristics. Depending on the data distribution, the *t* or Mann-Whitney test was used to compare between-group differences in continuous variables. A χ^2 test was used for categorical variables. The primary outcome, VAP incidence, was analyzed by univariate technique using Planning and Evaluation of Sequential Trials software version 4.4 (University of Reading, Reading, England) for group sequential design to calculate triangular boundaries for binominal data (triangular test; additional information available at http://pulmonary.wustl.edu/faculty/kollef.html)[29,30]; all other analyses were performed using SAS version 9.1 (SAS Institute Inc, Cary, North Carolina).

Multivariate regression analyses with a stepwise model selection procedure were performed to evaluate the influence of treatment group, as well as a list of predefined covariables, on VAP incidence (logistic regression)[31] and time to VAP onset (Cox regression). Predefined covariables were antibiotic therapy at intubation, APACHE II score, enteral nutrition, sex, total duration of intubation, hospital duration before study, oral care, continuous sedation, coma, chronic obstructive pulmonary disease, emergency surgery or trauma,

Figure 1. Flow of Participants Through the Trial

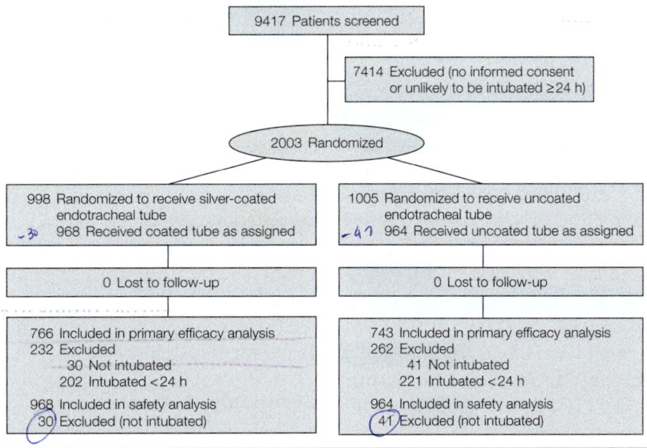

and age. Variables with $P>.10$ were eliminated from the final model. For secondary outcomes, a 2-sample *t* or Wilcoxon Mann-Whitney test was used for continuous variables, and a χ^2 test was used for categorical variables.

To control for multiplicity in analyses of primary and secondary outcomes, we combined Hochberg[32] and closed hierarchical testing procedures. Kaplan-Meier analyses were performed using product-limit survival estimates with the generalized Wilcoxon test for statistical comparisons. All *P* values were 2-sided; significance was set at $P<.05$.

RESULTS

A total of 9417 patients were screened (Figure 1); 7414 were not enrolled because they were not able to provide informed consent or were unlikely to require intubation for 24 hours or longer. Of 2003 randomized patients, 71 were never intubated and thus were excluded from the modified intention-to-treat analyses. Of the remaining 1932 patients, 423 were intubated for less than 24 hours.

Patients were evenly distributed between groups based on demographic and other baseline characteristics, including patients who were intubated for 24 hours or longer (n=1509) and all intubated patients (n=1932) (TABLE 1), except for history of chronic obstructive pulmonary disease (silver-coated vs uncoated, 11.6% vs 16.4% [$P=.007$]; all intubated patients, 9.2% vs 12.7% [$P=.02$]). No differences were noted between groups in APACHE II scores, use of enteral nutrition, presence of immunodeficiency, or other risk factors for VAP (additional information available at http://pulmonary.wustl.edu/faculty/kollef.html). No between-group differences were noted in endotracheal tube size (internal diameter of 7.5 or 8.0 mm, 1334/1509 [88.4% of intubations]; all intubated patients, 1530/1932 [79.2% of intubations]) or duration of intubation (median, 4.0 days; interquartile range [IQR], 1.9-7.9 days; all intubated patients, 3.2 [IQR, 1.2-7.1] days).

Primary Outcome

Among patients intubated for 24 hours or longer, rates of microbiologically confirmed VAP were 4.8% in patients receiving the silver-coated endotracheal tube (37/766 patients; 95% confidence interval [CI], 3.4%-6.6%) and 7.5% in those receiving the uncoated tube (56/743; 95% CI, 5.7%-9.7%) ($P=.03$), for a relative risk reduction in VAP incidence of 35.9% (95% CI, 3.6%-69.0%) (TABLE 2). Among all intubated patients, corresponding rates were

3.8% (37/968 patients; 95% CI, 2.7%-5.2%) and 5.8% (56/964; 95% CI, 4.4%-7.5%) (P=.04), for a relative risk reduction in VAP incidence of 34.2% (95% CI, 1.2%-67.9%).

Of 264 patients with suspected VAP, 220 underwent BAL because of new radiographic infiltrate with qualifying signs (silver-coated, 69/129 [53%]; uncoated, 75/135 [56%]; P=.74) or physician suspicion (silver-coated, 34/129 [26%]; uncoated, 42/135 [31%]; P=.39). BAL fluid was obtained by nonbronchoscopic protected sampling catheter (silver-coated, 61/103 [59%]; uncoated, 83/117 [71%]), bronchoscopy (silver-coated, 36/103 [35%]; uncoated, 31/117 [26%]), or both methods (silver-coated, 6/103 [6%]; uncoated, 3/117 [3%]). Of the 220 patients who underwent BAL, 202 (silver-coated, 96/103 [93%]; uncoated, 106/117 [91%]; P=.48) received antibiotics at the time of specimen collection. The most common pathogens present at a concentration of at least 10^4 colony-forming units/mL in BAL fluid were *Staphylococcus aureus* (silver-coated, 9; uncoated, 16), *Pseudomonas aeruginosa* (silver-coated, 8; uncoated, 11), and Enterobacteriaceae (silver-coated, 10; uncoated, 5). Twenty patients had polymicrobial infections (silver-coated, 7; uncoated, 13). No additional cases of VAP were suspected in patients intubated for less than 24 hours.

Secondary Outcomes

In patients intubated for 24 hours or longer, the silver-coated endotracheal tube was associated with a 47.6% (95% CI, 14.6%-81.9%) relative risk reduction in VAP incidence within 10 days of intubation (P=.005) (Table 2) and with delayed occurrence of VAP (P=.005 by generalized Wilcoxon Test) (FIGURE 2). In all intubated patients, the relative risk reduction was 46.2% (95% CI, 12.6%-81.1% [P=.007]); the survival plot was nearly identical to that in patients intubated for 24 hours or longer (P=.005 by generalized Wilcoxon Test; data not shown).

No between-group differences were noted in median durations of intubation (both groups intubated ≥24 hours, 4.0 [IQR, 1.9-7.9] days [P=.59]; both groups all intubated, 3.2 [IQR, 1.2-7.1] days [P=.49]), ICU stay (both groups intubated ≥24 hours, 8.0 [IQR, 4.0-14.0] days [P=.92]; both groups all intubated, 7.0 [IQR, 3.0-13.0] days [P=.96]), or hospital stay (patients intubated with the silver-coated tube for ≥24 hours, 16.0 [IQR, 10.0-26.0] days; patients intubated with the uncoated tube for ≥24 hours, 16.0 [IQR, 10.0-27.0] days [P=.57]; both groups all intubated, 13.0 [IQR, 7.0-24.0] days [P=.93]). Mortality rates were 30.4% (233/766) in the group receiving the silver-coated tube and 26.6% (198/743) in the group receiving the uncoated tube (P=.11) (all intubated, 30.9% vs 27.3%; P=.08).

In a post hoc analysis of patients intubated for 24 hours or longer, microbiologically confirmed VAP was associated with an increase in the durations of intubation (VAP vs VAP-free patients, 10.0 [IQR, 6.2-15.1] vs 3.8 [IQR, 1.9-7.3] days [P<.001]), ICU stay (18.0 [IQR, 11.0-29.0] vs 7.0 [IQR, 4.0-13.0] days [P<.001]), and hospital stay (27.0 [IQR, 16.0-31.0] vs 15.0 [IQR, 10.0-26.0] days [P<.001]). VAP was not associated with a higher mortality rate (26.9% [25/93 patients] vs 28.7% [406/1416] [P=.71]). No additional cases of VAP occurred in the group of all intubated patients.

Regression Analyses

In multivariate logistic regression analyses of patients intubated for 24 hours or

Table 1. Demographic and Other Baseline Characteristics

	No. (%)			
	Intubated ≥24 h[a]		All Intubated[a]	
Characteristic	Silver-Coated Tube (n = 766)	Uncoated Tube (n = 743)	Silver-coated Tube (n = 968)	Uncoated Tube (n = 964)
Male sex	457 (59.7)	416 (56.0)	566 (58.5)	551 (57.2)
Age, mean (SD) [range], y	60.9 (15.7) [19-98]	62.0 (15.4) [18-98]	61.5 (15.4) [18-101]	62.2 (15.2) [18-102]
APACHE II score, mean (SD) [range]	21.4 (7.4) [4-49]	21.6 (7.5) [5-55]	21.5 (7.5) [3-55]	21.6 (7.5) [3-55]
Risk factors for VAP within 30 d[b]				
Functional dependency	132 (17.2)	107 (14.4)	133 (13.7)	108 (11.2)
Smoker	121 (15.8)	113 (15.2)	122 (12.6)	114 (11.8)
Impaired sensorium	114 (14.9)	114 (15.3)	115 (11.9)	115 (11.9)
COPD	89 (11.6)	122 (16.4)	89 (9.2)	122 (12.7)
Emergency surgery/trauma	77 (10.1)	74 (10.0)	77 (8.0)	74 (7.7)
Chronic steroid use	61 (8.0)	66 (8.9)	61 (6.3)	66 (6.8)
None	141 (18.4)	146 (19.7)	143 (14.8)	149 (15.5)
Immunodeficiency[c]	184 (24.0)	186 (25.0)	381 (39.4)	403 (41.8)
Enteral nutrition	455 (59.4)	424 (57.1)	455 (47.0)	424 (44.0)
Patient location at intubation				
Medical ICU	154 (20.1)	162 (21.8)	179 (18.5)	185 (19.2)
Other ICU or burn unit	310 (40.5)	310 (41.7)	338 (34.9)	336 (34.9)
Operating or recovery room	249 (32.5)	229 (30.8)	298 (30.8)	284 (29.5)
Emergency department	34 (4.4)	25 (3.4)	43 (4.4)	33 (3.4)
Other	9 (1.2)	13 (1.7)	11 (1.1)	17 (1.8)
Multiple locations	10 (1.3)	4 (0.5)	10 (1.0)	4 (0.4)
Missing	0	0	89 (9.2)	105 (10.9)

Abbreviations: APACHE, Acute Physiology and Chronic Health Evaluation; COPD, chronic obstructive pulmonary disease; ICU, intensive care unit; VAP, ventilator-associated pneumonia.
[a] P > .05 for all between-group differences except for COPD (P = .007 for patients intubated ≥24 hours; P = .02 for all intubated patients).
[b] Based on assessment by a research nurse and choice of options listed in the case report form.
[c] Defined as receiving high-dose steroids for more than 2 weeks, presence of human immunodeficiency virus antibody, chemotherapy within 45 days, chemotherapy-induced neutropenia, immunosuppression for organ transplantation, or other.

longer (TABLE 3), treatment group was associated with reduced risk of developing VAP at any time (odds ratio for silver-coated vs uncoated, 0.52; 95% CI, 0.33-0.82 [P=.005]) and within 10 days of intubation (odds ratio, 0.44; 95% CI, 0.26-0.73 [P=.001]). In the Cox regression analysis, treatment group was associated with delayed time to occurrence of VAP (hazard ratio, 0.55; 95% CI, 0.37-0.84 [P=.006]). The analyses of all intubated patients showed nearly identical results (Table 3).

Safety

There were no statistically significant between-group differences in the frequency and severity of adverse events, including those unrelated to the endotracheal tube or intubation procedure (TABLE 4). Fifty-nine adverse events were reported as definitely related to the endotracheal tube (silver-coated, 21; uncoated, 38). Seventy-four adverse events were definitely related to the intubation procedure (silver-coated, 39; uncoated, 35).

COMMENT

The silver-coated endotracheal tube was associated with a statistically significant reduction in the incidence of VAP based on rigorous diagnostic criteria requiring microbiological confirmation. As expected, most episodes occurred during the first 10 days of intubation. More importantly, the silver-coated tube had its greatest impact during the first 10 days, which is clinically relevant because the median duration of intubation is less than 10 days,[33] and more than 75% of patients are extubated before 10 days.[34,35]

Our findings add to those of previous studies[27,28] suggesting that controlling colonization and biofilm formation may reduce the risk of VAP. The silver-coated endotracheal tube reduced the bacterial burden in the trachea, in the distal airways, and on endotracheal tubes in dogs challenged with *P aeruginosa*.[27] Silver sulfadiazine–coated endotracheal tubes also reduced respiratory tract bacterial colonization in sheep.[36] Similarly, the silver-

Table 2. Incidence of Microbiologically Confirmed Ventilator-Associated Pneumonia (VAP)[a]

	Evaluable Patients With VAP, No./Total (%) [95% CI]			
	Silver-Coated Tube	Uncoated Tube	RR Reduction, % (95% CI)	*P* Value
VAP at any time				
Intubated ≥24 h	37/766 (4.8) [3.4-6.6]	56/743 (7.5) [5.7-9.7]	35.9 (3.6-69.0)	.03
All intubated	37/968 (3.8) [2.7-5.2]	56/964 (5.8) [4.4-7.5]	34.2 (1.2-67.9)	.04
VAP within 10 d of intubation				
Intubated ≥24 h	27/766 (3.5) [2.3-5.1]	50/743 (6.7) [5.0-8.8]	47.6 (14.6-81.9)	.005
All intubated	27/968 (2.8) (1.9-4.0)	50/964 (5.2) (3.9-6.8)	46.2 (12.6-81.1)	.007
Microbiology[b]				
Staphylococcus aureus	9	16		
Methicillin-resistant *S aureus*	3	7		
Pseudomonas aeruginosa	8	11		
Enterobacteriaceae	10	5		
Yeast	5	7		
Streptococcus species	4	7		
Haemophilus influenzae	3	3		
Acinetobacter baumannii	1	5		
Other[c]	5	17		

Abbreviations: CI, confidence interval; RR, relative risk.
[a] Patients with at least 10^4 colony-forming units/mL in bronchoalveolar lavage fluid.
[b] Twenty patients had polymicrobial infections. In the group receiving the silver-coated endotracheal tube, 6 patients had 2 microorganisms and 1 patient had 3. In the group receiving the uncoated tube, 11 patients had 2 microorganisms and 2 patients had 3.
[c] Other microorganisms in the group receiving the silver-coated endotracheal tube were normal flora (n = 4) and *Stenotrophomonas maltophilia* (n = 1). Other microorganisms in the group receiving the uncoated tube were normal flora (n = 8), *S maltophilia* (n = 2), *Neisseria* (n = 2), coagulase-negative staphylococci (n = 3), vancomycin-resistant enterococcus (n = 1), and *Burkholderia cepacia* (n = 1).

Figure 2. Kaplan-Meier Analyses of Occurrence of Microbiologically Confirmed Ventilator-Associated Pneumonia (VAP) in Patients Intubated for 24 Hours or Longer

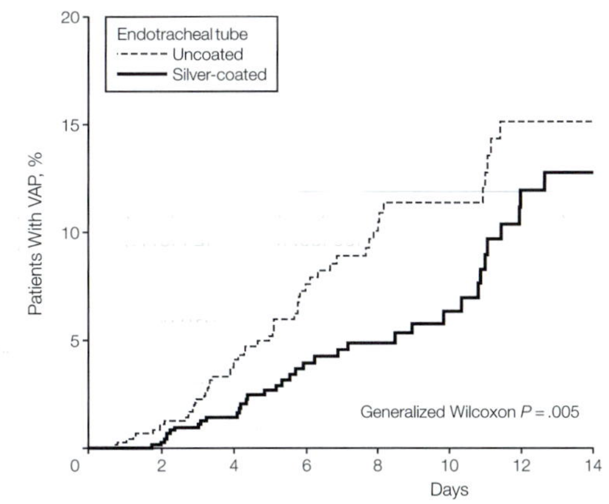

Uncoated, No.								
At risk	743	718	529	359	235	157	106	75
New VAP cases	0	9	20	13	8	0	5	0
Silver-coated, No.								
At risk	766	750	565	387	264	179	124	79
New VAP cases	0	7	8	7	3	3	7	2

Table 3. Multivariate Analyses of Risk Factors for Developing Ventilator-Associated Pneumonia (VAP)[a]

	Intubated ≥24 h						All Intubated					
	Incidence of VAP[b]				Time to Occurrence of VAP[c]		Incidence of VAP[b]				Time to Occurrence of VAP[c]	
	Overall		Within 10 d of Intubation				Overall		Within 10 d of Intubation			
Variable	OR (95% CI)	*P* Value	OR (95% CI)	*P* Value	HR (95% CI)	*P* Value	OR (95% CI)	*P* Value	OR (95% CI)	*P* Value	HR (95% CI)	*P* Value
Treatment group, silver-coated vs uncoated tube	0.52 (0.33-0.82)	.005	0.44 (0.26-0.73)	.001	0.55 (0.37-0.84)	.006	0.51 (0.32-0.82)	.005	0.44 (0.26-0.73)	<.001	0.55 (0.37-0.84)	.006
Antibiotic therapy at intubation, yes vs no	0.39 (0.22-0.70)	.001	0.34 (0.19-0.61)	<.001	0.45 (0.27-0.74)	.002	0.39 (0.22-0.70)	.001	0.34 (0.19-0.61)	.001	0.45 (0.27-0.74)	.002
APACHE II score ≥20	0.50 (0.32-0.80)	.003	0.48 (0.29-0.78)	.003	0.54 (0.36-0.82)	.004	0.50 (0.32-0.80)	.003	0.48 (0.29-0.78)	.003	0.54 (0.36-0.82)	.004
Enteral nutrition, yes vs no	5.03 (2.22-11.40)	<.001	5.67 (2.35-13.68)	<.001	3.16 (1.42-7.06)	.005	5.10 (1.25-11.58)	<.001	5.75 (2.38-13.88)	<.001	3.16 (1.42-7.06)	.005
Sex, male vs female	1.62 (1.01-2.60)	.04	NA[d]	NA[d]	1.47 (0.96-2.27)	.08	1.62 (1.01-2.60)	.04	NA[d]	NA[d]	1.47 (0.96-2.27)	.08
Duration of intubation, d	1.13 (1.09-1.17)	<.001	1.10 (1.06-1.14)	<.001	1.05 (1.02-1.09)	.004	1.13 (1.09-1.17)	<.001	1.10 (1.06-1.14)	<.001	1.05 (1.02-1.09)	.004

Abbreviations: APACHE, Acute Physiology and Chronic Health Evaluation; CI, confidence interval; HR, hazard ratio; NA, not applicable; OR, odds ratio.
[a] The following risk factors were eliminated from final models because *P* > .10: hospital duration before study, oral care, continuous sedation, coma, chronic obstructive pulmonary disease, emergency surgery/trauma, and age.
[b] From multiple logistic regression analysis.
[c] From Cox regression analysis.
[d] Sex was eliminated from the analysis of VAP incidence within 10 days of intubation.

Table 4. Adverse Events in All Intubated Patients

	Silver-Coated Tube (n = 968)		Uncoated Tube (n = 964)		
Adverse Event	Events, No.	Patients, No. (%)	Events, No.	Patients, No. (%)	*P* Value
Possibly related to endotracheal tube	196	122 (12.6)	149	111 (11.5)	.46
Definitely related to endotracheal tube	21	18 (1.9)	38	27 (2.8)	.17
Unanticipated	11	10 (1.0)	22	15 (1.6)	.31
Cough and other respiratory disorders	2	2 (0.2)	7	6 (0.6)	.15
Dysphagia and other gastrointestinal tract disorders	2	2 (0.2)	4	4 (0.4)	.41
Bacteremia, sepsis, and other infections	2	1 (0.1)	3	2 (0.2)	.56
Device malfunction and other procedural complications	2	2 (0.2)	1	1 (0.1)	.57
Other[a]	3	3 (0.3)	7	7 (0.7)	.20
Possibly related to intubation procedure	167	113 (11.7)	137	100 (10.4)	.36
Definitely related to intubation procedure	39	28 (2.9)	35	25 (2.6)	.69

[a] In the group receiving the silver-coated tube, other events were abnormal breath sounds (n = 1), anxiety (n = 1), and skin disorder (n = 1). In the group receiving the uncoated tube, other events were catheter-related complication (n = 1), edema (n = 1), decreased oxygen (n = 1), atrial flutter (n = 1), headache (n = 1), and acute renal failure (n = 1).

coated tube reduced the bacterial burden in tracheal aspirates and delayed bacterial colonization on endotracheal tubes in a randomized feasibility study of 121 adults requiring mechanical ventilation.[28] In addition, silver-coated tubes were less likely to have mucus covering the surface or obstructing the lumen.[27] The magnitude of some benefits was consistent across studies. For example, the silver-coated tube was associated with 37% lower *P aeruginosa* tube concentrations in dogs,[27] 40% fewer days of tube colonization in the feasibility study,[28] and a 36% lower incidence of VAP in the current study. The current study also demonstrated a reduced incidence of VAP caused by potentially highly resistant pathogens, including methicillin-resistant *S aureus*, *P aeruginosa*, *Acinetobacter baumannii*, *Stenotrophomonas maltophilia*, and *Burkholderia cepacia*.

Only one other endotracheal tube has been evaluated for its effect on VAP in a large number of patients. Subglottic secretion drainage using this tube was associated with a reduced risk of VAP in a meta-analysis[37]; however, heterogeneity among the 5 studies published between 1992 and 2002, restriction of patients to those requiring 72 hours or more of intubation, and use of different diagnostic criteria preclude comparison with our findings. Furthermore, subglottic suction combined with semirecumbent positioning failed to show a benefit, as measured by tracheal colonization in a more recent study.[38] This tube and the silver-coated tube used in the current study are not comparable because, unlike the silver-coated tube, the tube enabling subglottic secretion drainage requires active participation by the clinician and routine maintenance to ensure patency of the suction lumen.

Our post hoc analysis demonstrated that VAP was associated with significant increases in durations of intubation and hospitalization. Other studies have demonstrated that VAP is associated with substantial morbidity and mortality.[1-3] The burden averaged more than an additional $40 000 per inpatient in an analysis of more than 800 patients with VAP and 2000 matched control patients requiring mechanical ventilation.[3] The additional charges associated with VAP resulted from prolonging the mean durations of mechanical ventilation from 4.7 to 14.3 days, of ICU stay from 5.6 to 11.7 days, and of hospital stay from 14.0 to 25.5 days.

The estimated number of patients needed to treat with the silver-coated endotracheal tube to prevent 1 case of VAP is approximately 37 (95% CI, 19-369), based on patients intubated for 24 hours or longer, and the absolute difference in the primary outcome was 2.7% (95% CI, 0.3%-5.2%). While these results may appear modest and suggest that the silver-coated tube may have the greatest benefit in high-risk patients, the results probably reflect the low incidence of VAP in our study population. Rates of VAP may have been related to the requirement for informed consent, which precluded enrolling some patients needing emergent intubation. Additionally, the 4-day median duration of intubation suggests that patients requiring longer durations, and thus at greater risk for VAP, were not as readily enrolled. These factors should be considered in interpreting our results. Another factor that may have contributed to the low VAP rate was study participation resulting in increased awareness and possibly increased adherence to other local infection-control measures over the 3-year study period. Nevertheless, this is the first intervention demonstrated to reduce VAP incidence that does not require more effort or supervision from clinicians providing bedside care, which is characteristic of other approaches (eg, elevating the head of the bed, subglottic secretion suctioning, selective digestive decontamination).

We found no overt safety issues with the silver-coated endotracheal tube. The distribution and pattern of adverse events were similar between treatment groups.

Our study had several additional findings that merit consideration, including some that may be attributable to study limitations. The lack of between-group differences in duration of ICU stay, mortality, and other secondary outcomes has been shown in other interventional studies.[39-43] The inability to detect between-group differences in secondary outcomes, including mortality, may have been related to the low VAP rate in the group receiving the uncoated tube, which was approximately half the expected rate of 15%. We also did not examine other secondary outcomes, such as initiation of post-BAL antibiotic therapy for VAP. Many different diagnostic criteria for VAP are used in clinical practice. We chose standard criteria[8,44] as triggers for further evaluation and required microbiological confirmation of VAP. The coating on the endotracheal tube was not likely to influence culture results, because the methods for performing BAL bypassed the tube and allowed direct sampling of the lower respiratory tract, as demonstrated in our animal study.[27] The study could not be double-blinded, but microbiology samples and personnel were blinded. A further potential design weakness was use of a small, fixed block size stratified by center. Variable block size and double-blinding could have minimized any potential for investigator bias.

Another limitation is that other factors may have contributed to between-group differences in VAP rates. First, BAL quantitative culture results could have been influenced by introducing new antibiotics before obtaining culture specimens. This appears unlikely, because the number of patients receiving antibiotics when BAL specimens were obtained was similar between groups.

Second, chronic obstructive pulmonary disease was more common in the group receiving the uncoated tube. This risk factor may have contributed to the occurrence of VAP despite not being significant in our regression analysis.

Third, 5 of 56 episodes of VAP (8.9%) in the group receiving the uncoated tube were diagnosed on the first day of mechanical ventilation, compared with none in the group receiving the silver-coated endotracheal tube. Most early episodes of VAP are due to massive inoculation of the lower respiratory tract by virulent bacteria that overwhelm lower respiratory host defenses. One explanation is offered by our dog study, which demonstrated significant reductions in histologically confirmed VAP among mechanically ventilated dogs challenged with *P aeruginosa* at intubation.[27] The silver coating may have countered inoculum effects, as suggested by recent animal and in vitro microbiological studies.[36,45]

Fourth, the difference in VAP rates was marginally significant for all intubated patients in the univariate analysis, suggesting that a few additional episodes of VAP in the group receiving the silver-coated tube may have resulted in statistical nonsignificance. Similarly, the occurrence of VAP after 7 days of intubation was low, limiting our ability to assess this subset. Nevertheless, between-group differences were statistically significant in univariate analyses of VAP incidence in patients intubated for 24 hours or longer and in all intubated patients, of VAP within 10 days, and of time to occurrence. Regression analyses confirmed that treatment group remained significant for each outcome after adjusting for other variables.

A key issue in evaluating new preventive strategies is how care in the group receiving the uncoated tube was managed and how preventive guidelines were implemented in the participating centers. Our study protocol did not standardize prevention strategies, which could have influenced between-group VAP rates. We intentionally allowed participating sites to follow local practices to allow evaluation of this new technology in conjunction with other prevention strategies. Although we encouraged consistency through regular communication with investigators, we cannot exclude the possibility that adherence varied over time, as shown by other studies.[46,47]

Finally, we observed that higher severity-of-illness scores had a protective effect against developing VAP. This may have been related to higher short-term mortality of patients with APACHE II scores of 20 or greater, which reduced their propensity to develop VAP.

In conclusion, the results of this large, randomized, multicenter study demonstrated that the silver-coated endotracheal tube significantly reduced the incidence of microbiologically confirmed VAP and had its greatest benefit during the peak time of VAP occurrence, without any notable adverse events. The silver-coated endotracheal tube appears to offer a unique approach because it is the first intervention that becomes user-independent after intubation, requiring no further action by the clinician.

Author Affiliations: Washington University School of Medicine, St Louis, Missouri (Dr Kollef); Mayo Clinic College of Medicine, Rochester, Minnesota (Drs Afessa and Hubmayr); South Texas Veterans Health Care System Audie L. Murphy Division, San Antonio, Texas (Drs Anzueto and Restrepo); University Hospital and University of Texas Health Science Center at San Antonio (Dr Anzueto); St John's Mercy Medical Center, St Louis, Missouri (Dr Veremakis); University of California at San Diego, La Jolla (Drs Kerr and Auger); West Suburban Hospital, Oak Park, Illinois (Dr Margolis); Lahey Clinic Medical Center, Burlington, Massachusetts, and Tufts University School of Medicine, Boston, Massachusetts (Dr Craven); Wake Forest University School of Medicine, Winston-Salem, North Carolina (Dr Roberts); Cleveland Clinic, Cleveland, Ohio (Dr Arroliga); VERDICT, San Antonio, Texas (Dr Restrepo); and FGK Clinical Research GmbH, Munich, Germany (Ms Schinner). Dr Roberts is now with the University of Oklahoma Health Sciences Center, Oklahoma City. Dr Arroliga is now with Scott & White Health Care System and Texas A & M Health Science Center College of Medicine, Temple, Texas.

Author Contributions: Dr Kollef had full access to all of the data in the study and takes responsibility for the integrity of the data and the accuracy of the data analysis.

Study concept and design: Kollef, Anzueto, Schinner.

Acquisition of data: Afessa, Anzueto, Veremakis, Kerr, Margolis, Craven, Arroliga, Hubmayr, Restrepo, Auger.

Analysis and interpretation of data: Afessa, Anzueto, Veremakis, Craven, Roberts, Arroliga, Hubmayr, Schinner.

Drafting of the manuscript: Kollef, Afessa, Anzueto, Craven, Arroliga, Schinner.

Critical revision of the manuscript for important intellectual content: Kollef, Afessa, Anzueto, Veremakis, Kerr, Margolis, Craven, Roberts, Arroliga, Hubmayr, Restrepo, Auger, Schinner.

Statistical analysis: Schinner.

Obtained funding: Kollef, Afessa, Anzueto, Roberts, Arroliga, Restrepo.

Administrative, technical, or material support: Veremakis, Margolis, Hubmayr.

Study supervision: Kollef, Afessa, Anzueto, Kerr, Margolis, Craven, Roberts, Hubmayr, Restrepo, Auger.

Financial Disclosures: All authors received grant support from Bard. In addition, Dr Kollef reported receiving a consulting fee from Kimberly Clark and lecture fees and grant support from Elan, Merck, and Pfizer. Dr Anzueto reported receiving grant support from Bayer and GlaxoSmithKline and consulting and lecture fees from Bayer, Boehringer Ingelheim, GlaxoSmithKline, KCI (lecturing only), and sanofi-aventis (consulting only). Dr Margolis reported owning stock in Johnson & Johnson, receiving lecture fees from GlaxoSmithKline, and receiving grant support from Easi, Hospira, and Pfizer. Dr Craven reported receiving grant support from Nomir Medical Technologies; lecture fees from Arpida, Cubist, Elan, Merck, Ortho-McNeil, Pfizer, Sanofi Pasteur, and Wyeth; and consulting fees from Arpida, Bayer-Nektar, Cubist, Johnson & Johnson, Ortho-McNeil, and Wyeth. Dr Roberts reported receiving lecture fees from Nestle Clinical Nutrition; grant support from Lilly; and consulting fees from Bard, Corbett Accel Healthcare, and sanofi-aventis. Dr Hubmayr reported receiving grant support from the National Institutes of Health, serving on a data and safety monitoring board for Novartis, and receiving lecture fees from Maquet. Dr Restrepo reported receiving lecture fees from Elan, Ortho-McNeil (and consulting fees), Pfizer (and consulting fees), and Wyeth. No other disclosures were reported.

Funding/Support: This study, including design, data collection, statistical analysis, and manuscript preparation, was supported by a research grant from C. R. Bard Inc.

Role of the Sponsor: C. R. Bard Inc contributed to the study design but did not participate in the conduct of the study; the collection, analysis, and interpretation of the data; or the review or approval of the manuscript.

Independent Data and Safety Monitoring Board: Robert P. Baughman, MD, University of Cincinnati Medical Center, Cincinnati, Ohio; Richard P. Chiacchierini, PhD, R. P. Chiacchierini & Associates, Rockville, Maryland; Mark J. Rumbak, MD, FCCP, University of South Florida College of Medicine, Tampa; Andrew F. Shorr, MD, MPH, Washington Hospital Center, Washington, DC.

Independent Statistical Analysis: The accuracy of the data analysis was independently verified by William Shannon, PhD, Department of Biostatistics in Medicine, Washington University School of Medicine. Dr Shannon received the entire raw database and the statistical analysis plan, replicated all analyses, and discovered no discrepancies. All results reported in this article are those performed by Dr Shannon. Dr Shannon received compensation from the sponsor.

NASCENT Investigation Group: (Asterisk [*] indicates investigators): Mayo Clinic & Foundation (B. Afessa,* R. Hubmayr,* G. Wilson); Greenville Hospital System (T. Ansari,* T. Manchester); South Texas Veterans Health Care System, Audie L. Murphy Division, University Hospital, and University of Texas Health Science Center at San Antonio (A. Anzueto,* M. I. Restrepo,* S. Bakhta,* D. Fiedler,* S. Kucera, T. Houlihan); The Cleveland Clinic (A. C. Arroliga,* T. Isabella, J. Komara, M. Ferrari); Penn State Hershey Medical Center (D. Carney,* S. Blosser,* T. Novchich); Saint Francis Hospital and Medical Center (G. Collin,* B. Bernstein); Staten Island University Hospital (G. Coppa,* M. Temperino); Lahey Clinic Medical Center (D. E. Craven,* S. DiGregorio, C. Lamb,* J. Polcaro); Temple University Hospital (G. Criner,* C. Grabianowski); Cooper University Health System (P. Dellinger,* C. Stillwell); Atlanta Institute for Medical Research (T. DeMarini,* N. Maslanka, B. Allen); Denver Health Medical Center (I. Douglas,* D. Lathrop); Morton Plant Hospital (E. Freilich,* D. Amin,* L. M. Woods, T. Phillips); University of Tennessee Health Services Center (A. Freire,* S. Thompson, R. Umberger); Research Consortium Doctors Hospital (B. Friedman,* D. Redman, J. Wilson); University of Florida Health Science Center (J. T. Gallagher,* J. Wishin, A. J. Lavon, L. Caruso, A. Gabrielli, N. Bennett); Jackson Memorial Hospital (E. Ginzburg,* B. Derr); University of Iowa Medical Center (S. J. Hata,* C. Shelsky), Washington Hospital Center (D. Herr,* N. Bolouri), University of Michigan Medical Center (R. Hyzy,* D. Cooperson); University of Alabama Hospital (J. E. Johnson,* M. R. Waldrum,* K. Wille,* L. O'Hare); St Louis University Hospital (C. Kaplan,* P. Dettenmeire); St Vincent Mercy Medical Center (S. Katragadda,* T. Steinhauser); Strong Memorial Hospital (D. Kaufman,* T. Harvey); Montefiore Hospital (A. Keene,* K. Moltz, S. Koppisetti, M. Liz); University of California San Diego Medical Center (K. Kerr,* W. Auger,* B. Munden, L. Gabel); St Mary's/Duluth Clinic Health System (G. Kindt,* L. M. Funke, L. Athmann); Virginia Mason Medical Center (S. Kirtland,* J. Zeller); Cabrini Medical Center (A. Klapholz,* L. Hardinge); Henry Ford Hospital (H. Klausner,* L. A. Defoe); Washington University School of Medicine (M. Kollef, lead investigator,* A. Doyle); University of Colorado Health Sciences Center (N. Lange,* S. Giambartolomei, G. Thoutt); Olathe Medical Center (D. P. Lawlor,* M. L. Schroeder); Emory Crawford Long Hospital (K. Leeper,* C. Weyers); Mount Sinai Medical Center (A. Manasia,* R. Delguidice); Banner Desert Medical Center (D. Mapel,* R. Ponder); West Suburban Hospital (B. Margolis,* C. Doornbos); London Health Sciences Center (C. Martin*); Creighton University Medical Center (L. Morrow,* M. Galkowski); Winthrop University Hospital (M. Niederman,* P. Jacobs); Memorial Sloan Kettering Cancer Center (S. Pastores,* M. Alicea, L. Schneider); Oregon Health & Science University (C. Phillips,* K. Bacon); Wake Forest University School of Medicine (P. Roberts,* J. Bennett); Florida Hospital, Orlando (M. Rodricks,* C. Mattix); San Juan VA Medical Center (W. Rodriguez,* P. J. Yapor,* G. Ayala); Atlanta Pulmonary Group (P. Scheinberg,* C. Bensen, R. Sanders); Saint Francis Hospital (E. J. Schelbar,* W. M. Boomer,* J. K. Goulet, J. Sluss); University of Kansas Medical Center (S. Simpson,* K. Conyers); Louisiana State University Health Sciences Center (W. Summer,* C. Romaine); University of South Carolina Medical Center (A. Sy,* E. McFarland); Nebraska Medical Center (A. B. Thompson,* M. Scheetz); St John's Mercy Medical Center (C. Veremakis,* J. O'Brien); Sharp Memorial Hospital (D. Willms,* S. Middlebrook); University of Pittsburgh School of Medicine (K. A. Wood,* A. Abraham, J. H. Carlins, V. Griffin-Glatz).

Previous Presentation: Kollef M, Afessa B, Anzueto A, Schinner R. Randomized study of a silver-coated endotracheal tube to reduce the incidence of ventilator-associated pneumonia: the North American Silver-Coated Endotracheal Tube (NASCENT) study. Presented at: Annual Congress of the European Society of Intensive Care Medicine; 2007; Berlin, Germany. Abstract and poster 0242.

Additional Contributions: We thank Joan Dulin (C. R. Bard Inc) for serving as clinical study manager and Cindy W. Hamilton, PharmD, ELS (Hamilton House, Virginia Beach, Virginia), for assisting with manuscript preparation. Hamilton House received compensation from C. R. Bard Inc for its contributions.

REFERENCES

1. Kollef MH. What is ventilator-associated pneumonia and why is it important? *Respir Care*. 2005; 50(6):714-721.

2. Kollef MH, Shorr A, Tabak YP, Gupta V, Liu LZ, Johannes RS. Epidemiology and outcomes of health-care-associated pneumonia: results from a large US

database of culture-positive pneumonia. *Chest*. 2005; 128(6):3854-3862.
3. Rello J, Ollendorf DA, Oster G, et al. Epidemiology and outcomes of ventilator-associated pneumonia in a large US database. *Chest*. 2002;122(6): 2115-2121.
4. Cook DJ, Walter SD, Cook RJ, et al. Incidence of and risk factors for ventilator-associated pneumonia in critically ill patients. *Ann Intern Med*. 1998;129 (6):433-440.
5. Eggimann P, Hugonnet S, Sax H, Touveneau S, Chevrolet JC, Pittet D. Ventilator-associated pneumonia: caveats for benchmarking. *Intensive Care Med*. 2003;29(11):2086-2089.
6. Cook D, Guyatt G, Marshall J, et al; Canadian Critical Care Trials Group. A comparison of sucralfate and ranitidine for the prevention of upper gastrointestinal bleeding in patients requiring mechanical ventilation. *N Engl J Med*. 1998;338(12):791-797.
7. Kollef MH. Prevention of hospital-associated pneumonia and ventilator-associated pneumonia. *Crit Care Med*. 2004;32(6):1396-1405.
8. American Thoracic Society, Infectious Diseases Society of America. Guidelines for the management of adults with hospital-acquired, ventilator-associated, and healthcare-associated pneumonia. *Am J Respir Crit Care Med*. 2005;171(4):388-416.
9. Craven DE. Preventing ventilator-associated pneumonia in adults: sowing seeds of change. *Chest*. 2006; 130(1):251-260.
10. Cook D. Ventilator associated pneumonia: perspectives on the burden of illness. *Intensive Care Med*. 2000;26(suppl 1):S31-S37.
11. Dodek P, Keenan S, Cook D, et al. Evidence-based clinical practice guideline for the prevention of ventilator-associated pneumonia. *Ann Intern Med*. 2004;141(4):305-313.
12. Tablan OC, Anderson LJ, Besser R, Bridges C, Hajjeh R. Guidelines for preventing health-care-associated pneumonia, 2003: recommendations of CDC and the Healthcare Infection Control Practices Advisory Committee. *MMWR Recomm Rep*. 2004;53(RR-3): 1-36.
13. Babcock HM, Zack JE, Garrison T, et al. An educational intervention to reduce ventilator-associated pneumonia in an integrated health system: a comparison of effects. *Chest*. 2004;125(6):2224-2231.
14. Cook D, Ricard JD, Reeve B, et al. Ventilator circuit and secretion management strategies: a Franco-Canadian survey. *Crit Care Med*. 2000;28(10): 3547-3554.
15. Rello J, Lorente C, Bodi M, Diaz E, Ricart M, Kollef MH. Why do physicians not follow evidence-based guidelines for preventing ventilator-associated pneumonia? a survey based on the opinions of an international panel of intensivists. *Chest*. 2002;122 (2):656-661.
16. Zack JE, Garrison T, Trovillion E, et al. Effect of an education program aimed at reducing the occurrence of ventilator-associated pneumonia. *Crit Care Med*. 2002;30(11):2407-2412.
17. Petering HG. Pharmacology and toxicology of heavy metals: silver. *Pharmacol Ther*. 1976;1(2): 127-130.
18. Ahearn DG, Grace DT, Jennings MJ, et al. Effects of hydrogel/silver coatings on in vitro adhesion to catheters of bacteria associated with urinary tract infections. *Curr Microbiol*. 2000;41(2):120-125.
19. Gabriel MM, Sawant AD, Simmons RB, Ahearn DG. Effects of silver on adherence of bacteria to urinary catheters: in vitro studies. *Curr Microbiol*. 1995; 30(1):17-22.
20. Berra L, De Marchi L, Yu ZX, Laquerriere P, Baccarelli A, Kolobow T. Endotracheal tubes coated with antiseptics decrease bacterial colonization of the ventilator circuits, lungs, and endotracheal tube. *Anesthesiology*. 2004;100(6):1446-1456.
21. Chandra J, Patel JD, Li J, et al. Modification of surface properties of biomaterials influences the ability of *Candida albicans* to form biofilms. *Appl Environ Microbiol*. 2005;71(12):8795-8801.
22. Cunliffe D, Smart CA, Alexander C, Vulfson EN. Bacterial adhesion at synthetic surfaces. *Appl Environ Microbiol*. 1999;65(11):4995-5002.
23. Patel JD, Ebert M, Ward R, Anderson JM. *S. epidermidis* biofilm formation: effects of biomaterial surface chemistry and serum proteins. *J Biomed Mater Res A*. 2007;80(3):742-751.
24. Tebbs SE, Elliott TS. Modification of central venous catheter polymers to prevent in vitro microbial colonisation. *Eur J Clin Microbiol Infect Dis*. 1994; 13(2):111-117.
25. Dunn K, Edwards-Jones V. The role of Acticoat with nanocrystalline silver in the management of burns. *Burns*. 2004;30(suppl 1):S1-S9.
26. Lansdown AB. Silver in health care: antimicrobial effects and safety in use. *Curr Probl Dermatol*. 2006;33:17-34.
27. Olson ME, Harmon BG, Kollef MH. Silver-coated endotracheal tubes associated with reduced bacterial burden in the lungs of mechanically ventilated dogs. *Chest*. 2002;121(3):863-870.
28. Rello J, Kollef M, Diaz E, et al. Reduced burden of bacterial airway colonization with a novel silver-coated endotracheal tube in a randomized multiple-center feasibility study. *Crit Care Med*. 2006;34 (11):2766-2772.
29. Brunier H, Whitehead J. *PEST: Planning and Evaluation of Sequential Trials, Version 4.2*. Reading, England: University of Reading; 1996.
30. Whitehead J. *The Design and Analysis of Sequential Clinical Trials*. 2nd ed. Chichester, England: John Wiley & Sons Ltd; 1997.
31. Hosmer DW, Lemeshow S. *Applied Logistic Regression*. New York, NY: John Wiley & Sons Inc; 1989.
32. Hochberg Y. A sharper Bonferroni procedure for multiple tests of significance. *Biometrika*. 1988; 75:800-802.
33. Esteban A, Anzueto A, Alia I, et al. How is mechanical ventilation employed in the intensive care unit? an international utilization review. *Am J Respir Crit Care Med*. 2000;161(5):1450-1458.
34. Esteban A, Anzueto A, Frutos F, et al. Characteristics and outcomes in adult patients receiving mechanical ventilation: a 28-day international study. *JAMA*. 2002;287(3):345-355.
35. Freeman BD, Borecki IB, Coopersmith CM, Buchman TG. Relationship between tracheostomy timing and duration of mechanical ventilation in critically ill patients. *Crit Care Med*. 2005;33(11):2513-2520.
36. Berra L, Curto F, Li Bassi G, et al. Antimicrobial-coated endotracheal tubes: an experimental study [published online ahead of print April 7, 2008]. *Intensive Care Med*. doi:10.1007/s00134-008-1099-3.
37. Dezfulian C, Shojania K, Collard HR, Kim HM, Matthay MA, Saint S. Subglottic secretion drainage for preventing ventilator-associated pneumonia: a meta-analysis. *Am J Med*. 2005;118(1):11-18.
38. Girou E, Buu-Hoi A, Stephan F, et al. Airway colonisation in long-term mechanically ventilated patients: effect of semi-recumbent position and continuous subglottic suctioning. *Intensive Care Med*. 2004;30(2):225-233.
39. Fourrier F, Dubois D, Pronnier P, et al. Effect of gingival and dental plaque antiseptic decontamination on nosocomial infections acquired in the intensive care unit: a double-blind placebo-controlled multicenter study. *Crit Care Med*. 2005;33(8): 1728-1735.
40. Koeman M, van der Ven AJ, Hak E, et al. Oral decontamination with chlorhexidine reduces the incidence of ventilator-associated pneumonia. *Am J Respir Crit Care Med*. 2006;173(12):1348-1355.
41. Kollef M, Pittet D, Sanchez Garcia M, et al. A randomized double-blind trial of iseganan in prevention of ventilator-associated pneumonia. *Am J Respir Crit Care Med*. 2006;173(1):91-97.
42. Pugin J, Auckenthaler R, Lew DP, Suter PM. Oropharyngeal decontamination decreases incidence of ventilator-associated pneumonia: a randomized, placebo-controlled, double-blind clinical trial. *JAMA*. 1991;265(20):2704-2710.
43. Sánchez García M, Cambronero Galache JA, López Diaz J, et al. Effectiveness and cost of selective decontamination of the digestive tract in critically ill intubated patients: a randomized, double-blind, placebo-controlled, multicenter trial. *Am J Respir Crit Care Med*. 1998;158(3):908-916.
44. Pingleton SK, Fagon JY, Leeper KV Jr. Patient selection for clinical investigation of ventilator-associated pneumonia: criteria for evaluating diagnostic techniques. *Chest*. 1992;102(5)(suppl 1): 553S-556S.
45. Roe D, Karandikar B, Bonn-Savage N, Gibbins B, Roullet JB. Antimicrobial surface functionalization of plastic catheters by silver nanoparticles. *J Antimicrob Chemother*. 2008;61(4):869-876.
46. Kollef M. SMART approaches for reducing nosocomial infections in the intensive care unit. *Chest*. In press.
47. Pittet D, Mourouga P, Perneger TV; Members of the Infection Control Program. Compliance with handwashing in a teaching hospital. *Ann Intern Med*. 1999; 130(2):126-130.

CHAPITRE

6

Amoxicillin plus clavulanic acid *versus* appendicectomy for treatment of acute uncomplicated appendicitis: an open-label, non-inferiority, randomised controlled trial

Questions sur l'article 3

Question 1 – QCM

La randomisation de la modalité de traitement (« antibiothérapie » *versus* « appendicectomie ») visait à :

- **A** augmenter la puissance statistique de l'étude
- **B** limiter les fluctuations d'échantillonnage
- **C** constituer des groupes, en moyenne, comparables pour les facteurs de confusion potentiels
- **D** maintenir les patients en aveugle du traitement durant la durée de l'étude
- **E** respecter les règles éthiques

Question 2 – QCM

Les points forts des modalités de randomisation dans cette étude incluaient :

- **A** des blocs de taille fixe
- **B** une stratification par centre
- **C** des listes de randomisation équilibrées
- **D** une procédure centralisée
- **E** une allocation par minimisation

Question 3 – QCM

Le groupe « appendicectomie » de cette étude comportait :

- **A** les patients avec un antécédent d'allergie aux bêtalactamines
- **B** les patients avec une péritonite appendiculaire diagnostiquée à l'examen tomodensitométrique d'inclusion
- **C** les femmes enceintes avec une suspicion d'appendicite non compliquée
- **D** les patients éligibles alloués par tirage au sort à la stratégie d'appendicectomie
- **E** les patients ayant exprimé leur préférence pour le traitement par appendicectomie

Question 4 – QCM

Un patient du groupe « appendicectomie » remplissait le critère de jugement principal de l'étude en présence :

- **A** d'une péritonite constatée par le chirurgien au cours de la procédure d'appendicectomie
- **B** d'une péritonite diagnostiquée 48 heures après l'appendicectomie et résolutive sous antibiothérapie
- **C** d'un abcès de la fosse iliaque droite diagnostiqué à la consultation systématique du 15e jour de suivi
- **D** d'une péritonite chronique diagnostiquée à la consultation systématique du 90e jour de suivi
- **E** de signes de péritonite à l'examen tomodensitométrique motivé par la persistance d'une fièvre et d'une hyperleucocytose 6 jours après l'appendicectomie

Question 5 – QCM

Un patient du groupe « antibiothérapie » remplissait le critère de jugement principal de l'étude en présence :

Amoxicillin plus clavulanic acid versus appendicectomy for treatment of acute uncomplicated appendicitis: an open-label, non-inferiority, randomised controlled trial

Corinne Vons, Caroline Barry, Sophie Maitre*, Karine Pautrat, Mahaut Leconte, Bruno Costaglioli, Mehdi Karoui, Arnaud Alves, Bertrand Dousset, Patrice Valleur, Bruno Falissard, Dominique Franco*

Summary

Background Researchers have suggested that antibiotics could cure acute appendicitis. We assessed the efficacy of amoxicillin plus clavulanic acid by comparison with emergency appendicectomy for treatment of patients with uncomplicated acute appendicitis.

Methods In this open-label, non-inferiority, randomised trial, adult patients (aged 18–68 years) with uncomplicated acute appendicitis, as assessed by CT scan, were enrolled at six university hospitals in France. A computer-generated randomisation sequence was used to allocate patients randomly in a 1:1 ratio to receive amoxicillin plus clavulanic acid (3 g per day) for 8–15 days or emergency appendicectomy. The primary endpoint was occurrence of postintervention peritonitis within 30 days of treatment initiation. Non-inferiority was shown if the upper limit of the two-sided 95% CI for the difference in rates was lower than 10 percentage points. Both intention-to-treat and per-protocol analyses were done. This trial is registered with ClinicalTrials.gov, number NCT00135603.

Findings Of 243 patients randomised, 123 were allocated to the antibiotic group and 120 to the appendicectomy group. Four were excluded from analysis because of early dropout before receiving the intervention, leaving 239 (antibiotic group, 120; appendicectomy group, 119) patients for intention-to-treat analysis. 30-day postintervention peritonitis was significantly more frequent in the antibiotic group (8%, n=9) than in the appendicectomy group (2%, n=2; treatment difference 5·8; 95% CI 0·3–12·1). In the appendicectomy group, despite CT-scan assessment, 21 (18%) of 119 patients were unexpectedly identified at surgery to have complicated appendicitis with peritonitis. In the antibiotic group, 14 (12% [7·1–18·6]) of 120 underwent an appendicectomy during the first 30 days and 30 (29% [21·4–38·9]) of 102 underwent appendicectomy between 1 month and 1 year, 26 of whom had acute appendicitis (recurrence rate 26%; 18·0–34·7).

Interpretation Amoxicillin plus clavulanic acid was not non-inferior to emergency appendicectomy for treatment of acute appendicitis. Identification of predictive markers on CT scans might enable improved targeting of antibiotic treatment.

Funding French Ministry of Health, Programme Hospitalier de Recherche Clinique 2002.

Lancet 2011; 377: 1573–79

See Comment page 1545

*These authors contributed equally

Hôpital Antoine Béclère (Assistance Publique-Hôpitaux de Paris and Université Paris XI), Services de Chirurgie (Prof C Vons MD, Prof D Franco MD), **et de Radiologie** (S Maitre MD), **Clamart, France; Inserm, U669, Université Paris-Sud and Université Paris Descartes, Paris, France AP-HP, Hôpital Paul Brousse, Villejuif, France** (C Barry PhD, Prof B Falissard MD); **Hôpital Lariboisière (Assistance Publique-Hôpitaux de Paris and Université Paris VII), Service de Chirurgie, Paris, France** (K Pautrat MD, Prof A Alves MD, Prof P Valleur MD); **Hôpital Cochin (Assistance Publique-Hôpitaux de Paris and Université Paris V), Service de Chirurgie, Paris, France** (M Leconte MD, Prof B Dousset MD); **Hôpital Bicêtre (Assistance Publique-Hôpitaux de Paris and Université Paris XI), Service de Chirurgie, Paris, France** (B Costaglioli MD); **and Le Kremlin Bicêtre and Hôpital Henri Mondor (Assistance Publique-Hôpitaux de Paris and Université Paris XII), Service de Chirurgie, Créteil, France** (M Karoui MD)

Correspondence to:
Prof Corinne Vons, Service de Chirurgie, Hôpital Jean Verdier, Avenue du 14 Juillet, Bondy 93143, France
corinne.vons@jvr.aphp.fr

Introduction

Acute appendicitis is still the most common indication for surgery in patients admitted to hospital for acute abdominal pain. In about 20% of cases, acute appendicitis is complicated, leading to local or diffuse peritonitis;[1] most, however, are uncomplicated. Although urgent appendicectomy is still the recommended treatment for acute uncomplicated appendicitis, several studies, including four randomised trials,[2–5] have suggested that antibiotic treatment can cure acute appendicitis or can be the first line of treatment. Design limitations of previous studies, however, have decreased the relevance of their results, and consequently the current strategy for treatment of acute appendicitis has not been altered.[6] Although emergency appendicectomy is well tolerated by most patients, it is nevertheless associated with a risk of postoperative complications in about 2–23% of patients.[7,8] Additionally, over 10 years, 3% of patients undergoing appendicectomy were readmitted for intestinal obstruction directly related to postoperative adhesions.[9,10] Avoidance of emergency appendicectomy in patients with uncomplicated appendicitis, who otherwise would have had surgery, would therefore improve the risk–benefit ratio of acute-appendicitis treatment. We compared the results of treatment with amoxicillin plus clavulanic acid with emergency appendicectomy in a group of patients with uncomplicated acute appendicitis as assessed by CT.

Methods

Patients

We undertook an open-label, non-inferiority, randomised controlled trial. The study took place in six academic centres of the Assistance Publique-Hôpitaux de Paris, France, and was approved by the ethics committee of the Hôpital Bicêtre, Le Kremlin-Bicêtre, France. All patients provided signed, informed consent.

For the **trial protocol** see http://www.medecine.u-psud.fr/fr/recherche/les_publications/trialappendicitis.html

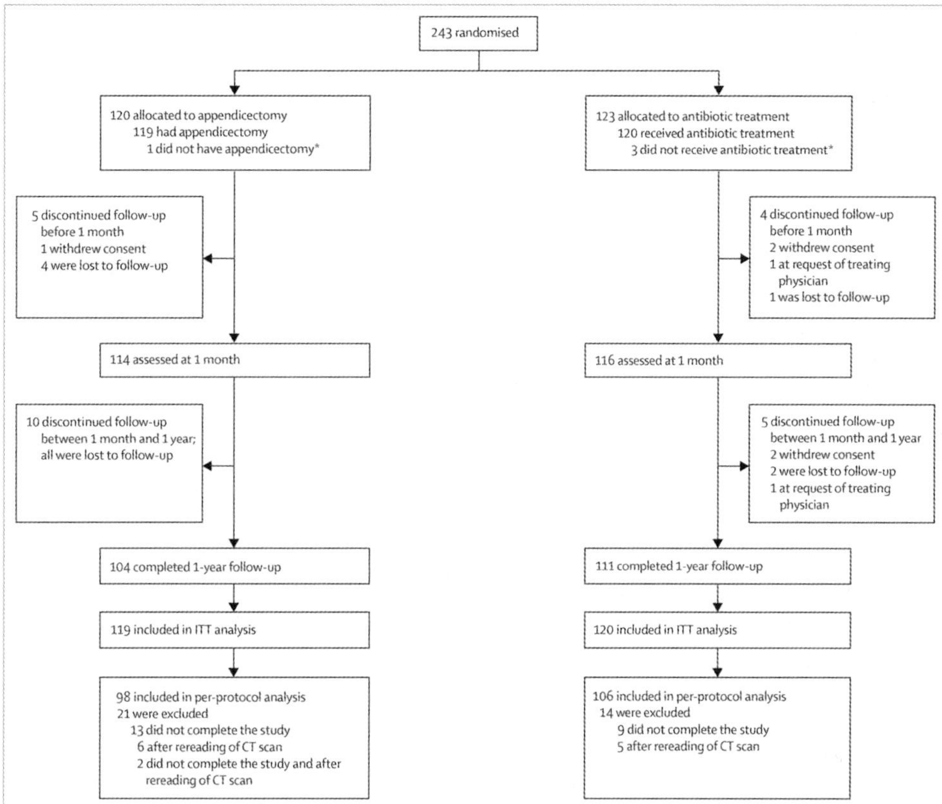

***Figure:* Trial profile**
ITT=intention to treat. *Withdrew consent before starting treatment.

All adults examined in the emergency department and suspected to have an acute appendicitis were assessed for possible inclusion in the study. Patients were excluded if one of the following criteria were present: age less than 18 years (no upper age limit); antibiotic treatment 5 days before; allergy to β-lactam antibiotics; known intolerance to amoxicillin plus clavulanic acid (nausea, vomiting); receiving steroid or anticoagulant treatments; past history of inflammatory bowel disease; pregnancy or a positive pregnancy test; life expectancy less than 1 year; allergy to iodine or blood creatinine 200 μmol/L or more; or inability to understand information about the protocol or to sign the consent form.

See Online for webappendix

Patients eligible for inclusion to the study were informed of the protocol and invited to participate. After informed consent was obtained, a CT scan was done. Diagnosis of uncomplicated appendicitis was assessed by CT imaging. An emergency radiologist in the hospital where the patient was admitted did a CT scan of patients' appendices according to the standard protocol of the hospitals. CT imaging was done with a 16-multidetector CT scanner in all centres, except for one (Hôpital Antoine Béclère), which used a single-row-detector spiral CT scanner (webappendix p 1).

A final diagnosis of uncomplicated acute appendicitis required clear visualisation of the appendix (appendix diameter >6 mm and no opacification of the appendix in patients with enema), and absence of any of the three following criteria of complicated appendicitis with peritonitis: extra luminal gas, periappendiceal fluid, or disseminated intraperitoneal fluid. An appendix diameter greater than 15 mm was a criterion for exclusion from the study, because of risk of malignancy.[11] Caecal-wall thickening, inflammation of periappendiceal fat, and presence of intraluminal stercoliths were also recorded, but were not exclusion criteria.

Randomisation and masking

When a diagnosis of uncomplicated acute appendicitis was made, patients were individually assigned to undergo either appendicectomy or treatment with amoxicillin plus clavulanic acid. The computer-generated randomisation code was produced by the trial statistician. To ensure balance between the numbers in each group, block sizes of four were generated for allocation of patients to one of the two treatment groups; the randomisation procedure was stratified by site, with an equal allocation ratio. Opaque, sealed, and sequentially numbered envelopes were provided to each trial site. To enrol a patient, an independent pharmacologist opened the next consecutively numbered envelope.

Procedures

Patients were admitted to hospital irrespective of the treatment assigned and were assessed twice a day while in hospital. They were discharged after resolution of pain, fever, and any digestive symptoms. Appendicectomy was done according to surgeons' standard practice (a McBurney incision or laparoscopy). Patients were given one injection of amoxicillin plus clavulanic acid (2 g) at induction of general anaesthesia, but did not receive antibiotic treatment thereafter, unless complicated appendicitis was diagnosed during surgery, in which case patients were given postoperative antibiotics.

Patients in the antibiotic treatment group received amoxicillin plus clavulanic acid (3 g per day for patients weighing <90 kg, and 4 g per day for patients ≥90 kg), given intravenously to those with nausea or vomiting, and orally to all others.[12–14] This drug combination was chosen because of its efficacy for ambulatory treatment of uncomplicated sigmoiditis.[13] If symptoms and abdominal tenderness did not resolve after 48 h, immediate appendicectomy was undertaken. If pain and fever resolved rapidly, patients were discharged. Patients continued the same antibiotic treatment at home, with the same dose, for 8 days, and were seen on day 8; persistence of pain or fever prompted a CT scan and possible appendicectomy. In the absence of these symptoms, a sustained high white-blood-cell count or a high C-reactive-protein concentration resulted in extension of antibiotic treatment for a further 8 days. Persistence of similar biological disorders on day 15 prompted appendicectomy without an additional CT scan. All patients were seen systematically in consultations on days 15, 30, 90, 180, and 360.

Histological examination of the appendix was done after every appendicectomy. Definitive diagnosis of uncomplicated acute appendicitis was based on the presence of mucosal ulceration with neutrophil infiltration restricted to the mucosa, or with a transmural extension. The primary binary endpoint was occurrence of peritonitis within 30 days of initial treatment. In the antibiotic group, diagnosis of peritonitis was done either by appendicectomy when a complicated appendicitis was identified, or postoperatively by CT scan. In the appendicectomy group, diagnosis of postoperative peritonitis was made with CT scan findings for patients with fever, abdominal pain, and high concentrations of white-blood cells and C reactive protein. Signs of localised postoperative peritonitis on CT scans were densification of soft tissue with or without organised fluid collection (abscess) of the right iliac fossa. Appendicectomy done within 30 days of treatment

	Appendicectomy group (n=119)	Antibiotic treatment group (n=120)
Age (years)	34 (12)	31 (9)
Sex		
Men	70 (59%)	73 (61%)
Women	49 (41%)	47 (39%)
Body-mass index (kg/m²)	24·1 (4·1)	23·0 (3·0)
Employment status		
Full-time or part-time work	87 (73%)	83 (69%)
Clinical symptoms on admission		
Sudden onset of pain*	59 (50%)	57 (48%)
Mean pain score VAS (0–10)†	6·4 (2·1)	6·3 (1·9)
Body temperature >37·5°C	32 (28%)	38 (32%)
Lower-right quadrant-rebound tenderness	72 (62%)	56 (48%)
Biological findings		
Leucocytes (10^9/L)	13·1 (3·4)	13·6 (3·6)
High CRP concentration‡	78 (68%)	76 (68%)
Additional CT findings§		
Local caecal-wall thickening	14 (13%)	17 (15%)
Inflammation of periappendiceal fat	47 (44%)	49 (44%)
Intraluminal stercolith	22 (21%)	19 (17%)

Data are mean (SD) or numbers (%). We calculated percentages using non-missing data. VAS=visual analogue scale. CRP=C-reactive protein. *All patients had abdominal pain, but only a proportion presented with sudden onset pain. †Intensity of pain was measured with a horizontal 10-mm visual analogue scale, with 0 representing no pain, and 10 the worst pain ever experienced. ‡High CRP denotes concentrations above normal values as defined by hospital laboratories; definition of high CRP was beyond a specific value; normal values differed between hospitals. §CT findings additional to inclusion and exclusion criteria (appendix diameter >6 mm and no extra luminal gas, periappendiceal fluid, and disseminated intraperitoneal fluid).

***Table 1*: Baseline characteristics of the intention-to-treat population**

	Appendicectomy group (n=119)	Antibiotic-treatment group (n=120)	Difference (95% CI)
Primary endpoint events			
30-day post-therapeutic peritonitis	2 (2%)*	9 (8%)†	5·8 (0·3 to 12·1)
Incidence of peritonitis			
Complicated appendicitis with peritonitis identified at surgery	21 (18%)‡	9 (8%)†	−10·1 (−18·7 to −1·7)
Postoperative peritonitis	2 (2%)‡	2 (2%)§	0 (−4·4 to 4·4)

Data are number unless otherwise stated. *In the appendicectomy group, two cases of postoperative peritonitis occurred; these patients had postoperative localised peritonitis successfully treated with antibiotics. †In the antibiotic group, complicated appendicitis with peritonitis was identified during appendicectomy performed within 30 days of treatment initiation in nine of 14 patients who did not show improvement. ‡Discovery of a complicated appendicitis with peritonitis in the appendicectomy group was not a primary endpoint. §Two patients in the antibiotic group, who underwent secondary appendicectomy, had postoperative peritonitis.

***Table 2*: Incidence of primary endpoint events and complicated appendicitis with peritonitis and postoperative peritonitis within 30 days after the start of treatment in both groups (intention-to-treat population)**

	Appendicectomy group (n=119)	Antibiotic-treatment group (n=120)	p value
Duration of pain*	1·70 (1·07)	1·63 (1·35)	0·13
Duration of hospital stay	3·04 (1·50)	3·96 (4·87)	0·08
Duration of disability	10·45 (8·20)	9·82 (10·51)	0·25

Data are mean (SD), p value (Wilcoxon test). Duration in days. *Pain as assessed with the visual analogue score ≥4.

Table 3: Duration of post-therapeutic pain, hospital stay, and disability (intention-to-treat population)

	Within 30 days (n=120)	Between 30 days and 1 year of follow-up (n=102)*
Number of patients (%; 95% CI)	14 (12%; 7·1–18·6)	30 (29%; 21·4–38·9)
Appendicitis (%; 95% CI)	13 (11%; 6·4–17·7)	26 (25%; 18·0–34·7)
Complicated†	9	3
Uncomplicated	4	23
No appendicitis	1	4
Fibrous	1	4

*120 patients in the antibiotic-treatment group minus 14 patients who had an appendicectomy during the first 30 days of follow-up and four who discontinued follow-up before 1 month. †Complicated appendicitis with peritonitis.

Table 4: Aspects of appendices during appendicectomies done in 44 of 120 patients treated initially with antibiotics (intention-to-treat population)

initiation in the antibiotic group was not a primary endpoint if complicated appendicitis with peritonitis was not identified at surgery.

Secondary endpoints were the number of days with a postintervention visual-analogue-scale pain score ≥4 (on a 0–10 scale),[15] length of hospital stay and absence from work (total days including any additional hospital stays), incidence of complications other than peritonitis within 1 year (postoperative wound abscess, incisional hernia, adhesive occlusion), and recurrence of appendicitis after antibiotic treatment (appendicectomy done between 30 days and 1 year of follow-up, with a confirmed diagnosis of appendicitis).

Statistical analysis

This study was based on the notion that antibiotic treatment would not be inferior to appendicectomy in relation to the primary efficacy outcome, with the use of a prespecified non-inferiority margin—the upper limit of the 95% CI for the difference in rates would not exceed 10 percentage points.

We calculated that a sample size of 200 patients would give a power of 80% to establish whether antibiotic treatment was not inferior to appendicectomy in relation to the 30-day incidence of postintervention peritonitis. This sample size took into account an expected 30-day incidence of peritonitis after appendicectomy for uncomplicated appendicitis of 2%,[16,17] a non-inferiority margin of 10%, and a two-sided α risk of 0·05.[18] However, we planned to enrol 250 patients because of the possible loss of patients after their inclusion.

Study outcomes were assessed by both intention-to-treat and per-protocol analyses. The intention-to-treat population included all randomised participants who began a treatment (surgical treatment or at least one dose of antibiotics). A second reading of the CT scan was done later by an assigned non-emergency radiologist, who was masked to the patients' treatment or status, to confirm initial CT scan diagnosis of uncomplicated appendicitis made by the emergency radiologist. The per-protocol population included all patients who completed the study (1 year), and for whom the second reading of a CT-scan confirmed the diagnosis of uncomplicated appendicitis.

The primary analysis in this non-inferiority trial compared the two study groups for the rate of peritonitis that occurred within 30 days of treatment initiation. The 95% CIs for absolute difference in percentages between the antibiotic-treatment group and the surgery group were estimated according to the methodology used by Altman and colleagues.[19] Secondary binary endpoints were similarly analysed. Wilcoxon tests were used to compare durations. Webappendix pp 1–2 shows management of missing data. All reported p values are two-sided and were not adjusted for multiple testing.

We did additional post-hoc analyses. Factors predictive of complicated appendicitis in the appendicectomy group were calculated. For the antibiotic-treatment group, factors predictive of absence of improvement (patients needing appendicectomy during the first 30 days after start of antibiotic treatment, with a confirmed histological diagnosis of acute appendicitis), or of recurrence of appendicitis (patients needing appendicectomy between 30 days and 1 year, with a confirmed histological diagnosis of acute appendicitis) were also calculated. Univariate logistic-regression models were used to assess the association between these events and each patient's baseline clinical characteristics. We used R software (version 2.7.0) for all analyses.

Role of the funding source

The sponsor of the study had no role in study design, data collection, data analysis, data interpretation, or writing of the report. CV, CB, BF, and DF had full access to all data in the study and final responsibility for the decision to submit for publication. All other authors could request examination of any of the data elements.

Results

The figure shows the trial profile. 243 patients (aged 18–68 years) were enrolled into the study between March 11, 2004, and January 16, 2007. Four refused to participate in the trial shortly after randomisation, therefore 239 patients constituted the intention-to-treat population. Table 1 shows baseline characteristics of these patients.

Table 2 shows incidence of primary endpoints and incidence of complicated appendicitis with peritonitis and postoperative peritonitis within 30 days after the start of treatment in the intention-to-treat population. 30 day postintervention peritonitis was significantly more frequent in the antibiotic group than in the appendicectomy group.

24 (10%) of 239 patients did not complete the 1-year study. 11 were excluded by re-reading of the CT-scan. The remaining 204 patients constituted the per-protocol population (figure; results are shown in webappendix pp 2–5).

Primary endpoint data were missing for nine patients (four in the antibiotic group and five in the appendicectomy group). We did a sensitivity analysis to establish the effect of missing cases, excluding patients with missing data from the analysis. The rate of peritonitis within 30 days of treatment initiation remained higher in the antibiotic-treatment group than in the surgery group (difference 6·0 percentage points; 95% CI 0·3–12·5; webappendix pp 5–6).

For secondary endpoints, the median duration of severe pain, days in hospital, and absence from work did not differ between the two groups (table 3). Other postintervention complications included postoperative wound infection (two of 120 in the antibiotic group *vs* one of 119 in the appendicectomy group) and intestinal adhesive occlusion (one of 120 in the antibiotic group *vs* none in the appendicectomy group) during the 1-year follow-up. Incisional hernia did not occur in either group. No significant differences were identified between the two groups for any postintervention complications.

Table 4 shows the aspects of the appendices assessed in patients who had appendicectomies treated initially with antibiotics in the intention-to-treat population. Those who underwent appendicectomy between 1 month and 1 year had the operation after a median of 4·2 months (range 1·2–11·1). Overall, 81 (68%) of 120 patients did not need an appendicectomy for acute appendicitis in the antibiotic group during the 1-year follow-up.

Post-hoc analyses showed that laparoscopic or McBurney approach rates were similar in both groups (webappendix pp 6–7). Logistic-regression analyses showed that CT-scanner type (multidetector *vs* single detector) was not significantly associated with misdiagnosed complicated appendicitis (p=0·42; table 5). Presence of a stercolith on preoperative CT scan was the only factor associated with a significantly increased risk of complicated appendicitis (table 5, p<0·0001). In the antibiotic group, the presence of a stercolith was also the only factor associated with failure of antibiotic treatment for appendicitis (table 6, p=0·0072).

In the subgroup of patients without visualisation of a stercolith on initial CT scan, we identified no significant difference in the incidence of 30-day postintervention peritonitis between the two groups (difference 2·9 percentage points; 95% CI –3·0 to 9·2; webappendix p 7). No factors were associated with the recurrence of appendicitis. No adverse events were deemed by the investigator as being related to CT-scanning or antibiotic treatment.

	Complicated appendicitis (n=21)	Uncomplicated appendicitis (n=98)
Age (years)	38 (13)	34 (12)
Sex		
Men	16 (76%)	54 (55%)
Women	5 (24%)	44 (45%)
Clinical symptoms on admission		
Sudden onset of pain*	11 (52%)	48 (48%)
Mean pain score (0–10)†	6·3 (1·7)	6·4 (2·2)
Body temperature (>37°C)	9 (43%)	23 (24%)
Lower-right quadrant-rebound tenderness	13 (62%)	59 (61%)
Biological findings		
Leucocyte counts (10^9/L)	13·9 (2·6)	13·0 (3·6)
High CRP concentration‡	16 (80%)	62 (66%)
Additional appendix CT findings§		
Local caecal-wall thickening	2 (12%)	12 (13%)
Inflammation of periappendiceal fat	11 (65%)	36 (40%)
Intraluminal stercolith	9 (53%)	13 (15%)
CT-scanner type		
Multidetector	17 (81%)	71 (72%)

Data are mean (SD) or numbers (%). Comparison of the 21 cases of complicated appendicitis with peritonitis versus 98 cases of uncomplicated appendicitis or no appendicitis, identified at surgery. CRP=C-reactive protein. *All patients had abdominal pain, but only some presented with sudden onset pain. †Pain assessed with the visual analogue score >4. ‡High C-reactive protein denotes concentrations above normal values defined by hospital laboratories; definition of high CRP was beyond a specific value; normal values differed between hospitals. §CT findings additional to inclusion and exclusion criteria (appendix diameter >6 mm and no extra luminal gas, periappendiceal fluid, and disseminated intraperitoneal fluid).

***Table 5*: Association between risk factors and complicated appendicitis with peritonitis in the appendicectomy group**

Discussion

Incidence of 30-day postintervention peritonitis, which was the main judgment criterion, was significantly higher in the antibiotic-treatment group than in the appendicectomy group. This study showed that antibiotic treatment with amoxicillin plus clavulanic acid was not non-inferior to emergency appendicectomy for treatment of acute uncomplicated appendicitis.

Trials that show that acute appendicitis can be treated successfully with antibiotics[2–5] were weakened by several design limitations. For example, diagnosis of uncomplicated appendicitis was not supported by systematic CT-scan assessment, although researchers claimed to have treated uncomplicated appendicitis alone.[3] Therefore, we tried to avoid these limitations in our study by using CT scans to select patients with uncomplicated appendicitis before randomisation. Multiple detector CT scanning is generally accepted as the best investigation to diagnose acute appendicitis, because it has a high sensitivity and specificity.[20] Indeed, only 3% of patients allocated to surgery in our trial had

92

	No improvement of appendicitis (n=13)	Without appendectomy during the first month (n=102)
Age (years)	35 (13)	31 (9)
Sex		
Men	10 (77%)	59 (58%)
Women	3 (23%)	43 (42%)
Clinical symptoms on admission		
Sudden onset of pain*	8 (62%)	47 (46%)
Mean pain score (0–10)†	6·4 (1·9)	6·2 (2·0)
Body temperature (>37°C)	6 (46%)	29 (29%)
Lower-right quadrant-rebound tenderness	7 (54%)	46 (46%)
Biological findings		
Leucocyte counts (10^9/L)	13·9 (3·3)	13·5 (3·7)
High CRP concentration‡	9 (90%)	64 (67%)
Additional appendix CT findings§		
Local caecal-wall thickening	1 (8%)	15 (16%)
Inflammation of periappendiceal fat	8 (67%)	40 (43%)
Intraluminal stercolith	6 (50%)	13 (14%)

Data are means (SD) or numbers (%). We calculated percentages using non-missing data. Comparison of 13 cases with absence of improvement after antibiotic treatment versus 102 without appendicectomy during the first month. VAS=visual analogue scale. CRP=C-reactive protein. *All patients had abdominal pain, but only some presented with sudden onset pain. †Pain assessed with the visual analogue score >4. ‡High C reactive protein denotes concentrations above normal values as defined by hospital laboratories. §CT findings additional to inclusion and exclusion criteria (appendix diameter >6 mm and no extra luminal gas, periappendiceal fluid, and disseminated intraperitoneal fluid).

***Table 6*: Association between risk factors and absence of improvement of appendicitis in the antibiotic-treatment group**

no appendicitis, which compares favourably with the 10–15% reported in two previous studies.[4,5]

The study was limited by the short follow-up period. Recurrence of appendicitis might have continued after one year. Masking of participants or clinicians to treatment allocation was not possible, and research assessors were also not masked.

In our trial, two-thirds of patients in the antibiotic group who needed an appendicectomy during the 30 days after treatment initiation had complicated appendicitis, consistent with previous studies.[3,4] This finding could be interpreted as a failure of the antibiotics to prevent complications after non-operated acute uncomplicated appendicitis; however, if this were the case, the rate of complicated appendicitis discovered during appendicectomy in the antibiotic group would be expected to be higher than that identified in the appendicectomy group. In fact, complicated appendicitis was less frequent in the antibiotic group than in the appendicectomy group (table 2). Alternatively, complicated appendicitis might already have been present in these patients at the time of randomisation, despite not being diagnosed on CT scan, and some were successfully treated with amoxicillin plus clavulanic acid.

Therefore, our finding that antibiotic treatment with amoxicillin plus clavulanic acid was inferior relative to appendicectomy in patients with uncomplicated acute appendicitis might be related to the small proportion of patients with complicated appendicitis who were erroneously included and randomised. Distinction between uncomplicated and complicated appendicitis remains difficult even with multiple-detector CT scans.[21,22] Morphological diagnosis of appendiceal perforation depends on indirect but late signs, which are very specific but have a low sensitivity; however, Tsuboi and colleagues[23] have suggested that morphological diagnosis could be improved. Additionally, in our trial and other reports, visualisation of a stercolith on the initial CT scan predicted both complicated appendicitis in patients treated with appendicectomy[22] and failure in the antibiotic group.[24] Even though complicated appendicitis can also be cured with antibiotics, further trials of such treatment of acute

Panel: Research in context

Systematic review

Four trials comparing antibiotic treatment with emergency appendicectomy have been reported.[2–5] They all concluded that acute appendicitis can be treated successfully with antibiotics,[2–5] and some suggested that antibiotics might be used as first-line treatment for unselected patients with acute appendicitis.[4] A meta-analysis of three trials showed a trend towards a lower risk of complications in the antibiotic-treated group than in the surgical group.[6] However, results of these trials had several protocol design limitations, especially the loose criteria chosen for the definition of acute appendicitis—diagnosis of acute appendicitis was based on clinical examination,[2,3] the clinical-biological score,[5] and ultrasonography of the right iliac fossa,[4] but a CT scan before randomisation was not used to confirm the diagnosis. Because of absence of morphological investigation in the surgical group of two large trials, 10–15% of patients did not have appendicitis,[4,5] and 39–48% had complicated appendicitis.[3,4]

High rate of protocol violation was also a limitation in one study—50% of patients allocated to antibiotic treatment underwent appendicectomy immediately after randomisation.[4] Rate of patients lost to follow-up by 1 year in two trials were problematic:[3,4] in one the rate was very high[4] and in the other it was not clearly reported.[3] Therefore, results from these studies might underestimate the true recurrence rate. Consequently, whether antibiotics are a genuinely valid alternative to appendicectomy for treatment of acute uncomplicated appendicitis remains unclear.

Interpretation

Our trial is the first trial in which patients were included and randomised patients only after proven diagnosis of acute uncomplicated appendicitis by CT scanning. Treatment with amoxicillin and clavulanic acid was not as effective as emergency appendicectomy for treatment of acute appendicitis. Our results show that exploration of predictive markers on CT scans might allow improvement in patient selection for antibiotic-based treatment.

appendicitis should focus on use of new diagnostic techniques for improved patient selection.

The inferiority of antibiotic treatment versus appendicectomy could be also related to appendicitis resistant to amoxicillin plus clavulanic acid. Evidence shows that resistance of *Escherichia coli* to this antibiotic combination is increasing.[25] Third-generation cephalosporins could be used, although they are not yet recommended.[26]

Nearly a quarter of our patients who recovered after antibiotic treatment had recurrence of appendicitis; this finding is more than the 14% reported in previous studies.[3,4] This difference could be explained by the high rate of patients lost to 1-year follow-up in previous trials.[3,4] Our results suggest that emergency appendicectomy remains the gold standard for treatment of acute uncomplicated appendicitis (panel).

Contributors

CV conceived, designed, implemented, and led the study. CV, SM, KP, ML, BC, MK, AA, BD, and PV contributed to the recruitment, clinical care, and follow-up of patients. CV, CB, and DF analysed and managed data. SM re-read all CT scans. BF designed the plan for statistical analysis, and CB did the statistical analysis. CV, CB, BF, and DF drafted the report, contributed to the interpretation of results, and prepared the report. All authors reviewed and approved the final version of the manuscript.

Conflicts of interest

We declare that we have no conflicts of interest.

Acknowledgments

We thank A Moschetto for help with identification of patients lost to follow-up; Solene Fabre for her contribution to data management; Laurent Becquemont for his constant support; and D Poussin, R Balzarotti, A Carloni, J M Proske, I Dagher, S Gueroult, J M Thillois, P Taleb, S Servadjian, J L Bouillot, I Lorand, F Gayral, A Laurent, and D Cherqui for their contributions to the study. This trial was supported by a grant from the Projet Hospitalier de Recherche Clinique of the French Ministry of Health (AOR 02 063) and Assistance Publique-Hôpitaux de Paris.

References

1 Livingston EH, Woodward WA, Sarosi GA, Haley RW. Disconnect between incidence of nonperforated and perforated appendicitis: implications for pathophysiology and management. *Ann Surg* 2007; **245:** 886–92.

2 Eriksson S, Granstrom L. Randomized controlled trial of appendicectomy versus antibiotic therapy for acute appendicitis. *Br J Surg* 1995; **82:** 166–69.

3 Styrud J, Eriksson S, Nilsson I, et al. Appendectomy versus antibiotic treatment in acute appendicitis: a prospective multicenter randomized controlled trial. *World J Surg* 2006; **30:** 1033–37.

4 Hansson J, Korner U, Khorram-Manesh A, Solberg A, Lundholm K. Randomized clinical trial of antibiotic therapy versus appendicectomy as primary treatment of acute appendicitis in unselected patients. *Br J Surg* 2009; **96:** 473–81.

5 Malik AA, Bari SU. Conservative management of acute appendicitis. *J Gastrointest Surg* 2009; **13:** 966–70.

6 Varadhan KK, Humes DJ, Neal KR, Lobo DN. Antibiotic therapy versus appendectomy for acute appendicitis: a meta-analysis. *World J Surg* 2010; **34:** 199–209.

7 Konstantinidis KM, Anastasakou KA, Vorias MN, Sambalis GH, Georgiou MK, Xiarchos AG. A decade of laparoscopic appendectomy: presentation of 1,026 patients with suspected appendicitis treated in a single surgical department. *J Laparoendosc Adv Surg Tech A* 2008; **18:** 248–58.

8 Ming PC, Yan TY, Tat LH. Risk factors of postoperative infections in adults with complicated appendicitis. *Surg Laparosc Endosc Percutan Tech* 2009; **19:** 244–48.

9 Parker MC, Ellis H, Moran BJ, et al. Postoperative adhesions: ten-year follow-up of 12,584 patients undergoing lower abdominal surgery. *Dis Colon Rectum* 2001; **44:** 822–29.

10 Leung TT, Dixon E, Gill M, et al. Bowel obstruction following appendectomy: what is the true incidence? *Ann Surg* 2009; **250:** 51–53.

11 Pickhardt PJ, Levy AD, Rohrmann CA Jr., Kende AI. Primary neoplasms of the appendix manifesting as acute appendicitis: CT findings with pathologic comparison. *Radiology* 2002; **224:** 775–81.

12 Pelaez N, Pera M, Courtier R, et al. Applicability, safety and efficacy of an ambulatory treatment protocol in patients with uncomplicated acute diverticulitis. *Cir Esp* 2006; **80:** 369–72.

13 Schug-Pass C, Geers P, Hugel O, Lippert H, Kockerling F. Prospective randomized trial comparing short-term antibiotic therapy versus standard therapy for acute uncomplicated sigmoid diverticulitis. *Int J Colorectal Dis* 2010; **25:** 751–59.

14 Fraser JD, Aguayo P, Leys CM, et al. A complete course of intravenous antibiotics vs a combination of intravenous and oral antibiotics for perforated appendicitis in children: a prospective, randomized trial. *J Pediatr Surg* 2009; **45:** 1198–202.

15 Lingreen R, Grider JS. Retrospective review of patient self-reported improvement and post-procedure findings for mild (minimally invasive lumbar decompression). *Pain Physician* 2010; **13:** 555–60.

16 Aguilo J, Peiro S, Munoz C, et al. Adverse outcomes in the surgical treatment of acute appendicitis. *Cir Esp* 2005; **78:** 312–17.

17 Ingraham AM, Cohen ME, Bilimoria KY, Pritts TIA, Ko CY, Esposito TJ. Comparison of outcomes after laparoscopic versus open appendectomy for acute appendicitis at 222 ACS NSQIP hospitals. *Surgery* 2010; **148:** 625–35.

18 Piaggio G, Elbourne DR, Altman DG, Pocock SJ, Evans SJ. Reporting of noninferiority and equivalence randomized trials: an extension of the CONSORT statement. *JAMA* 2006; **295:** 1152–60.

19 Altman DG, Gore SM, Gardner MJ, Pocock SJ. Statistical guidelines for contributors to medical journals. In: Altman DG, Machin D, Bryant TN, Gardner MJ, eds. Statistics with Confidence: Confidence Intervals and Statistical Guidelines. 2nd edn. London: BMJ Books; 2000: 171–90.

20 Horton MD, Counter SF, Florence MG, Hart MJ. A prospective trial of computed tomography and ultrasonography for diagnosing appendicitis in the atypical patient. *Am J Surg* 2000; **179:** 379–81.

21 Pinto Leite N, Pereira JM, Cunha R, Pinto P, Sirlin C. CT evaluation of appendicitis and its complications: imaging techniques and key diagnostic findings. *Am J Roentgenol* 2005; **185:** 406–17.

22 Bixby SD, Lucey BC, Soto JA, Theysohn JM, Ozonoff A, Varghese JC. Perforated versus nonperforated acute appendicitis: accuracy of multidetector CT detection. *Radiology* 2006; **241:** 780–86.

23 Tsuboi M, Takase K, Kaneda I, et al. Perforated and nonperforated appendicitis: defect in enhancing appendiceal wall: depiction with multi-detector row CT. *Radiology* 2008; **246:** 142–47.

24 Shindoh J, Niwa H, Kawai K, et al. Predictive factors for negative outcomes in initial non-operative management of suspected appendicitis. *J Gastrointest Surg* 2009; **14:** 309–14.

25 Pitout JDD, Laupland KB. Extended-spectrum β-lactamase-producing *Enterobacteriaceae*: an emerging public-health concern. *Lancet Infect Dis* 2008; **8:** 159–66.

26 de Kraker ME, Wolkewitz M, Davey PG et al. Burden of antimicrobial resistance in European hospitals: excess mortality and length of hospital stay associated with bloodstream infections due to *Escherichia coli* resistant to third-generation cephalosporins. *J Antimicrob Chemother* 2010; **66:** 398–407.

CHAPITRE
7

Breastfeeding is associated with improved child cognitive development: a population-based cohort study

Questions sur l'article 4

Question 1 – QCM

Les auteurs ont choisi de réaliser cette étude sur l'association entre l'allaitement maternel et le développement cognitif des petits enfants :

- **A** car les études antérieures publiées sur le sujet donnaient des résultats contradictoires
- **B** car l'étude de ce lien sur une étude de cohorte n'avait pas été faite
- **C** car les études antérieures avaient pris en compte d'éventuels facteurs de confusion « assez classiques », mais pas ceux sur l'environnement familial et l'apprentissage précoce
- **D** car les auteurs désiraient non seulement prendre en compte les facteurs de confusion « classiques » mais aussi étudier l'influence des naissances prématurées
- **E** car les auteurs souhaitaient étudier plus spécifiquement le lien entre la durée de l'allaitement maternel et le développement cognitif

Question 2 – QCM

Selon les auteurs, il s'agit d'une étude :

- **A** longitudinale
- **B** avec recueil rétrospectif de l'exposition (modalités et durée de l'allaitement)
- **C** avec un suivi prospectif des enfants
- **D** exposé-non exposé (enfant allaité par la mère *versus* enfant non allaité par la mère)
- **E** stratifiée

Question 3 – QCM

La population étudiée était fondée :

- **A** sur un échantillon obtenu par tirage au sort
- **B** sur tous les enfants nés en Angleterre et au pays de Galles entre septembre 2000 et août 2001
- **C** sur tous les enfants nés au pays de Galles et en Irlande du Nord à la même période
- **D** sur les enfants vivant et résidant au Royaume-Uni à l'âge de 9 mois
- **E** sur les enfants inscrits au *Child Benefit registers*

Question 4 – QCM

Le développement cognitif des enfants suivis dans cette étude :

- **A** était évalué grâce à l'échelle britannique de capacité (*British Ability Scales*)
- **B** était fondé sur les capacités en ce qui concerne le vocabulaire des noms, les similarités d'images, et la construction de forme
- **C** était évalué par des psychologues
- **D** était évalué à l'âge de 3 ans
- **E** était mesuré de façon répétée aux âges de 6 et 7 qans

Question 5 – QCM

La BAS (*British Ability Scales*) utilisée comme critère de jugement du développement cognitif :

- **A** est un instrument de mesure multidimensionnel permettant de donner un score pour chacune de ses dimensions
- **B** a été validée uniquement chez les enfants blancs parlant anglais
- **C** est utilisable entre 2,5 ans et 17,9 ans
- **D** n'est pas utilisable chez les enfants parlant uniquement le gallois
- **E** possède une bonne validité concordante avec d'autres instruments d'évaluation cognitive, notamment les instruments développés par Weschler

Maîtriser la LCA en anglais

Question 6 – QCM

Les analyses statistiques ont été effectuées séparément chez les enfants nés à terme et chez les prématurés et ce, *a priori* :

- **A** parce que le terme des enfants suivis est une information importante
- **B** parce que les auteurs présupposaient une différence d'effet de l'allaitement maternel entre ces deux sous-populations
- **C** parce que les auteurs désiraient montrer que la prématurité pouvait jouer un rôle de confusion car les prématurés présentaient plus souvent des troubles cognitifs
- **D** parce que les auteurs souhaitaient tester l'interaction entre allaitement et prématurité
- **E** parce que des auteurs ont montré que l'allaitement maternel était bénéfique mais qu'il l'était plus encore chez les enfants nés prématurément

Question 7 – QCM

18818 enfants ont été recrutés dans l'étude à l'étape 1 et seulement 11951 ont participé à l'étape 3 de cette étude :

- **A** les 18818 enfants étaient représentatifs de la population d'enfants de Grande-Bretagne
- **B** les 11951 enfants analysés à l'étape 3 étaient représentatifs de la population d'enfants de Grande-Bretagne
- **C** près d'un tiers des enfants suivis n'a pas été revu, ce qui peut entraîner un biais de classement entre enfants à développement cognitif normal et enfants présentant un retard mental
- **D** les enfants non revus à l'étape 3 peuvent l'avoir été car ils présentaient des troubles de l'apprentissage et que leurs parents ne voulaient pas que cela soit vu dans l'étude
- **E** la perte de près d'un tiers des enfants entre les étapes 1 et 3 entraîne un biais de sélection, entachant la validité externe de cette étude

Question 8 – QCM

Les résultats en cas d'allaitement maternel partiel ou exclusif sont donnés sous trois formes, résultats bruts, résultats partiellement ajustés et résultats ajustés complètement :

- **A** les résultats bruts sont donnés pour information comme habituellement dans toutes les études
- **B** les résultats ajustés sont les seuls qui présentent un réel intérêt car ils sont moins sensibles à des effets de confusion
- **C** les résultats partiellement ajustés sont les seuls qui peuvent être comparés aux résultats des autres études publiées sur le sujet
- **D** les résultats ajustés complètement sont les résultats qu'il faut retenir comme résultats « réels » dans cette étude
- **E** les résultats ajustés complètement montrent que plus l'allaitement maternel a été long plus les scores moyens à la BAS semblaient grands

Question 9 – QCM

L'analyse des résultats :

- **A** porte sur le niveau moyen obtenu à l'âge de 5 ans sur les trois scores de la BAS
- **B** porte sur des niveaux moyens calculés en fonction de regroupements en classe des enfants selon la durée de leur allaitement maternel
- **C** a été effectuée par des régressions linéaires multiples, où la variable à expliquer était le score de BAS et la variable explicative privilégiée était la durée de l'allaitement maternel
- **D** ces régressions linéaires multiples sont l'équivalent de comparaisons de moyennes multiples
- **E** permet pour chaque classe d'allaitement d'estimer le gain moyen sur la dimension de l'échelle de BAS concernée par rapport à la classe des enfants n'ayant jamais été allaités au lait maternel

Question 10 – QCM

Dans leurs analyses et dans la discussion, les auteurs recherchent plusieurs arguments qui pourraient renforcer l'idée d'un lien causal entre lait maternel et développement cognitif des enfants. On peut citer notamment :

- **A** l'existence d'un lien d'autant plus fort que l'allaitement a duré longtemps
- **B** l'existence d'un lien plus marqué si l'allaitement maternel a été exclusif
- **C** l'hypothèse de lien physiopathologique entre acide gras polysaturé du lait maternel et développement cérébral
- **D** l'hypothèse que l'allaitement maternel favorise le lien mère-enfant et donc favorise le développement cérébral
- **E** l'existence d'un lien plus marqué entre allaitement maternel et développement cérébral chez les prématurés, enfants connus pour présenter des retards de développement cognitif

Question 11 – QCM

Concernant le vocabulaire des noms, le *tableau I* montre que :

- **A** parmi les enfants pour lesquels des données sont disponibles pour cette sous-échelle, 3825 enfants ont eu un allaitement artificiel
- **B** l'analyse complètement ajustée porte sur 528 sujets de moins que l'analyse univariée, du fait de données non renseignées pour certains facteurs d'ajustement
- **C** un score moyen de 114,2 chez les 890 enfants ayant bénéficié d'un allaitement maternel pendant plus de 12 mois
- **D** un gain moyen brut s'étendant dans 95 % des cas de 6,6 à 8,9 points chez les enfants ayant bénéficié d'un allaitement maternel pendant plus de 12 mois par rapport aux enfants n'ayant eu qu'un allaitement artificiel exclusif
- **E** le gain moyen de 7,7 points chez les enfants ayant bénéficié d'un allaitement maternel pendant plus de 12 mois par rapport aux enfants n'ayant eu qu'un

allaitement artificiel exclusif se réduit à 2,4 points après ajustement et devient non significatif

Question 12 – QCM

Au niveau des résultats présentés, le *tableau II* :

- **A** est comparable au *tableau I* mais présente les résultats obtenus dans la sous-population des enfants prématurés
- **B** présente les scores moyens obtenus pour les différentes dimensions de la BAS chez les enfants nés prématurés
- **C** compare, pour chaque dimension de la BAS, les scores moyens selon les durées de l'alimentation au lait maternel, avec comme groupe de référence les enfants nés prématurés n'ayant jamais eu d'allaitement maternel
- **D** montre que l'allaitement maternel partiel ou exclusif pendant au moins 2 mois change les scores obtenus en similarité d'images
- **E** montre des scores de BAS plus élevés pour les allaitements maternels exclusifs de durée supérieure ou égale à 4 mois par rapport à ceux qui n'ont jamais été allaités, quelle que soit la dimension étudiée

Question 13 – QCM

Les résultats de cette étude montrent que les enfants prématurés ayant bénéficié d'un allaitement maternel, quel qu'en soit le type :

- **A** bénéficiaient de 5 à 6 mois d'avance développementale en termes de vocabulaire des noms lorsque l'allaitement avait duré de 6 à 12 mois
- **B** bénéficiaient de 7 à 8 mois d'avance développementale en termes de similarité d'images lorsque l'allaitement avait duré de 6 à 12 mois
- **C** bénéficiaient de 4 mois d'avance développementale en termes de construction des formes
- **D** ne bénéficiaient d'aucune avance significative lorsque l'allaitement était inférieur à 2 mois
- **E** bénéficiaient d'une avance développementale dès que l'allaitement durait entre 2 et 4 mois

Question 14 – QCM

Parmi les facteurs de confusion potentiels évoqués et étudiés dans cette étude, on peut citer :

- **A** le QI maternel, qui favorise l'allaitement maternel d'autant plus qu'il est plus élevé
- **B** les compétences maternelles perçues
- **C** le niveau socioculturel de la maman
- **D** les activités maternelles partagées avec l'enfant
- **E** le fait que la maman parle à son enfant

Question 15 – QCM

Après la lecture complète de cette étude, quelle(s) conclusion(s) pourriez-vous en tirer pour votre pratique médicale ?

- **A** cette étude apporte un niveau de preuve de 2 selon les définitions de la Haute Autorité de Santé
- **B** la taille de la cohorte et les résultats présentés sont en faveur de l'allaitement maternel
- **C** l'allaitement maternel semble d'autant plus important que l'enfant est né prématurément
- **D** divers arguments présentés dans cette étude sont en faveur d'un rôle causal de l'allaitement maternel sur le développement cognitif des enfants
- **E** seul un essai d'intervention randomisé de forte puissance pourrait apporter la preuve de cette relation causale

growth factors and hormones, lacking in formula, which influence brain biochemistry and functional development.[30] Alternatively, it could be the physical or social interaction associated with breastfeeding that stimulates cognitive development. Another potential mechanism is that formula feeding is associated with infantile infections and delayed developmental milestones in this population[31,32] and others,[2] and these could affect early and, in turn, later cognitive development. A combination of these mechanisms could explain the size of effect here, particularly in children born preterm.

In conclusion, we have observed an association between prolonged breastfeeding and higher cognitive development scores. In a field in which randomized studies are neither ethical nor feasible, this well-controlled, large cohort study adds considerably to the evidence base on this topic. Our results imply that not breastfeeding will delay cognitive development by a few months. Even allowing for some residual confounding, prolonged breastfeeding is likely to be associated with a quantifiable improvement in child cognitive development, particularly in children who were born preterm. These improvements were apparent at a breastfeeding duration of 4 to 6 months in term children and a duration of 2 months in preterm children, in whom the rates of exclusive breastfeeding were relatively low.

More research is needed on the association between breastfeeding and child cognitive development to elucidate the causal mechanisms and identify subgroups, such as preterm babies, who might benefit most from breastfeeding. This would require large studies collecting detailed infant feeding data, including duration of partial and exclusive breastfeeding, mode of receiving breast milk, and type of formula. ■

Submitted for publication Feb 12, 2011; last revision received May 31, 2011; accepted Jun 23, 2011.

Reprint requests: Maria A Quigley, BA, MSc, National Perinatal Epidemiology Unit, University of Oxford, Old Road Campus, Headington, Oxford OX3 7LF, UK. E-mail: maria.quigley@npeu.ox.ac.uk

References

1. Anderson JW, Johnstone B, Remley DT. Breast-feeding and cognitive development: a meta-analysis. Am J Clin Nutr 1999;70:525-35.
2. Ip S, Chung M, Raman G, Chew P, Magula N, DeVine D, et al. Breastfeeding and maternal and infant health outcomes in developed countries. Evidence report/technology assessment no. 153. AHRQ publication no. 07-E007. Rockville, MD: Agency for Healthcare Research and Quality; 2007.
3. Der G, Batty GD, Deary IJ. Effect of breast feeding on intelligence in children: prospective study, sibling pairs analysis, and meta-analysis. BMJ 2006;333:945.
4. Kramer MS, Aboud F, Mironova E, Vanilovich I, Platt RW, Matush L, et al., Promotion of Breastfeeding Intervention Trial (PROBIT) study group. Breastfeeding and child cognitive development: new evidence from a large randomized trial. Arch Gen Psychiatry 2008;65:578-84.
5. Oddy WH, Kendall GE, Blair E, de Klerk NH, Stanley FJ, Landau LI, et al. Breast feeding and cognitive development in childhood: a prospective birth cohort study. Paediatr Perinat Epidemiol 2003;17:81-90.
6. Flacking R, Nyqvist KH, Ewald U. Effects of socioeconomic status on breastfeeding duration in mothers of preterm and term infants. Eur J Public Health 2007;17:579-84.
7. Merewood A, Brooks D, Bauchner H, MacAuley L, Mehta SD. Maternal birthplace and breastfeeding initiation among term and preterm infants: a statewide assessment for Massachusetts. Pediatrics 2006;118: e1048-54.
8. Bhutta AT, Cleves MA, Casey PH, Cradock MM, Anand KJ. Cognitive and behavioral outcomes of school-aged children who were born preterm: a meta-analysis. JAMA 2002;288:728-37.
9. Plewis I (Ed). Millennium Cohort Study first survey: technical report on sampling. 4th edition. London: Centre for Longitudinal Studies, Institute of Education 2007.
10. Office for National Statistics. Infant and perinatal mortality 2006: health areas, England and Wales. Health Stat Q 2007;35(Suppl):i-iv.
11. Elliott CD, Smith P, McCulloch K. British Ability Scales Second Edition (BAS II): technical manual. London: NFER-Nelson; 1997.
12. Hill V. Through the past darkly: a review of the British Ability Scales Second Edition. Child Adolesc Ment Health 2005;10:87-98.
13. Kelly Y, Sacker A, Gray R, Kelly J, Wolke D, Quigley MA. Light drinking in pregnancy, a risk for behavioural problems and cognitive deficits at 3 years of age? Int J Epidemiol 2009;38:129-40.
14. Condon JT, Corkindale C. The assessment of parent-to-infant attachment: development of a self-report questionnaire instrument. J Reprod Infant Psychol 1998;16:57-76.
15. Rutter M, Tizard J, Whitmore K. Education, health and behaviour. London: Longmans; 1970.
16. Wang PS, Simon GE, Avorn J, Azocar F, Ludman EJ, McCulloch J, et al. Telephone screening, outreach, and care management for depressed workers and impact on clinical and work productivity outcomes: a randomized controlled trial. JAMA 2007;298:1401-11.
17. Hansen K, ed. Millennium Cohort Study First Four Surveys: a guide to the datasets. 5th ed. London: Centre for Longitudinal Studies, University of London; 2010.
18. Jones EM, Schoon I. Child behaviour and cognitive development. In: Hansen K, Joshi H, eds. Millennium Cohort Study Third Survey: a user's guide to initial findings. London: Centre for Longitudinal Studies, University of London; 2008.
19. Oddy WH, Li J, Whitehouse AJO, Zubrick SR, Malacova E. Breastfeeding duration and academic achievement in a cohort of children at ten years of age. Pediatrics 2011;127:e137-45.
20. Angelsen NK, Vik T, Jacobsen G, Bakketeig LS. Breast feeding and cognitive development at age 1 and 5 years. Arch Dis Child 2001;85:183-8.
21. Quinn PJ, O'Callaghan M, Williams GM, Najman JM, Andersen MJ, Bor W. The effect of breastfeeding on child development at 5 years: a cohort study. J Paediatr Child Health 2001;37:465-9.
22. Mortensen EL, Michaelsen KF, Sanders SA, Machover Reinisch J. The association between duration of breastfeeding and adult intelligence. JAMA 2002;287:2365-71.
23. Lawlor DA, Najman JM, Batty GD, O'Callaghan MJ, Williams GM, Bor W. Early life predictors of childhood intelligence: findings from the Mater University study of pregnancy and its outcomes. Paediatr Perinat Epidemiol 2006;20:148-62.
24. Vohr BR, Poindexter BB, Dusick AM, McKinley LT, Wright LL, Langer JC, et al. Beneficial effects of breast milk in the neonatal intensive care unit on the developmental outcome of extremely low birth weight infants at 18 months of age. Pediatrics 2006;118:115-23.
25. Whitehouse AJO, Robinson M, Li J, Oddy WH. The effects of breastfeeding duration on language ability to middle childhood. Paediatr Perinat Epidemiol 2011;25:44-52.
26. Holme A, MacArthur C, Lancashire R. The effects of breastfeeding on cognitive and neurological development of children at 9 years. Child Care Health Dev 2010;36:583-90.
27. Innis SM. Polyunsaturated fatty acids in human milk: an essential role in infant development. Adv Exp Med Biol 2004;554:27-43.
28. Simmer K, Patole S, Rao SC. Longchain polyunsaturated fatty acid supplementation in infants born at term. Cochrane Database of Systematic Reviews 2008, Issue 1. Art. No.: CD000376. DOI: 10.1002/14651858.CD000376.pub2.
29. Simmer K, Schulzke S, Patole S. Longchain polyunsaturated fatty acid supplementation in preterm infants. Cochrane Database of Systematic Reviews 2008, Issue 1. Art. No.: CD000375. DOI: 10.1002/14651858.CD000375.pub3.

30. De Andraca I, Peirano P, Uauy R. Nutrition and care in the prenatal and neonatal period and later development: human milk is best for optimal mental development. In: Nutrition, health and child development. Research advances and policy implications. Washington, DC: PAHO/University of the West Indies/The World Bank; 1998. p. 43-68 (Scientific publication no. 566.).
31. Quigley MA, Kelly YJ, Sacker A. Breastfeeding and hospitalization for diarrheal and respiratory infection in the UK Millennium Cohort Study. Pediatrics 2007;119:e837-42.
32. Sacker A, Quigley MA, Kelly YJ. Breastfeeding and developmental delay: findings from the Millennium Cohort Study. Pediatrics 2006;118: e682-9.

50 Years Ago in *The Journal of Pediatrics*

Relationships of Doctors-in-Training with Pediatric Outpatients

Glaser HH, Lynn DB, Harrison GS. J Pediatr 1962;60:142-43

The authors reported a mixed-methods study of pediatric visits that directly observed the interactions of interns, residents, and fellows with families and evaluated family perspectives via postvisit interviews. Although the interactions were moderately satisfactory for the families, the families' real needs often were not expressed—an issue that families still face today, as evidenced by the family-centered care movement. Interaction complexity, physician clarity, and positive attributes (eg, responsiveness) increased with physician training. Because visit conditions were assumed to be optimal, the influence of such factors as visit length and continuity in the doctor–family relationship were not explored, but their potential influence was discussed.

This study was a forerunner of the next 50 years of research on doctor–family interaction, facilitated by advanced technology, including audio or video recording of visits and sophisticated software to support rigorous analytic techniques. These advances have allowed for objective assessment of specific critical aspects of communication and consideration of such influences as the ongoing doctor–family relationship, as well as physician, child, and parent characteristics and communication styles.[1-3]

Since the publication of this study, resident duty hours have been drastically reduced, leading to concerns about continuity of care, residents' preparedness for the realities of medical practice, and ultimately patient outcomes and satisfaction.[4] For today's physicians managing the onslaught of pediatric chronic diseases, such as obesity and type 2 diabetes, communication skills are crucial to implementing recommended family-centered care approaches. To inform their training, more studies are needed to examine how doctor–family interactions evolve into relationships that optimize chronic disease visit satisfaction and outcomes.[5]

Nina Litton, BS
Elizabeth D. Cox, MD, PhD
Department of Pediatrics
University of Wisconsin
School of Medicine and Public Health
Madison, Wisconsin
10.1016/j.jpeds.2011.08.001

References

1. Roter DL, Hall JA, Aoki Y. Physician gender effects in medical communication. JAMA 2002;288:756-64.
2. Wissow LS, Bar-Din Kimel M. Assessing provider–patient–parent communication in the pediatric emergency department. Ambul Pediatr 2002;2: 323-9.
3. Cox ED, Smith MA, Brown RL. Evaluating deliberation in pediatric primary care. Pediatrics 2007;120:e68-77.
4. Cull WL, Mulvey HJ, Jewett EA, Zalneraitis EL, Allen CE, Pan RJ. Pediatric residency duty hours before and after limitations. Pediatrics 2006;118: e1805-11.
5. DiMatteo MR. The role of effective communication with children and their families in fostering adherence to pediatric regimens. Patient Educ Couns 2004;55:339-44.

CHAPITRE

8

Radiation dose to the pancreas and risk of diabetes mellitus in childhood cancer survivors: a retrospective cohort study

Questions sur l'article 5

Question 1 – QCM

Les caractéristiques méthodologiques s'appliquant à cette étude permettent de dire qu'il s'agit d'une :

A étude transversale
B étude observationnelle
C étude étiologique
D étude randomisée
E étude expérimentale

Question 2 – QCM

Quel est le critère de jugement principal de cette étude ?

A la survenue ou non d'un diabète sucré
B la dose d'irradiation reçue entre 1985 et 1995 par radiothérapie externe
C l'existence d'une relation dose-effet entre la quantité d'irradiation reçue et la survenue d'un diabète
D la réponse ou non au questionnaire
E la survenue ou non d'un diabète insulino-dépendant

Question 3 – QCM

Dans cette étude, le surpoids était :

A un critère de jugement secondaire
B un facteur de confusion potentiel
C un critère intérimaire de jugement
D l'exposition étudiée
E un critère d'inclusion

Question 4 – QCM

L'exposition aux rayonnements au niveau du pancréas a été estimée :

A de manière rétrospective
B en reconstituant les conditions de réalisation de la radiothérapie
C en consultant les dossiers des patients
D par données déclaratives des patients
E à différents endroits du pancréas

Question 5 – QCM

Le diagnostic de diabète a été établi :

A par une mesure de la glycémie 20 années après le diagnostic de cancer
B après confirmation par un médecin
C selon une définition du diabète identique tout au long du suivi de la cohorte
D en aveugle de l'exposition aux rayonnements
E à partir de données déclaratives des patients

Question 6 – QCM

Le diagnostic de diabète a été établi à partir des données déclaratives des patients et après confirmation d'un médecin, ce qui peut être à l'origine :

A d'un biais de sélection
B d'un biais de classement
C d'un biais de confusion
D d'une interaction
E d'une synergie

Question 7 – QCM

Quel biais peut être causé par l'absence d'utilisation d'un seuil de glycémie identique tout au long de l'étude pour définir le diabète ?

A un biais de classement
B un biais de sélection
C un biais de confusion
D un biais de mesure
E un biais d'information

Question 8 – QCM

Quels sont les critères qui ont conduit les auteurs à réaliser une étude de cohorte plutôt qu'une étude cas-témoins ?

- **A** l'estimation rétrospective de la dose de rayonnement reçue au niveau du pancréas
- **B** l'estimation du risque relatif
- **C** le délai long entre l'exposition aux rayonnements au niveau du pancréas et l'apparition d'un diabète
- **D** la fréquence relativement élevée du diagnostic de diabète
- **E** le respect de la séquence temporelle entre l'exposition aux rayonnements et le diagnostic de diabète

Question 9 – QCM

Parmi les 4 196 sujets inclus, l'exclusion de 1 676 sujets (40 %) pour cause de décès, d'adresse inconnue, d'absence d'envoi du courrier au médecin, de questionnaire non donné au sujet ou de non-réponses, peut entraîner :

- **A** une augmentation de la probabilité de mettre en évidence une association qui n'existe pas en réalité entre l'exposition aux rayonnements au niveau du pancréas et le diabète
- **B** une augmentation de la probabilité de mettre en évidence une association entre l'exposition aux rayonnements au niveau du pancréas et le diabète, si cette association existe en réalité
- **C** une augmentation du risque alpha
- **D** une estimation biaisée de l'association entre l'exposition aux rayonnements au niveau du pancréas et le diabète
- **E** un manque de puissance statistique pour mettre en évidence une association entre l'exposition aux rayonnements au niveau du pancréas et le diabète

Question 10 – QCM

À la lecture de la *figure 3*, quelles sont les affirmations exactes concernant les doses de rayonnement reçues au niveau de la queue du pancréas pour les sujets qui n'ont pas été traités par chimiothérapie ?

- **A** le risque de diabète pour les patients ayant reçu entre 1,0 et 9,9 Gy est de 3,7 % (IC 95 % = [0,7 % ; 20,4 %])
- **B** le risque de diabète est 19 fois (IC 95 % = [3,1 ; 114,7]) plus important pour les patients qui ont reçu au moins 30 Gy par rapport à ceux qui ont reçu 0 Gy
- **C** le risque de diabète est nul pour les patients ayant reçu 0 Gy
- **D** le risque relatif de diabète pour les sujets ayant reçu entre 10,0 et 19,9 Gy est de 4/38
- **E** les sujets qui ont reçu entre 1,0 et 9,9 Gy n'ont pas un risque significativement augmenté de diabète par rapport à ceux qui ont reçu 0 Gy

Question 11 – QCM

L'incidence cumulée de diabète à l'âge de 45 ans est supérieure pour les patients atteints de néphroblastomes, 14,7 % (IC 95 % = [9,6 % ; 22,2 %]), par rapport aux autres types de cancer, 3,1 % (IC 95 % = [2,1 % ; 4,6 %]), ce qui s'explique par des différences entre ces deux groupes :

- **A** d'âge lors de la radiothérapie
- **B** de doses de rayonnement reçues au niveau de la queue du pancréas
- **C** de fréquence de réalisation d'une chimiothérapie
- **D** de prévalence du surpoids
- **E** de proportion de femmes

Question 12 – QCM

Après prise en compte des facteurs de confusion potentiels, cette étude a montré un risque plus élevé de diabète pour les patients :

- **A** ayant reçu des rayonnements au niveau de la queue du pancréas pendant l'enfance
- **B** traités par chimiothérapie pendant l'enfance
- **C** ayant reçu des rayonnements au niveau du corps du pancréas
- **D** atteints de néphroblastome pendant l'enfance
- **E** traités au Royaume-Uni pour un cancer pendant l'enfance

Question 13 – QCM

Les points forts de cette étude incluaient :

- **A** l'estimation du risque de diabète lié à la dose de rayonnement reçue au niveau de la queue du pancréas
- **B** la mesure du critère de jugement en aveugle de l'exposition reçue
- **C** la faible proportion d'exclusions
- **D** l'étude d'une relation dose-effet
- **E** le respect de la séquence temporelle entre l'exposition aux rayonnements et le diagnostic de diabète

Question 14 – QCM

À la fin de cette étude, quels sont les critères de causalité que l'on peut retenir entre l'exposition aux rayonnements au niveau de la queue du pancréas et le diagnostic de diabète ?

- **A** le respect de la séquence temporelle entre l'exposition et le diabète
- **B** l'existence d'une relation dose-effet
- **C** la plausibilité biologique de l'effet du rayonnement sur la queue du pancréas et le diagnostic de diabète
- **D** l'existence d'une preuve expérimentale
- **E** la cohérence des résultats avec ceux provenant d'autres études

Question 15 – QCM

Quels sont les éléments qui limitent la validité externe de cette étude ?

- **A** l'estimation rétrospective des doses de rayonnement reçues
- **B** la définition du statut diabétique des patients à partir de données déclaratives des sujets confirmées par leur médecin traitant
- **C** la prise en compte du surpoids des sujets et de la réalisation d'une chimiothérapie comme facteurs de confusion potentiels
- **D** l'évolution des techniques de radiothérapie depuis 1986
- **E** l'absence de seuil de glycémie unique utilisé pour définir le diabète tout au long de l'étude

Articles

Radiation dose to the pancreas and risk of diabetes mellitus in childhood cancer survivors: a retrospective cohort study

Florent de Vathaire, Chiraz El-Fayech, Faten Fedhila Ben Ayed, Nadia Haddy, Catherine Guibout, David Winter, Cécile Thomas-Teinturier, Cristina Veres, Angela Jackson, Hélène Pacquement, Martin Schlumberger, Mike Hawkins, Ibrahima Diallo, Odile Oberlin

Lancet Oncol 2012; 13: 1002–10

Published Online August 23, 2012 http://dx.doi.org/10.1016/S1470-2045(12)70323-6

See Comment page 961

Radiation Epidemiology Group, INSERM U1018, Villejuif, France (F de Vathaire PhD, C El-Fayech MD, N Haddy PhD, C Guibout PhD, C Veres MSc, A Jackson MSc, I Diallo PhD, O Oberlin MD, C Thomas-Teinturier MD); **Institut Gustave Roussy, Villejuif, France** (F de Vathaire, C El-Fayech, N Haddy, C Guibout, C Veres, A Jackson, I Diallo, F F Ben Ayed MD, Prof M Schlumberger MD, O Oberlin); **Université Paris-Sud, Villejuif, France** (F de Vathaire, C El-Fayech, N Haddy, C Guibout, C Veres, A Jackson, I Diallo, O Oberlin); **Centre for Childhood Cancer Survivor Studies, School of Health and Population Sciences, University of Birmingham, Birmingham, UK** (D Winter HNC, Prof M Hawkins PhD); **Hôpital Bicêtre, Le Kremlin Bicetre, France** (C Thomas-Teinturier); **and Institut Curie, Paris, France** (H Pacquement MD)

Correspondence to: Dr Florent de Vathaire, Radiation Epidemiology Group, Unit 1018 INSERM, Institut Gustave Roussy, Rue Camille Desmoulins, 94805 Villejuif, France **florent.devathaire@igr.fr**

Summary

Background Children and young adults treated with total body or abdominal radiotherapy have an increased risk of insulin resistance and diabetes mellitus. However, little is known of the effect of pancreas irradiation on the risk of diabetes. We assessed the relation between radiation exposure and occurrence of diabetes in a large cohort of long-term childhood cancer survivors.

Methods We sent a questionnaire to 3468 survivors of a childhood cancer treated in eight centres in France and the UK between 1946 and 1985, of which 2520 were returned. Each self-declaration of diabetes was confirmed by contacting the patients' medical doctors. We estimated the radiation dose received by the tail, head, and body of the pancreas and 185 other anatomical sites during each course of radiotherapy from 1990 to 1995 for each child after reconstruction of the conditions in which irradiation was delivered. We investigated the relation between radiation dose to the pancreas and the risk of a subsequent diabetes diagnosis.

Findings 65 cases of diabetes were validated. The risk of diabetes increased strongly with radiation dose to the tail of the pancreas, where the islets of Langerhans are concentrated, up to 20–29 Gy and then reached a plateau for higher radiation doses. The estimated relative risk at 1 Gy was 1·61 (95% CI 1·21–2·68). The radiation dose to the other parts of the pancreas did not have a significant effect. Compared with patients who did not receive radiotherapy, the relative risk of diabetes was 11·5 (95% CI 3·9–34·0) in patients who received 10 Gy or more to the tail of the pancreas. Results were unchanged after adjustment for body-mass index, despite its strong independent effect ($p<0·0001$), and were similar between men and women. Children younger than 2 years at time of radiotherapy were more sensitive to radiation than were older patients (relative risk at 1 Gy 2·1 [95% CI 1·4–4·3] *vs* 1·4 [95% CI 1·1–2·2] in older patients; $p=0·02$ for the difference). For the 511 patients who had received more than 10 Gy to the tail of the pancreas, the cumulative incidence of diabetes was 16% (95% CI 11–24).

Interpretation Our study provides evidence of a dose-response relation between radiation exposure of pancreas and subsequent risk of diabetes. Because of the risks observed and the frequency of diabetes in general population, this finding raises important public health issues. The pancreas needs to be regarded as a critical organ when planning radiation therapy, particularly in children. Follow-up of patients who received abdominal irradiation should include diabetes screening.

Funding Ligue Nationale Contre le Cancer, Institut de Recherche en Santé Publique, Programme Hospitalier de Recherche Clinique, Institut National du Cancer, Agence Française de Sécurité Sanitaire et des Produits de Santé, Fondation Pfizer pour la santé de l'enfant et de l'adolescent.

Introduction

Little is known of the possible relation between radiation exposure and occurrence of diabetes mellitus.[1] In radiation epidemiology, diabetes has been considered as a possible confounding factor only in studies of cardiovascular outcomes.[2] To our knowledge, diabetes has never been studied as a radiation-induced outcome with accurate radiation dosimetry. However, it has been considered by the International Commission for Radiation Protection as one factor involved in multifactorial diseases that potentially affect the offspring of populations exposed to ionising radiation.[3] One reason for this lack of knowledge is that diabetes mellitus is rarely a fatal disease, although it can lead to life-threatening complications. Furthermore, the disease is not routinely registered as a contributing cause of death in official statistics. Therefore, it cannot be satisfactorily investigated by studies based exclusively on causes of death.

The Childhood Cancer Survivor Study[4] reported that patients who received radiation treatment for childhood cancer were 1·8 times more likely than their siblings to develop diabetes. This increased risk was 7·2 times greater after total body irradiation and 2·7 times greater after abdominal irradiation. The investigators also reported that increased diabetes incidence was unrelated to body-mass index (BMI), but was higher with younger age at diagnosis of childhood cancer.[4]

We report the incidence of diabetes and its risk factors in a large cohort of childhood cancer survivors treated before 1986, and followed up for an average of 30 years.

Methods

Patients

We established a retrospective cohort of patients treated between 1985 and 1995 for a solid cancer or lymphoma (excluding leukaemia) during childhood, in France and the UK, and who were alive 5 years after their first cancer. Our analysis focused on the risk due to external radiotherapy, therefore patients who were treated by brachytherapy were excluded. The French patients were part of the French Childhood Cancer Survivor Study (FCCSS), which had the approval of the Commission Nationale de l'Informatique des Libertés; the UK patients were a part of the British Childhood Cancer Survivor Study (BCCSS),[5] which obtained approval from the Multi-Centre Research Ethics Committee, and from each of the 212 local research ethics committees in the UK.

For patients in France, we obtained the most recent address of patients who were still alive from the National Health Insurance System. The questionnaire—which was based on a questionnaire used by the BCCSS—was sent out, which addressed various adverse health, social, and psychological outcomes. For patients in UK, the postal questionnaire was sent to survivors who were alive and aged at least 16 years via their primary-care physician. The questionnaire included an agreement to be signed and an authorisation to contact the medical practitioner and medical facilities.

Diagnoses of diabetes were confirmed by relevant hospital doctors (France) or general practitioners (UK) following written confirmation or by telephone contact. Diabetes was considered as validated if confirmed as such by these doctors.

Procedures

We obtained detailed information about radiotherapy received for the treatment of the first cancer, recurrence, and second cancer from 1985 to 1995 for each of the patients who received radiotherapy. This information was updated from 2008 to 2010 for all French patients.

Radiation dose was estimated to the tail, body, and head of pancreas for each patient who received external radiotherapy. The doses at most of the other organs of the body and at 91 sites of the skeleton were also estimated. A computer program called Dos_EG was developed for these calculations.[6–8]

To calculate the dose to anatomical sites, beams were positioned on the individual patient-adjusted phantom[8] (a mathematical representation of the human body, including organs) according to details from the patient's record and information about equipment, treatment techniques, and guidelines used at the time of treatment. Radiotherapy parameters included beam size, shape, and inclination, location, radiation energy, and delivered treatment dose. The dose calculation algorithm accounted for primary radiation from the treatment machine and scattered radiation from the patient and from beam collimation, leakage radiation, and lung heterogeneity. Computations were based on measurements done on 28 different treatment machines. Doses could be computed for 50 kV to 31 MV photon beams and for 4–32 MeV electron beams. The dose could be assessed up to 180 cm from the central axis of the radiotherapy beam. Experimental validation of the Dos_EG software package, with an Alderson-Rando phantom, showed an agreement between thermo-luminescent dosimeter measurements and the calculated doses of better than 2% for dose estimations at points located inside the beam and 10% for points located outside the beam.[6]

Our retrospective dosimetric estimation was done by reconstruction of the radiation therapy condition, from technical records of radiotherapy or from typical treatment for those for whom the technical records were either missing or incomplete.

To establish the effects of fractionation, we considered all treatments given on the same day as one fraction—there was no hyper-fractionated treatment in the cohort. The mean dose received to the active bone marrow was estimated as a weighted mean of the doses received at 91 sites of the skeleton, with age-dependent coefficients.[8]

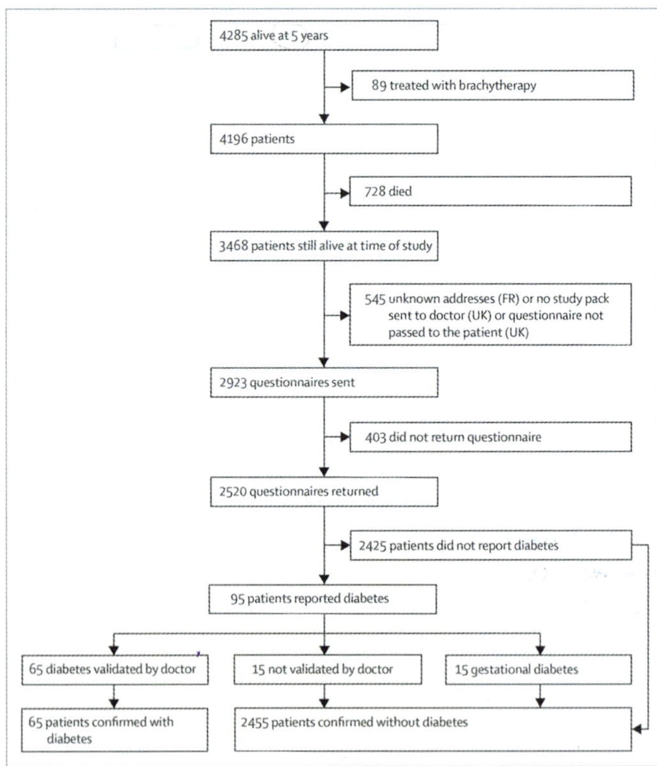

Figure 1: Patient flow diagram

Articles

	Total	Died	Non-responders	Responders			
				N	Radiation dose to the tail of the pancreas (Gy), mean (SD)	Number with diabetes	Cumulative diabetes incidence by age 45 years (95% CI)
Country of treatment							
France	3064	573	634	1857	6·2 (10·8)	56	6·6% (4·7–9·0)
UK	1132	155	314	663	4·3 (9·9)	9	2·2% (0·9–5·5)
Sex							
Women	1853	318	358	1177	5·6 (10·6)	31	5·4% (3·6–8·1)
Men	2343	420	580	1343	5·8 (10·8)	34	5·6% (3·6–8·6)
Age at first cancer (years)							
0–1	1154	142	273	739	5·4 (9·5)	25	11·9% (7·1–19·5)
2–4	954	167	209	578	7·9 (12·6)	14	8·5% (4·6–15·5)
5–9	1062	201	242	619	6·3 (11·5)	11	3·2% (1·4–7·1)
≥10	1026	228	214	584	3·3 (7·8)	15	2·7% (1·4–4·9)
Treatment							
No RT, no CT	430	41	137	252	0	2	1·8% (0·4–7·7)
RT, no CT	942	250	204	488	4·4 (8·7)	19	4·6% (2·7–7·8)
No RT, CT	917	66	215	636	0	3	2·4% (0·7–8·8)
RT and CT	1907	381	382	1144	10·7 (12·8)	41	8·3% (5·5–12·5)

RT=radiotherapy. CT=chemotherapy.

Table 1: **Patient characteristics in a cohort of 4196 5-year survivors from a childhood cancer**

	Person-years	Diabetes		
		n	Incidence per 1000 people per year (95% CI)	Adjusted relative risk (95% CI)*
Years since first cancer				
2–19	37 546	7	0·2 (0·07–0·3)	1 (reference)
20–29	17 774	22	1·2 (0·8–1·8)	6·7 (3·0–17·1)
30–39	6579	23	3·5 (2·3–5·2)	22·6 (9·3–61·7)
≥40	1639	13	7·9 (4·4–13·1)	80·9 (25·5–280·9)
Attained age (years)				
2–19	23 083	2	0·09 (0·01–0·3)	1 (reference)
20–29	22 543	9	0·4 (0·2–0·7)	5·8 (1·5–38·1)
30–39	12 844	28	2·2 (1·5–3·1)	38·8 (11·1–246·7)
40–49	4203	23	5·5 (3·5–8·0)	155·0 (38·4–1066)
≥50	865	3	3·5 (0·8–9·0)	219·5 (28·2–2104)

*Adjusted for sex, age at cancer, calendar year of cancer, radiation dose to tail of pancreas, and chemotherapy.

Table 2: **Diabetes incidence, according to time since first cancer treatment and to attained age in a cohort of 2520 patients treated for a cancer during childhood**

Drugs were grouped into seven classes according to their known mechanisms of action in cells: vinca-alkaloids, antimetabolites, alkylating agents, anthracyclines, cytotoxic antibiotics, epipodophylotoxins, and other drugs. We did an analysis of the potential role of each drug. A detailed description of the chemotherapy received by the cohort has been published elsewhere.[10]

Statistical analysis

We used standard methods for a cohort analysis,[11] specifically the Cox's proportional hazards model and Poisson regression modelling. Attained age was used as the timescale in these two models, the date of entry being the date of cancer diagnosis plus 5 years, but the results remained similar when we used duration of follow-up from 5-year survival rather than attained age (data not shown). To use standard radiobiological models to model variation in the excess relative risk per Gy (ERR/Gy) across varying doses of radiation, we used Epicure software.[12] 95% CIs were estimated for parameters with the methods of maximum of likelihood.[13] Dose-response modification (interaction) factors were tested, with nested models. Analyses were systematically adjusted on calendar year of childhood cancer diagnosis, to control for variations in levels of ascertainment of diabetes. All statistical analyses were done with Epiwin software (version 1.81).

Role of the funding source

The sponsor of the study had no role in study design, data collection, data analysis, data interpretation, or writing of the report. The corresponding author had full access to all the data in the study and had final responsibility for the decision to submit for publication.

Results

4285 patients were identified from eight centres in France (3144 patients) and the UK (1141 patients), 89 of which were excluded because they were treated by brachytherapy (figure 1). Questionnaires were sent to 2094 (84%) of the 2091 French patients who were still alive, of whom 1875 (75%) returned the completed questionnaire by Dec 31, 2010. Of the 1132 UK patients, 155 had died at the time of this study and 663 (59%) of those alive returned the questionnaire. Of the

7 classes ttt chimio → analyses de leur rôle potentiel

ERR par Gray → epicure software

IC 95 %

interaction → modèle en niche

ajustement syst sur année diagno K

SPONSORS

• COX
• POISON

• Epicure + Epiwin software

	First cancer							Diabetes	
	n	Age at first cancer (years)	Radiation therapy	Mean radiation dose to the pancreas in (Gy)			Chemotherapy	n	Cumulative incidence by age 45 years (95% CI)
				Tail	Body	Head			
Nephroblastoma	602	2·8 (0–16)	418 (64%)	18·3	24·7	17·8	538 (89%)	30	14·7% (9·6–22·2)
Left kidney	295	2·9 (0–14)	204 (69%)	27·9	25·1	8·9	264 (89%)	24	25·2% (16·2–37·8)
Right kidney	279	2·8 (0–16)	201 (72%)	8·6	24·3	26·7	246 (88%)	6	3·4% (1·0–10·7)
Bilateral	28	1·4 (0–4)	13 (48%)	18·7	24·5	22·5	28(100%)	0	..
Neuroblastoma	363	1·5 (0–16)	196 (54%)	10·0	13·1	9·4	262 (72%)	6	3·2% (1·4–7·1)
Hodgkin's lymphoma	205	9·8 (0–16)	186 (91%)	6·3	11·6	6·2	159 (78%)	2	1·7% (0·4–7·6)
Non-Hodgkin lymphoma	282	7·6 (0–16)	158 (56%)	2·8	4·4	2·9	252 (89%)	5	2·1% (0·6–7·7)
Soft tissue sarcoma	296	6·1 (0–15)	188 (64%)	2·5	3·2	3·2	206 (70%)	5	3·5% (1·4–8·5)
Bone sarcoma	160	10·1 (0–16)	105 (66%)	2·0	2·8	2·6	123 (77%)	3	1·5% (0·4–5·9)
CNS tumour	316	6·9 (0–16)	248 (78%)	6·2	6·8	6·2	80 (25%)	8	5·0% (2·3–10·6)
Gonadal tumour	144	5·7 (0–16)	45 (31%)	15·7	24·2	15·2	85 (59%)	4	1·7% (0·4–7·0)
Retinoblastoma	76	1·5 (0–11)	59 (78%)	0·8	0·8	0·9	43 (57%)	0	..
Other first cancers	76	7·5 (0–16)	29 (38%)	4·5	5·2	3·4	32 (42%)	2	3·8% (1·0–14·3)
All cohort	2520	5·4 (0–16)	1632 (65%)	8·8	12·0	8·7	1780 (71%)	65	5·5% (4·1–7·4)

Table 3: **General characteristics of 2520 cancer survivors who sent back their questionnaire**

	No radiotherapy	Dose to the tail of the pancreas (Gy)				
		>0–0·9	1–9·9	10–19·9	20–29·9	≥30
N	888	741	380	189	171	151
Mean radiation dose (Gy)	0	0·2	4·6	14·9	24·2	36·5
All diabetes						
Patients with diabetes mellitus	5	10	14	11	15	10
Cumulative incidence (%) by age 45 years (95% CI)	1·3% (0·4–3·7)	2·2% (1·1–4·6)	4·3% (2·2–8·2)	12·7% (6·4–24·9)	25·7% (14·1–43·9)	16·3% (7·0–35·3)
Relative risk* (95% CI)	1 (reference)	1·8 (0·6–5·4)	3·9 (1·4–11·1)	6·8 (2·3–19·9)	11·4 (4·1–32·0)	8·7 (2·9–26·0)
BMI (kg/m²), mean (SD)	23 (4·0)	24 (4·9)	24 (4·6)	23 (4·2)	22 (3·6)	22 (4·2)
BMI-adjusted relative risk† (95% CI)	1 (reference)	1·7 (0·6–5·0)	3·8 (1·4–10·7)	7·0 (2·4–20·5)	12·6 (4·5–35·3)	9·9 (3·3–29·5)
Non-insulin dependent diabetes						
Number of patients	3	8	9	7	9	6
Relative risk* (95% CI)	1 (reference)	2·4 (0·7–9·4)	4·1 (1·1–15·2)	7·1 (1·8–27·8)	11·3 (3·0–42·2)	8·9 (2·2–35·7)
Insulin dependent diabetes						
Number of patients	2	2	5	4	6	4
Relative risk* (95% CI)	1 (reference)	0·9 (0·1–6·2)	3·8 (0·7–19·9)	6·5 (1·2–36·1)	11·9 (2·4–59·8)	8·8 (1·6–48·6)

BMI=body-mass index. *Adjusted for age at first cancer, calendar year of first cancer, sex, chemotherapy, and attained age. †Adjusted for age at cancer, calendar year of cancer, sex, chemotherapy, attained age, and BMI at time of self-questionnaire.

Table 4: **Diabetes according to the radiation dose to the tail of the pancreas in a cohort of 2520 patients treated for a first cancer during childhood**

2520 patients who responded, 1632 (65%) received radiotherapy (table 1).

For the 2520 patients who responded, median follow-up was 28 (IQR 24–35). 1078 (43%) of these patients had 30 years or more of follow-up, of whom 795 (74%) had received radiotherapy.

95 of the 2520 (4%) who returned a completed questionnaire reported diabetes, 15 (16%) were not confirmed by medical doctors and 15 (16%) were excluded because they were gestational diabetes only (figure 1). Of the 65 patients with confirmed diabetes, 58 (89%) were on medication, 12 (18%) used insulin only, 35 (54%) used oral medication only, and 11 (17%) used both. Although there was no information relating to antibody status, most cases were probably type 2 diabetes.

Diabetes occurred rarely before 20 years of age (table 2); thereafter the incidence increased strongly reaching a cumulative incidence of 5·5% (95% CI 4·1–7·5) by age 45 years (table 3). We recorded similar findings, with a minimal latency period of 20 years, when we considered duration of follow-up from 5-year survival as the timescale for analysis, rather than attained age (data not shown).

Of the 1538 patients who received radiotherapy and for whom the technical radiation therapy record was available, 1142 (74%) had received one treatment course, 295 (19%) received two, 70 (5%) received three, and 31 (2%) received between four and seven courses.

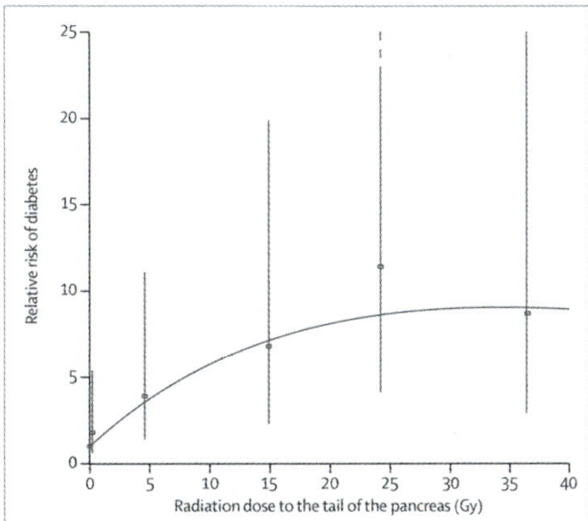

Figure 2: **Diabetes relative risk by average radiation dose to the tail of the pancreas**
Linear-exponential dose-response model for relative risk calculated as 1+0·65 dose exp (–0·03 dose). Vertical lines represent 95% CIs for relative risk. Adjusted for age and year of cancer, sex, chemotherapy, and attained age. Dotted line indicates that the upper limit of the confidence interval is above 25.

The mean dose of radiation to the body of pancreas for the 1632 patients who received radiotherapy was 12·0 Gy, whereas the mean dose to the tail or the head of the gland was 8·8 Gy (appendix shows the correlation between radiation doses to these various volumes of the pancreas).

See Online for appendix

Five (1%) of the 888 patients who had not received radiotherapy and 60 (4%) of the 1632 who had received radiotherapy developed diabetes. Of these 60, two (3%) had standardised radiation dose reconstruction because of missing radiotherapy records. The cumulative incidence of diabetes at age 45 years was 2·3% (95% CI 0·8–6·4) in patients who had not received radiation therapy and 6·6% (4·8–9·0) in those who had (p=0·0003).

When fitting the excess relative risk of diabetes as a linear function of radiation dose received by the tail of the pancreas during childhood cancer radiotherapy we noted strong evidence of effect (p<0·0001). When controlling for such a linear effect of radiation dose received by the tail of the pancreas, we detected no evidence that radiation received to the body (p=0·36) or to the head of the pancreas (p=0·82) were related to the risk of diabetes, and the radiation to the tail of the pancreas still had an effect (p=0·0008). Owing to collinearity, we were unable to include the radiation dose to all the three pancreatic volumes together in one model.

The relative risk of diabetes was 11·5 (95% CI 3·9–34) in patients who received 10 Gy or more to the tail of the pancreas and increased with increasing radiation dose to the tail up to 20–29 Gy and then reached a plateau (table 4). When modelling diabetes risk, a model including a linear term plus a negative exponential term for the plateau fitted data more adequately than did a purely linear model (p=0·009). In this linear-exponential model, the linear coefficient of dose was 0·65 (95% CI 0·23–1·70), leading to an estimated relative risk at 1 Gy of 1·61 (95% CI 1·21–2·68; figure 2). The addition of a quadratic term to take into account such departures from the linear-exponential model did not improve the fit to the data (p=0·84). The cumulative incidence of diabetes at the age of 45 years reached 16·3% (95% CI 10·9–24·0) in patients who had received more than 10 Gy to the tail of the pancreas (table 4).

We noted no reduction in the risk, for a specific radiation dose to the tail of the pancreas, when increasing the number of fractions (p>0·3, whatever the threshold considered between 10 and 30 fractions). Overall, the increase in diabetes risk per Gy to the tail of the pancreas remained similar (ERR/Gy 0·66, 95% CI 0·23–1·71) with adjustment for BMI, despite the strong independent effect of this index (p<0·0001).

Mean BMI at time of self-completion questionnaire was 23·6 kg/m² (SD 4·4). 215 (18%) women and 343 (26%) men were overweight (BMI≥25 kg/m² and <30 kg/m²), and 95 (8%) women and 98 (7%) men were obese (BMI>30 kg/m²). Overall, diabetes risk increased with increasing BMI at the time of the questionnaire (p=0·001, figure 3). The dose-response did not differ (p=0·12) between patients who were overweight or obese at time of questionnaire (0·91, 0·31–2·43) and those neither overweight nor obese (0·49, 0·14–1·38).

In patients who received radiotherapy, 27 (4%) of 768 girls developed diabetes and 33 (4%) of 864 boys. After adjustment for age and period of diagnosis, follow-up, and radiation dose to the tail of the pancreas, the incidence of diabetes was the same in both sexes (relative risk 1·0, 95% CI 0·6–1·6 for women *vs* men), and their sex did not significantly modify the dose response (p=0·34).

Diabetes was diagnosed in 25 (3%) of 739 patients who were younger than 2 years at time of cancer diagnosis. The increase per Gy was higher (p=0·018) in children younger than 2 years at time of radiotherapy (ERR/Gy 1·19, 95% CI 0·38–3·49) than in those who were older (0·46, 0·13–1·29), with adjustment for treatment country, type and date of diagnosis of cancer, attained age, and sex.

Diabetes incidence strongly varied according to the type of the childhood cancer; the cumulative incidence at 45 years of age was 14·7% (95% CI 9·6–22·2) in nephroblastoma survivors and 3·1% (2·1–4·6) in survivors of other cancers (table 3). These variations were explained by differences in age at radiotherapy and in radiation dose to the pancreas tail. Indeed, the excess of diabetes risk after nephroblastoma did not remain significant (relative risk 0·6, 95% CI 0·2–1·4) after adjustment for age at diagnosis and radiation dose received to the tail of the pancreas. Nevertheless, patients with nephroblastoma made up the majority of patients who received high radiation doses to the tail of the pancreas (figure 4), which raises some uncertainty relating to the attribution of cause.

Chemotherapy information was unavailable for 18 patients (1%). We noted no evidence of a significant role for chemotherapy overall in calculation of the risk of diabetes (relative risk 1·1, 95% CI 0·6–2·1), or for chemotherapy overall acting as a modifier of the dose-response for radiation (figure 3). There was no evidence that any specific drug or drug group (based on mechanism of action) was significantly related to the risk of diabetes (data not shown). 155 (6%) survivors had received asparaginase as a drug for the treatment of their cancer, of whom two (1%) later developed diabetes (relative risk 2·5, 95% CI 0·4–9·2) and only one survivor received streptomycin. The registration of corticosteroids administration during childhood cancer therapy was not systematic, and was registered for only 120 patients, of whom two later developed diabetes.

Patients who were overweight or obese at the time of questionnaire completion had received higher ($p=0·0007$) radiation dose to the pituitary gland and lower ($p=0·0009$) radiation dose to the body of the pancreas than had the remainder. The radiation dose received to these two anatomical sites did not have a role in the risk of diabetes ($p>0·5$), but the relations between these parameters are probably too complex to be satisfactorily addressed in our cohort, in view of the number of patients with diabetes.

The mean radiation dose to the pancreas tail received by the 23 patients with diabetes treated by insulin was 17·2 Gy (SD 13·7), which was similar ($p=0·40$) to that received by the 41 patients who had diabetes requiring only oral medication (13·8 Gy [SD 12·6]). The risk of both types of diabetes was strongly increased by increasing dose of radiation to the pancreas tail. The ERR/Gy was 0·79 (95% CI 0·13–3·92) for diabetes requiring insulin treatment, and was similar to that estimated for diabetes requiring only oral medication (ERR/Gy=0·60 [0·14–1·99]; table 4). Each of these two types of diabetes had a similar temporal pattern of incidence (figure 5). A young age at time of radiotherapy was a non-significant dose-response modifier for insulin dependent diabetes ($p=0·23$); the ERR/Gy was 1·12 (–0·95 to 6·59) in patients younger than 2 years at time of radiation therapy and 0·49 (–0·44 to 2·10) in those older. However, it was a significant dose response modifier for non-insulin dependent diabetes ($p=0·038$); the ERR/Gy was 1·31 (0·29–5·18) in patients younger than 2 years at time of radiation therapy and 0·46 (0·09–1·60) in older patients.

We assessed diabetes according to how it was diagnosed—either by screening or following presentation of clinical symptoms—for patients treated in France. The mean radiation dose received to the tail of the pancreas by the 25 patients in whom the diabetes was ascertained by screening was 12·3 Gy (SD 12·3), which was lower than the 18·9 Gy (SD 13·3) dose received by those whose diabetes was diagnosed following clinical symptoms ($p=0·031$). The incidence of these two types of diabetes strongly increased with increasing radiation dose to the tail of the pancreas (table 5). The ERR/Gy was 0·49

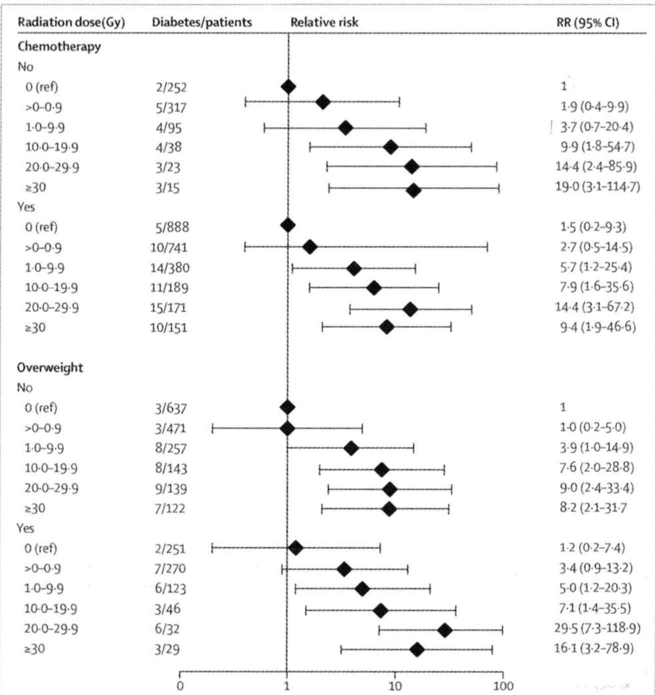

Figure 3: Relative risk and 95% CI of diabetes according to six categories of radiation dose to the tail of pancreas in patients having or not received chemotherapy and in patients being or not overweight at time of self-questionnaire response

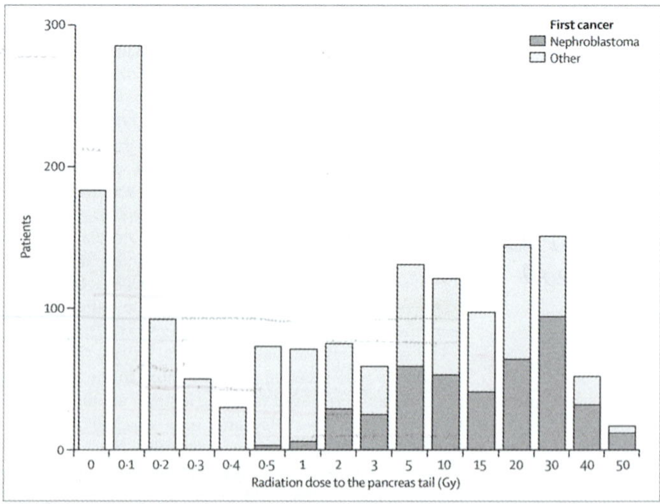

Figure 4: Radiation dose to the tail of the pancreas in nephroblastomas and other types of cancer

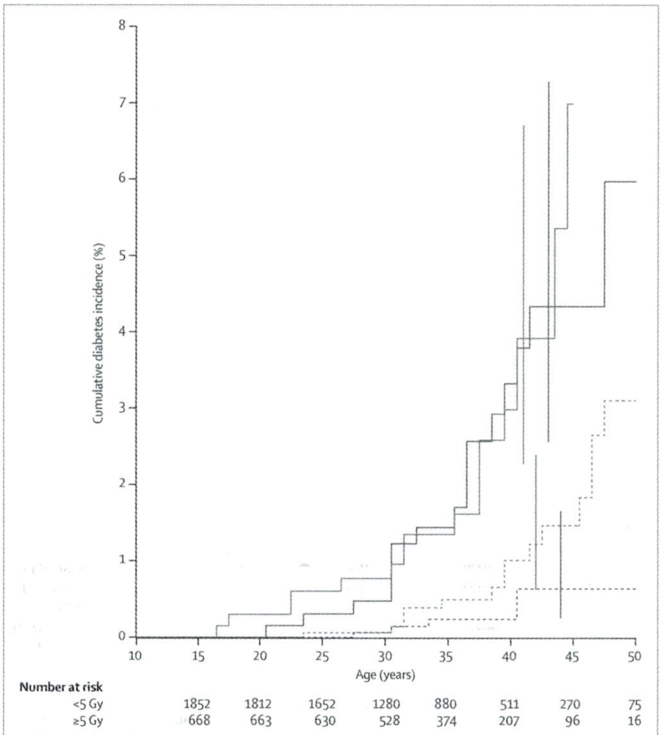

Figure 5: **Cumulative incidence of insulin dependent diabetes (red lines) and non-insulin dependent diabetes (blue lines) in patients having received no radiotherapy or less than 10 Gy to the tail of pancreas (dashed lines) or more (continuous lines)**
Vertical bars represent 95% CI.

(95% CI 0·13–2·38) for clinically ascertained diabetes, a value slightly lower than the ERR/Gy of 1·12 (0·29–4·67) estimated in those ascertained by screening (p=0·091).

Nine (14%) of the 65 diabetes cases occurred in patients treated in the UK. When we adjusted for age and radiation dose to the tail of the pancreas, patients treated in the UK were at similar risk of diabetes as those treated in French centres (relative risk 0·9, 95% CI 0·4–1·9).

Discussion

On the basis of a cohort of 2520 childhood cancer survivors followed up for a mean of 30 years, this study indicated that the risk of diabetes in adulthood strongly increased with rising radiation dose to the tail of the pancreas, where the islets of Langerhans are principally located.[14,15] This radiation-induced increase in risk remained similar with adjustment for BMI. The radiation dose received by other organs did not seem to play any part, despite our data suggesting that patients who received higher radiation dose to the pituitary gland had higher BMI. We noted no evidence of a role of chemotherapy considered overall or in groups based on method of action. Radiation had a role in diabetes ascertained by both screening and as a result of clinical symptoms, and in diabetes both treated with and without insulin.

Several factors reinforce our findings. This cohort was established from 1985 to 1995. Medical and treatment data were collected extensively during this period from medical and radiological records. Although Dos_EG software was last updated in 2006, new dosimetric estimations were generated for the whole cohort by running it in batches with patient and technical data collected between 1990 and 1995, without manual intervention. Consequently, the relation between the mean radiation dose and the risk of diabetes that we estimated is unlikely to be biased. peu de risque de biais !

By construction, this study included only patients having survived at least 20 years from a childhood cancer. About two-fifths of the patients from the initial cohort of 4285 childhood cancer survivors were not included in the analysis because they were either dead, treated by brachytherapy, or non-responders. Although diabetes is not a lethal disease when properly treated, and therefore ascertainment by self-completion questionnaire is unlikely to introduce bias to dose-response estimation, this high proportion of survivors not included in the analysis could have affected our results. Poorer general health is likely to be linked to diabetes, which could lead to higher mortality and could be linked to higher non-response. In our cohort, patients who died had received an average radiation dose to the tail of the pancreas about 40% higher than those who remained alive during

peu risque biais

décès = doses 40% + élevées

	No radiotherapy	Dose to the tail of the pancreas (Gy)				
		>0–0·9	1–9·9	10–19·9	20–29·9	≥30
Diabetes mellitus ascertained by screening						
Number of patients	2	4	9	8	7	1
Relative risk* (95% CI)	1 (reference)	1·4 (0·3–8·1)	4·9 (1·0–23·2)	10·5 (2·0–50·4)	10·8 (2·2–50·5)	2·0 (0·2–22·2)
Diabetes mellitus ascertained by clinical symptoms						
Number of patients	1	4	3	3	7	7
Relative risk* (95% CI)	1 (reference)	3·0 (0·3–27·6)	4·1 (0·4–39·6)	9·6 (1·1–93·9)	26·5 (3·1–220·3)	30·6 (3·7–252·4)

*Adjusted for age at cancer, calendar year at cancer, sex, chemotherapy, and attained age.

Table 5: **Diabetes according to the radiation dose to the tail of the pancreas in a cohort of 1849 patients treated in France for a first cancer during childhood**

follow-up. Nevertheless the very long latency period for diabetes occurrence that we recorded reduces the possibilities of bias by higher early mortality due to diabetes. Conversely, we noted no significant difference in radiation dose to the tail of the pancreas between survivors who replied or did not reply to the questionnaire. Reporting bias could nevertheless have occurred because of a health condition related to diabetes.

biais

Other limitations come from Dos_Eg software[6–8] used for radiation dose reconstruction, which estimates radiation dose to only three anatomical sites in pancreas, located in the centre of tail, body, and head; thus we were unable to provide dose volume histograms for these parts of the pancreas, which would be of interest for clinical practice. Additionally, radiation dose reconstruction did not use information delivered by modern imaging, which was not available for patients treated before 1986, and therefore dose estimates are less accurate than if based on information and images provided by modern imaging and treatment planning system data. Lastly, we were not able to provide risk estimates for typical abdominal radiation fields since we did not collect the information needed to undertake such classification.

We undertook an internal analysis only and did not include comparison with incidence observed in the general French and UK population, because diabetes reference rates sufficiently detailed by age and sex do not exist for the period covered by our study.

analyse interne

Childhood cancer survivors have a high risk of late effects, which include an increased risk of endocrine disease affecting the hypothalamus, the pituitary gland, gonadal and thyroid functions, and glucose homoeostasis.

We were not able to confirm the role or L-asparginase on the risk of diabetes that was suggested by previous studies[16,17] because our study did not include survivors of leukaemia, and only 155 patients received this drug; therefore the power of our study was low. Similarly, only 120 patients were registered as having received corticosteroids in our cohort, and we were not able to confirm a role of corticosteroids in the risk of diabetes.[18]

MANQUE PUISSANCE

The role of abdominal radiotherapy in the risk of diabetes has previously been assessed in a French study[19,20] and in the large CCSS,[4] in which the incidence of diabetes was higher in patients younger at time of radiotherapy,[4] which we confirm in this study. Earlier studies have also shown a three to eight times increase in diabetes risk following total body irradiation with allogeneic haemopoietic cell transplantation,[21] or abdominal irradiation.[4,22,23] Survivors of bone marrow transplantation are at high risk of insulin resistance, impaired glucose tolerance, and diabetes, even at a normal weight and at a young age.[24] We are not able to assess the role of graft-versus-host reaction because this information was not systematically registered in our cohort, but there were very few survivors of treatment involving transplantation in our cohort anyway because of the range of treatment years included. Our cohort did not include leukaemia survivors, who are at high risk of obesity and diabetes.[4]

To our knowledge, this study provided the first estimation of a dose-response between radiation dose to the tail of the pancreas and the risk of subsequent diabetes mellitus (panel). Our finding of the specificity of the radiation dose to the tail of the pancreas rather to the body or head is plausibly explained by the fact that the islets of Langherans concentration is higher in the tail than in the body and head of the pancreas.[14,15] however, our finding of a similar radiation dose-response for non-insulin dependent and insulin dependent diabetes has to be confirmed because it is based on small numbers.

→ à confirmer

Radiation therapy techniques have changed since 1986, and therefore our findings of radiotherapy as a diabetes risk factor may not be applied to children treated more recently. However, doses and dose rates have not substantially changed since this time, and there is no clear reason why the relation between pancreas radiation dose and diabetes risk that we estimated should not apply to patients treated more recently.

Our investigation emphasises the importance of long term follow-up of childhood cancer survivors; almost no diabetes mellitus was seen in our cohort, or those of others, before 20 years of follow up.[19] It emphasises the need for contouring the pancreas when planning radiation therapy to achieve as low as possible radiation dose to this organ, and certainly not exceeding a few Gy.

Panel: Research in context

Systematic review

We searched PubMed for reports published before 2012, with the search terms "diabetes" and "radiation induced" (120 articles), or "diabetes", "radiotherapy", and "complication" (73 articles). We did not limit our search by language. Three studies reported a possible increase of diabetes incidence in survivors of atomic bombings and in children living in areas highly contaminated by the Chernobyl nuclear accident, but the results were poorly documented and did not investigate the dose-response with radiation received by the pancreas. The other 190 studies reported unrelated findings, or investigated diabetes mellitus as a cofactor or a confounder in the relation between exposure to radiation and other outcomes such as cardiovascular pathologies, retinopathies, or other eye diseases. We therefore decided to study, in a cohort of childhood cancer survivors followed up since 1995, the connection between radiation dose received by the pancreas during radiotherapy and the risk of later occurrence of diabetes.

Interpretation

Our findings indicate that the pancreas is an organ at risk during radiation therapy and has to be contoured when planning treatment, to ensure a radiation dose of as low as possible. We established the relation between the radiation dose to the pancreas and the risk of diabetes. Although we assessed childhood cancer survivors, and outcomes were more significant in infants than in older children, the findings could also be generalisable to adults undergoing radiotherapy. Until now, the pancreas was one of the few organs not considered at risk of normal tissue complication in the French and the UK national guidelines for cancer radiation therapy. Our findings emphasise the need to test for glucose tolerance in all patients with a history of abdominal radiation therapy to enable the early detection of diabetes.

Articles

Contributors

FDV had full access to all the data in the study, did the statistical analysis, takes the responsibility of the integrity of the data and the accuracy of the data analysis, and wrote the report. CE-F, MH, ID, and OO contributed to the conception and the design of the study. CE-F, FFBA, NH, CG, AJ, DW, CT-T and CV contributed to the collection of data. MH, OO, CT-T, HP, and MS contributed to the interpretation of data, intellectual content, and critical revisions of the paper. All authors commented on the draft of the report.

Conflicts of interest

This study was completely independent of any pharmaceutical company or other commercial interest. INSERM Unit 1018 received funding from Electricity de France for research in radiation epidemiology. We declare that we have no conflicts of interest.

Acknowledgments

This study was funded by the Ligue Nationale Contre le Cancer (LNCC), the Institut de Recherche en Santé Publique (IRESP), the Programme Hospitalier de Recherche Clinique (PHRC), the Institut National du Cancer (INCA), the Agence Française de Sécurité Sanitaire et des Produits de Santé (AFSSAPS), and Fondation Pfizer pour la santé de l'enfant et de l'adolescent.

References

1 UN. Effects of ionizing radiation. Annex B: Epidemiological evaluation of cardiovascular disease and other non-cancer diseases following radiation exposure. United Nations Scientific Committee on the Effects of Atomic Radiation. UNSCEAR 2006. Report to the general assembly, with annexes. New York: United Nations Sales Publications, 2008.

2 Shimizu Y, Kodama K, Nishi N, et al. Radiation exposure and circulatory disease risk: Hiroshima and Nagasaki atomic bomb survivor data, 1950–2003. *BMJ* 2010; **340:** b5349.

3 ICRP. Risk estimation for multifactorial diseases. A report of the International Commission on Radiological Protection. *Ann ICRP* 1999; **29:** 1–144.

4 Meacham LR, Sklar CA, Li S, et al. Diabetes mellitus in long-term survivors of childhood cancer. Increased risk associated with radiation therapy: a report for the childhood cancer survivor study. *Arch Intern Med* 2009; **169:** 1381–88.

5 Hawkins MM, Lancashire ER, Winter DL, et al. The British Childhood Cancer Survivor Study: objectives, methods, population structure, response rates and initial descriptive information. *Pediatr Blood Cancer* 2008; **50:** 1018–25.

6 Diallo I, Lamon A, Shamsaldin A, Grimaud E, de Vathaire F, Chavaudra J. Estimation of the radiation dose delivered to any point outside the target volume per patient treated with external beam radiotherapy. *Radiother Oncol* 1996; **38:** 269–97.

7 Shamsaldin A, Grimaud E, Hardiman C, Diallo I, de Vathaire F, Chavaudra J. Dose distribution throughout the body from radiotherapy for Hodgkin's diseases in childhood. *Radiother Oncol* 1998; **49:** 85–90.

8 François P, Beurtheret C, Dutreix A, de Vathaire F. A mathematical child phantom for the calculation of dose to the organs at risk. *Med Phys* 1988; **15:** 328–33.

9 Christy M. Active bone marrow distribution as a function of age in humans. *Phys Med Biol* 1981; **26:** 389–400.

10 de Vathaire F, Hawkins M, Campbell S, et al. Second malignant neoplasms after a first cancer in childhood: temporal pattern of risk according to type of treatment. *Br J Cancer* 1999; **79:** 1884–93.

11 Breslow NE, Day NE. Statistical methods in cancer research. The design and analysis of cohort studies. (IARC Scientific Publication N°82). Lyon: International Agency for Research on Cancer, 1987.

12 Preston DL, Lubin JH, Pierce DA. EPICURE user's guide. Seattle: Hirosoft International Corporation, 1993.

13 Moolgavkar SH, Venzon DJ. A method for computing profile likelihood based confidence bounds. *Ann Statist* 1987; **15:** 346–59.

14 Bosco D, Armanet M, Morel P, et al. Unique Arrangement of alpha- and beta-cells in human islets of Langerhans. *Diabetes* 2010; **59:** 1202–10.

15 Wittingen J, Frey CF. Islet concentration in the head, body, tail and uncinate process of the pancreas. *Ann Surg* 1974; **179:** 412–14.

16 Alves C, Chaves C, Souza M. Transient diabetes mellitus related to L-asparaginase therapy. *Arq Bras Endocrinol Metabol* 2007; **51:** 635–38.

17 Nagura E, Kimura K, Yamada K, et al. Nation-wide randomized comparative study of doxorubicin, vincristine and prednisolone combination therapy with and without L-asparaginase for adult acute lymphoblastic leukemia. *Cancer Chemother Pharmacol* 1994; **33:** 359–65.

18 Darzy KH, Shalet SM. Hypopituitarism following radiotherapy revisited. *Endocr Dev* 2009; **15:** 1–24.

19 Teinturier C, Tournade MF, Caillat-Zucman S, et al. Diabetes mellitus after abdominal radiation therapy. *Lancet* 1995; **346:** 633–34.

20 Hawkins MM, Robertson CM, Edge JA, Neil HA. Is risk of diabetes mellitus increased after abdominal radiotherapy? *Lancet* 1996; **347:** 539–40.

21 Baker KS, Ness KK, Steinberger J, et al. Diabetes, hypertension, and cardiovascular events in survivors of hematopoietic cell transplantation: a report from the bone marrow transplantation survivor study. *Blood* 2007; **109:** 1765–72.

22 Meacham LR, Chow EJ, Ness KK, et al. Cardiovascular risk factors in adult survivors of pediatric cancer—a report from the childhood cancer survivor study. *Cancer Epidemiol Biomarkers Prev* 2010; **19:** 170–81.

23 Geenen MM, Bakker PJ, Kremer LC, Kastelein JJ, van Leeuwen FE. Increased prevalence of risk factors for cardiovascular disease in long-term survivors of acute lymphoblastic leukemia and Wilms tumor treated with radiotherapy. *Pediatr Blood Cancer* 2010; **55:** 690–97.

24 Taskinen M, Saarinen-Pihkala UM, Hovi L, Lipsanen-Nyman M. Impaired glucose tolerance and dyslipidaemia as late effects after bone-marrow transplantation in childhood. *Lancet* 2000; **356:** 993–97.

25 Darby SC, Cutter DJ, Boerma M, et al. Radiation related heart disease: current knowledge and future prospects. *Int J Radiat Oncol Biol Phys* 2010; **76:** 656–65.

CHAPITRE
9

A randomized trial of laparoscopic *versus* open surgery for rectal cancer

Questions sur l'article 6

Question 1 – QCM
Selon les auteurs, qu'est-ce qui a justifié cette nouvelle étude ?

A les études précédentes n'avaient pas des niveaux de preuves suffisants pour formuler des recommandations
B la chirurgie cœlioscopique a progressivement remplacé la chirurgie ouverte pour le traitement des cancers du rectum et ses résultats méritent d'être évalués
C les études antérieures n'étaient pas multicentriques
D les critères d'éligibilité des études antérieures étaient trop limitatifs
E les preuves de la non-infériorité de la chirurgie cœlioscopique par rapport à la chirurgie ouverte, restaient insuffisantes, notamment en termes de survie(s), dans le traitement du cancer du rectum

Question 2 – QCM
Sur le plan méthodologique, il s'agit d'une étude :

A observationnelle
B randomisée
C en double aveugle
D de supériorité
E rétrospective

Question 3 – QCM
Quelle(s) est (sont) la (les) caractéristique(s) de la randomisation de cette étude ?

A la randomisation a été réalisée avec un ratio 2:1
B la randomisation était stratifiée sur la localisation du cancer
C la randomisation était centralisée
D la liste de tirage au sort générée était stratifiée sur le centre participant
E la randomisation était vraisemblablement équilibrée

Question 4 – QCM
Le critère de jugement principal de l'étude est un critère :

A composite
B intermédiaire
C subjectif
D identique pour les deux bras de l'essai
E évalué par des investigateurs en aveugle du bras de l'essai

Question 5 – QCM
Quelle(s) est (sont) la (les) caractéristique(s) de l'analyse statistique du critère de jugement principal ?

A l'estimation ponctuelle de la différence d'incidence du critère de récidive locorégionale est encadrée par un intervalle de confiance bilatéral à 90 %
B l'analyse principale a été réalisée en intention de traiter
C avec les informations rapportées, une puissance de 80 % était obtenue avec 1 000 sujets inclus dans les groupes, dans une proportion de 2 pour 1
D la marge de non-infériorité était fixée à 5 points de pourcentage pour la différence d'incidence du critère de récidive locorégionale de la chirurgie laparoscopique par rapport à la chirurgie ouverte
E une analyse supplémentaire a été réalisée en per-protocole

Question 6 – QCM
À propos du flux des patients dans l'étude :

A le recrutement des patients a été réalisé entre janvier 2004 et mai 2010
B la *figure 1* suggère qu'il s'agissait d'un essai en cross-over
C 692 patients du bras laparoscopie ont été inclus dans l'analyse en intention de traiter
D 697 patients ont été inclus dans le groupe laparoscopie dans l'analyse en traitement reçu
E l'information sur le critère de jugement principal à 3 ans n'était pas disponible pour 26 % des patients analysés en intention de traiter

Question 7 – QCM
À propos de la découverte de métastases à distance :

A la proportion de patients exclus en raison de la découverte d'une métastase à distance est peu différente dans les deux bras de l'essai

B les patients avec une métastase à distance découverte en per-opératoire n'auraient pas dû être randomisés
C les patients avec une métastase à distance découverte en per-opératoire auraient dû être analysés dans leur groupe de randomisation initial
D le délai de découverte des métastases à distance aurait dû être explicité
E la chirurgie ouverte permet une meilleure visualisation des métastases à distance que la chirurgie cœlioscopique

Question 8 – QCM

D'après le *tableau 1* :

A les patients ont été correctement appariés entre les deux bras de l'essai
B la proportion des données manquantes est significativement plus élevée dans le bras laparoscopie
C la distribution des caractéristiques à l'inclusion est homogène entre les deux bras de l'essai
D le déséquilibre de l'effectif de patients entre les deux bras de l'essai témoigne d'un probable effet centre
E le nombre de ganglions prélevés (« *lymph nodes harvested* ») est supérieur ou égal à 10 chez tous les patients des deux bras de l'essai

Question 9 – QCM

Les limites de la chirurgie laparoscopique sont :

A la nécessité de maîtriser cette technique
B une durée de procédure plus longue de 52 minutes comparativement à la chirurgie ouverte
C une durée de séjour prolongée d'un jour comparativement à la chirurgie ouverte
D une incidence plus élevée de fuites anastomotiques comparativement à la chirurgie ouverte
E la conversion en chirurgie ouverte pour 16 % des patients

Question 10 – QCM

En analyse en intention de traiter :

A l'estimation ponctuelle de l'incidence de la récidive locorégionale à 3 ans était de 5 % dans les deux bras de l'essai
B l'estimation ponctuelle de la différence d'incidence de la récidive locorégionale à 3 ans entre les deux bras de l'essai était donc de 0 %
C la borne supérieure de l'intervalle de confiance bilatéral à 90 % de la différence d'incidence de la récidive locorégionale à 3 ans entre les deux bras de l'essai était de + 2,6 %
D l'estimation ponctuelle de l'incidence de la récidive locorégionale à 3 ans dans le bras laparoscopie était fortuitement égale à la marge de non-infériorité de l'essai
E l'incidence de la récidive locorégionale à 3 ans observée dans le bras laparoscopie (31 patients) est double de celle observée dans le bras de chirurgie ouverte (15 patients)

Question 11 – QCM

À propos de la *figure 2* :

A il s'agit de courbes de survie établies par la méthode de Kaplan-Meier
B la survie médiane sans récidive est de 3 ans
C les sous-figures B, C et D correspondent à des analyses en sous-groupes
D chaque courbe représente l'estimation de la survie sans récidive en fonction du temps
E la décroissance des effectifs au cours du temps résulte des censures, des récidives locorégionales de cancer et des décès

Question 12 – QCM

À propos de la *figure 3* :

A la survie globale ne diffère pas significativement entre les deux bras de l'essai pour l'ensemble des patients
B le chevauchement des écarts-types des deux courbes indique qu'il n'y a pas de différence entre les deux bras de l'essai pour le sous-groupe des patients de stade II
C la survie globale est plus élevée dans le bras de chirurgie ouverte pour le sous-groupe des patients de stade I
D la survie globale est plus élevée dans le bras laparoscopie pour le sous-groupe des patients de stade III
E le bénéfice en termes de survie globale de la chirurgie laparoscopique comparativement à la chirurgie ouverte varie en fonction du stage du cancer du rectum

Question 13 – QCM

Qu'est-ce qui pourrait expliquer les résultats divergents entre l'étude COLOR II et les études antérieures ?

A les résultats à 3 ans de l'étude CLASICC ont été publiés en 2007
B les marges de résection chirurgicale des cancers étaient différentes entre les études COLOR II et COREAN
C la maîtrise technique de la chirurgie laparoscopique s'est améliorée au cours du temps
D la prévalence de la radio-chimiothérapie néoadjuvante différait entre les études COLOR II et COREAN
E la procédure ELAPE (*extralevatory abdominoperineal rectum extirpation*) était réalisée systématiquement dans l'étude COLOR II

Question 14 – QCM

Qu'est-ce qui limite la confiance dans les résultats de cette étude ?

A le caractère ouvert de l'étude
B l'absence de standardisation de l'imagerie permettant la classification de la localisation tumorale par rapport à la marge anale

C l'absence de centralisation de l'analyse anatomo-pathologique des pièces de résection chirurgicale
D la durée de la période de recrutement des patients
E le financement de l'étude par un industriel

Question 15 – QCM

Quelle(s) option(s) les résultats de cette étude permettent de proposer en réunion de concertation pluridisciplinaire pour les patients avec un adénocarcinome du rectum situé à moins de 15 cm de la mage anale et sans envahissement locorégional ni métastase à distance ?

A réserver la chirurgie cœlioscopique aux patients avec un cancer de stade III
B adresser ces patients à des opérateurs expérimentés en chirurgie cœlioscopique carcinologique du rectum
C contre-indiquer la chirurgie cœlioscopique aux patients avec un cancer de stade I
D ne pas proposer la chirurgie cœlioscopique pour ces patients, dans l'attente de la publication des résultats d'essais randomisés indépendants des industriels
E laisser aux patients le choix de la technique opératoire

The NEW ENGLAND JOURNAL of MEDICINE

ORIGINAL ARTICLE

A Randomized Trial of Laparoscopic versus Open Surgery for Rectal Cancer

H. Jaap Bonjer, M.D., Ph.D., Charlotte L. Deijen, M.D., Gabor A. Abis, M.D., Miguel A. Cuesta, M.D., Ph.D., Martijn H.G.M. van der Pas, M.D., Elly S.M. de Lange-de Klerk, M.D., Ph.D., Antonio M. Lacy, M.D., Ph.D., Willem A. Bemelman, M.D., Ph.D., John Andersson, M.D., Eva Angenete, M.D., Ph.D., Jacob Rosenberg, M.D., Ph.D., Alois Fuerst, M.D., Ph.D., and Eva Haglind, M.D., Ph.D., for the COLOR II Study Group*

ABSTRACT

BACKGROUND

Laparoscopic resection of colorectal cancer is widely used. However, robust evidence to conclude that laparoscopic surgery and open surgery have similar outcomes in rectal cancer is lacking. A trial was designed to compare 3-year rates of cancer recurrence in the pelvic or perineal area (locoregional recurrence) and survival after laparoscopic and open resection of rectal cancer.

METHODS

In this international trial conducted in 30 hospitals, we randomly assigned patients with a solitary adenocarcinoma of the rectum within 15 cm of the anal verge, not invading adjacent tissues, and without distant metastases to undergo either laparoscopic or open surgery in a 2:1 ratio. The primary end point was locoregional recurrence 3 years after the index surgery. Secondary end points included disease-free and overall survival.

RESULTS

A total of 1044 patients were included (699 in the laparoscopic-surgery group and 345 in the open-surgery group). At 3 years, the locoregional recurrence rate was 5.0% in the two groups (difference, 0 percentage points; 90% confidence interval [CI], −2.6 to 2.6). Disease-free survival rates were 74.8% in the laparoscopic-surgery group and 70.8% in the open-surgery group (difference, 4.0 percentage points; 95% CI, −1.9 to 9.9). Overall survival rates were 86.7% in the laparoscopic-surgery group and 83.6% in the open-surgery group (difference, 3.1 percentage points; 95% CI, −1.6 to 7.8).

CONCLUSIONS

Laparoscopic surgery in patients with rectal cancer was associated with rates of locoregional recurrence and disease-free and overall survival similar to those for open surgery. (Funded by Ethicon Endo-Surgery Europe and others; COLOR II ClinicalTrials.gov number, NCT00297791.)

From VU University Medical Center (H.J.B., C.L.D., G.A.A., M.A.C., M.H.G.M.P., E.S.M.L.-K.) and Amsterdam Medical Center (W.A.B.) — both in Amsterdam; Hospital Clinic I Provincial de Barcelona, Barcelona (A.M.L.); the Department of Surgery, Institute of Clinical Sciences, Sahlgrenska Academy, University of Gothenburg, Sahlgrenska University Hospital–Östra, Gothenburg, Sweden (J.A., E.A., E.H.); Herlev Hospital, Department of Surgery, University of Copenhagen, Copenhagen (J.R.); and Caritas Krankenhaus St. Josef, Regensburg, Germany (A.F.). Address reprint requests to Dr. Bonjer at VU University Medical Center, Department of Surgery, De Boelelaan 1117, 1081 HV Amsterdam, the Netherlands, or at j.bonjer@vumc.nl.

*A complete list of members of the Colorectal Cancer Laparoscopic or Open Resection (COLOR) II Study Group is provided in the Supplementary Appendix, available at NEJM.org.

N Engl J Med 2015;372:1324-32.
DOI: 10.1056/NEJMoa1414882

122

COLORECTAL CANCER IS THE THIRD MOST common cancer worldwide and accounts for nearly 1.4 million new cases and 694,000 deaths per year. Approximately one third of all colorectal cancers are localized in the rectum.[1-4] Less than a half century ago, rectal cancer had a poor prognosis, with cancer recurrence rates in the pelvic or perineal area (locoregional recurrence) of up to 40% and 5-year survival rates after surgical resection of less than 50%.[5,6] In the 1980s, Heald and Ryall[6] introduced a new surgical technique of complete removal of the fatty envelope surrounding the rectum (mesorectum), called total mesorectal excision. The adoption of total mesorectal excision combined with neoadjuvant chemoradiotherapy in selected patients has reduced locoregional recurrence rates to below 10% and improved cancer-free survival rates to more than 70%.[7-10]

Laparoscopic surgery has progressively replaced open colonic surgery in recent decades owing to favorable short-term outcomes, such as less pain, reduced blood loss, and improved recovery time.[11] Initially, there was concern regarding the safety of laparoscopic colectomy after reports of cancer recurrence in the abdominal wall.[12,13] In various trials in which patients with colon cancer were randomly assigned to undergo either open or laparoscopic surgery, evidence was obtained that laparoscopic surgery was associated with similar disease-free and overall survival rates as open surgery.[14,15] However, evidence is lacking from large, randomized clinical trials indicating that survival after laparoscopic resection of rectal cancer is not inferior to open surgery. We previously reported that laparoscopic surgery in patients with rectal cancer was associated with similar surgical safety and improved recovery time, as compared with open surgery.[16] In the Colorectal Cancer Laparoscopic or Open Resection (COLOR) II trial, we report the long-term rates of locoregional recurrence and survival in patients who were randomly assigned to undergo one of the two procedures.

METHODS

STUDY DESIGN AND OVERSIGHT

The COLOR II trial was a noninferiority, open-label, multicenter trial conducted at 30 centers in 8 countries. The study was designed by members of the protocol committee. The local investigators and the trial manager gathered the data. The authors analyzed the data and vouch for the accuracy of the data and the analyses and the fidelity of the study to the protocol (available with the full text of this article at NEJM.org). The authors wrote the manuscript and made the decision to submit the manuscript for publication. The sponsor of the study, Ethicon Endo-Surgery Europe (a subsidiary of Johnson & Johnson), had no role in the study design, data gathering, analyses and interpretation, or writing of the manuscript.

PATIENTS

Patients with a solitary adenocarcinoma of the rectum within 15 cm from the anal verge without distant metastases who were candidates for elective surgery were eligible for inclusion. The localization of the tumor was categorized as the upper rectum (distal border of tumor, 10 to 15 cm from the anal verge), middle rectum (5 to 10 cm from the anal verge), or lower rectum (<5 cm from the anal verge). Patients with T4 tumors or T3 tumors within 2 mm of the endopelvic fascia, as determined on computed tomography (CT) or magnetic resonance imaging (MRI), were excluded. Other exclusion criteria have been reported previously.[16] The study was approved by the institutional review board at each participating center. All patients provided written informed consent.

RANDOMIZATION

Randomization was performed at the patient level. Laparoscopic and open surgery were performed at all participating centers. Eligible patients were randomly assigned in a 2:1 ratio to undergo either laparoscopy or open surgery according to a list of randomization numbers with treatment assignments. This list was computer-generated, with stratification according to hospital, tumor location, and the presence or absence of preoperative radiotherapy. An Internet application allowed central randomization.

PROCEDURES AND QUALITY CONTROL

The use of neoadjuvant therapy was determined by multidisciplinary cancer boards at each participating hospital, according to local standards, without differences between the laparoscopic-surgery group and the open-surgery group. All procedures were required to comply with the principles of total mesorectal excision or partial mesorectal excision if the cancer was located in the upper part of the rectum.[6]

The selection of centers for participation in

the trial was based on stringent quality assessment by the study management committee to confirm the use of proper surgical technique. Unedited recordings of five consecutive laparoscopic total mesorectal excisions were evaluated. The respective pathology reports of these five consecutive cases were reviewed to confirm completeness of the specimens. Pathologists adhered to standardized processing and assessment of specimens, as described in detail in the trial protocol, to ensure accurate reporting by all participating centers.[16] The circumferential resection margin was defined as "involved" when tumor cells were present within 2 mm from the lateral surface of the mesorectum.

END POINTS

The primary end point was locoregional recurrence 3 years after the index surgery. Secondary end points included disease-free and overall survival.

FOLLOW-UP

Minimal required follow-up included annual clinical examinations for 5 years after surgery. Three years after the index surgery, CT or MRI of the pelvis combined with imaging of the liver and the chest were performed. Recurrent disease was defined as the presence of locoregional recurrence, the presence of distant metastases, or death from rectal cancer.

STATISTICAL ANALYSIS

We used the Kaplan–Meier method to estimate the difference in recurrence rates between the two study groups at 3 years postoperatively. Laparoscopic surgery was considered to be noninferior to open surgery if the one-sided 95% confidence interval for the difference in locoregional recurrence rates excluded an absolute difference of 5 percentage points or more. With 1000 patients who could be evaluated at a ratio of 2:1, the power of the noninferiority test was 80% at a locoregional recurrence rate of 10% in the open-surgery group.

All analyses were performed on an intention-to-treat basis. We used the Kaplan–Meier method to compare rates of recurrence, disease-free survival, and overall survival at 3 years. The one-sided 95% confidence interval for the between-group difference in locoregional recurrence corresponds to the upper limit of the two-sided 90% confidence interval for this difference. For survival rates, two-sided 95% confidence intervals were calculated. In addition, we performed as-treated analyses for locoregional recurrence, disease-free survival, and overall survival.

RESULTS

PATIENTS

From January 2004 through May 2010, a total of 1103 patients with rectal cancer underwent randomization. Of these patients, 739 were assigned to undergo laparoscopic surgery and 364 to undergo open surgery. After the exclusion of 59 patients following randomization, 1044 patients (699 in the laparoscopic-surgery group and 345 patients in the open-surgery group) were included in the analysis (Fig. 1). In total, 1036 patients were included in the long-term analyses.

At the 3-year follow-up, data were available for 771 patients (74%) regarding locoregional recurrence, 923 (89%) regarding disease-free survival, and 903 (87%) regarding overall survival. The clinical characteristics of the patients were similar in the two groups, as were the proportions of patients who received neoadjuvant chemoradiotherapy (Table 1).

SHORT-TERM OUTCOMES

Five patients who were randomly assigned to the open-surgery group underwent laparoscopic surgery. Of these patients, three requested laparoscopic surgery after randomization, and the reason for crossover was unknown for the other two patients. In addition, seven patients in the laparoscopic-surgery group underwent open surgery: one owing to poor pulmonary condition, five because no laparoscopic surgeon was available, and one for an unknown reason. A total of 86% of laparoscopic and open procedures were performed by surgeons who had performed both laparoscopic and open surgeries for rectal cancer. The conversion rate from laparoscopic surgery to open surgery was 16%. In the laparoscopic-surgery group, the operating time was 52 minutes longer, bowel function returned 1 day earlier, and the hospital stay was 1 day shorter than in the open-surgery group. There were no significant differences in the rates of anastomotic leaking, complication, or death.[16]

PATHOLOGICAL ANALYSES

There were no significant between-group differences for all lesions with respect to macroscopic

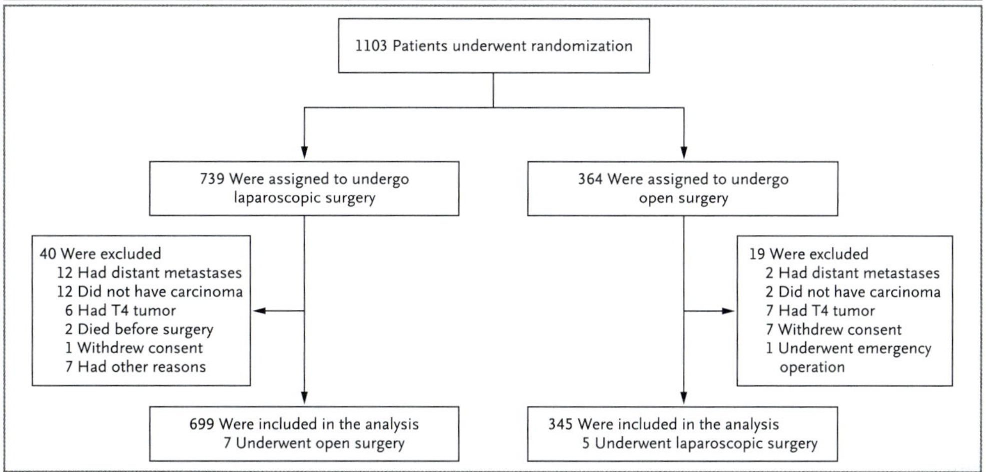

Figure 1. Enrollment and Outcomes.

completeness of the mesorectum, involved circumferential resection margins (Tables 1 and 2), or distal resection margins (median, 3.0 cm in the two groups).

LOCOREGIONAL RECURRENCE

At 3 years, the rate of locoregional recurrence was 5.0% in each of the study groups (31 patients in the laparoscopic-surgery group and 15 in the open-surgery group) (Table 2). The upper limit of the 90% confidence interval for the absolute between-group difference in the rate of locoregional recurrence (2.6 percentage points) was below the noninferiority margin of 5 percentage points. In the intention-to-treat analysis, rates of locoregional recurrence of upper rectal cancers were 3.5% in the laparoscopic-surgery group and 2.9% in the open-surgery group (difference, 0.6 percentage points; 90% CI, −2.9 to 4.1). In patients with middle rectal cancers, locoregional recurrence rates were 6.5% and 2.4%, respectively (difference, 4.1 percentage points; 90% CI, 0.7 to 7.5); in patients with lower rectal cancers, the rates were 4.4% and 11.7%, respectively (difference, −7.3 percentage points; 90% CI, −13.9 to −0.7).

In the as-treated analysis, the locoregional recurrence rates in patients with upper rectal cancers were 3.0% in the laparoscopic-surgery group and 3.9% in the open-surgery group (difference, −0.9 percentage points; 90% CI, −4.6 to 2.8). In patients with middle rectal cancers, locoregional recurrence rates were 5.7% and 4.1%, respectively (difference, 1.6 percentage points; 90% CI, −2.3 to 5.5); in patients with lower rectal cancers, the rates were 3.8% and 12.7%, respectively (difference −8.9 percentage points; 90% CI, −15.6 to −2.2). Among 46 patients with locoregional recurrence at 3 years, 27 patients had distant metastases as well.

DISEASE-FREE AND OVERALL SURVIVAL

At 3 years, the rate of disease-free survival was 74.8% in the laparoscopic-surgery group and 70.8% in the open-surgery group (difference, 4.0 percentage points; 95% CI, −1.9 to 9.9) (Fig. 2). In patients with stage I or II rectal cancer, rates of disease-free survival were similar in the two groups, whereas in patients with stage III disease, the rate of disease-free survival was 64.9% in the laparoscopic-surgery group and 52.0% in the open-surgery group (difference, 12.9 percentage points; 95% CI, 2.2 to 23.6).

At 3 years after surgery, 145 patients had died, accounting for an overall survival rate of 86.7% in the laparoscopic-surgery group and 83.6% in the open-surgery group (difference, 3.1 percentage points; 95% CI, −1.6 to 7.8) (Fig. 3). Overall survival rates according to disease stage were also similar in the two groups.

Distant metastases at 3 years after surgery were reported in 19.1% of the patients in the laparoscopic-surgery group and 22.1% of those in the open-surgery group, including one port-site metastasis in the laparoscopic-surgery group

Table 1. Clinical and Pathological Characteristics of the Patients at Baseline.*

Characteristic	Laparoscopic Surgery (N=699)	Open Surgery (N=345)
Sex — no. (%)		
Male	448 (64)	211 (61)
Female	251 (36)	134 (39)
Age — yr	66.8±10.5	65.8±10.9
American Society of Anesthesiologists classification — no. (%)		
I: healthy	156 (22)	65 (19)
II: mild systemic disease	386 (55)	211 (61)
III: severe systemic disease	131 (19)	61 (18)
IV: severe life-threatening systemic disease	5 (1)	1 (<1)
Missing data	21 (3)	7 (2)
Body-mass index†	26.1±4.5	26.5±4.7
Distance of tumor from anal verge — no. (%)		
Upper rectum: 10 to 15 cm	223 (32)	116 (34)
Middle rectum: 5 to <10 cm	273 (39)	136 (39)
Lower rectum: <5 cm	203 (29)	93 (27)
Clinical stage — no. (%)		
I	201 (29)	96 (28)
II	209 (30)	107 (31)
III	257 (37)	126 (37)
Missing data	32 (5)	16 (5)
Preoperative radiotherapy — no. (%)	412 (59)	199 (58)
Preoperative chemotherapy — no./total no. (%)	196/609 (32)	99/295 (34)
No residual tumor — no./total no. (%)‡	33/412 (8)	19/199 (10)
Pathological stage — no. (%)§		
I	231 (33)	107 (31)
II	180 (26)	91 (26)
III	233 (33)	125 (36)
IV	4 (1)	0
Missing data	18 (3)	3 (1)
Macroscopic completeness of resection — no. (%)		
Complete	589 (84)	303 (88)
Partially complete	58 (8)	19 (6)
Incomplete	19 (3)	9 (3)
Missing data	33 (5)	14 (4)
Lymph nodes harvested		
Median no. (IQR)	13 (10–18)	14 (10–19)
Missing data — no. (%)	16 (2)	4 (1)

* Plus–minus values are means ±SD. There were no significant differences between the groups. Percentages may not total 100 because of rounding. IQR denotes interquartile range.
† The body-mass index is the weight in kilograms divided by the square of the height in meters.
‡ The denominator is the number of patients who received preoperative radiotherapy.
§ The patients with no residual tumor were not included in the analysis of pathological stage.

and one tumor recurrence in the laparotomy wound in the open-surgery group.

DISCUSSION

In this trial, we compared the rates of locoregional recurrence of rectal cancer after laparoscopic or open resection. Locoregional recurrences were recorded in 5.0% of the patients in each of the two groups. In the Dutch trial of total mesorectal excision by Kapiteijn et al.,[8] among 1805 patients with rectal cancer who underwent open resection, the locoregional recurrence rate at 2 years was 5.3%, a rate similar to that in our study.

In the Conventional versus Laparoscopic-Assisted Surgery in Colorectal Cancer (CLASICC) trial, the first multicenter, randomized study to determine the effect of laparoscopic surgery on rectal-cancer outcomes involving 381 patients, the locoregional recurrence rate at 3 years was 9.7% after laparoscopic surgery and 10.1% after open surgery.[17] The presence of involved circumferential resection margins, which predispose patients to locoregional recurrence, were observed in 16% of the patients after laparoscopic surgery in the CLASICC trial, as compared with 10% of those in the laparoscopic-surgery group in our study.[18,19] Recently, in the Comparison of Open versus Laparoscopic Surgery for Mid or Low Rectal Cancer after Neoadjuvant Chemoradiotherapy (COREAN) study[10] involving 340 patients with cancer of the middle or lower rectum who had received preoperative chemoradiotherapy, rates of locoregional recurrence were 2.6% after laparoscopic surgery and 4.9% after open surgery. The presence of involved circumferential resection margins in the COREAN trial (2.9% after laparoscopic surgery and 4.1% after open surgery) were lower than those in our study.[20] However, we considered circumferential resection margins as being involved when tumor cells were present within 2 mm from the lateral surface of the mesorectum, whereas the COREAN study group used a 1-mm margin. The use of a 2-mm margin yields a higher rate of involved circumferential resection margins.[16]

In our study, laparoscopic surgery in patients with cancer in the lower third of the rectum was associated with a lower rate of involved circumferential resection margin and a lower locoregional recurrence rate than was open surgery. During laparoscopic surgery, narrow spaces such

Table 2. Involved Circumferential Resection Margin and Locoregional Recurrence.

Type of Lesion and Surgery	Involved Circumferential Resection Margin*		Locoregional Recurrence in Intention-to-Treat Population		Locoregional Recurrence in As-Treated Population	
	Patients with Finding†	Between-Group Difference‡	Rate	Between-Group Difference‡	Rate	Between-Group Difference‡
	no./total no. (%)	*percentage points (95% CI)*	*%*	*percentage points (90% CI)*	*%*	*percentage points (90% CI)*
All lesions						
Laparoscopic surgery	56/588 (10)	−0.5 (−4.9 to 3.5)	5.0	0.0 (−2.6 to 2.6)	4.3	−2.0 (−4.7 to 0.7)
Open surgery	30/300 (10)		5.0		6.3	
Upper rectal lesion						
Laparoscopic surgery	18/196 (9)	−0.1 (−8.2 to 6.4)	3.5	0.6 (−2.9 to 4.1)	3.0	−0.9 (−4.6 to 2.8)
Open surgery	9/97 (9)		2.9		3.9	
Middle rectal lesion						
Laparoscopic surgery	22/228 (10)	6.2 (0.1 to 11.2)	6.5	4.1 (0.7 to 7.5)	5.7	1.6 (−2.3 to 5.5)
Open surgery	4/115 (3)		2.4		4.1	
Lower rectal lesion						
Laparoscopic surgery	15/164 (9)	−12.4 (−23.2 to −3.0)	4.4	−7.3 (−13.9 to −0.7)	3.8	−8.9 (−15.6 to −2.2)
Open surgery	17/79 (22)		11.7		12.7	

* An involved circumferential resection margin was defined as the presence of tumor cells within 2 mm of the lateral surface of the mesorectum. This finding is a risk factor for locoregional recurrence (i.e., recurrence in the pelvic or perineal area).
† The denominator for the percentage calculation in this category was the number of patients without complete remission.
‡ Between-group differences were calculated by subtracting the percentage of patients with the finding in the open-surgery group from the percentage in the laparoscopic-surgery group.

as the lower pelvis are better visualized than in open surgery owing to the use of a laparoscope, which projects a magnified and well-illuminated image of the operative field on the monitors. A clear view is of paramount importance to accomplish a resection of the cancer with sufficient margins. As a result of tapering of the mesorectum at the level of the pelvic floor, tissue margins around low rectal cancers are smaller than those around tumors located in the middle or upper rectum, which predisposes such tumors to incomplete radical resection.[21] Therefore, a procedure called extralevatory abdominoperineal rectum extirpation (ELAPE), in which a part of the pelvic floor musculature is resected through a perineal approach, has been introduced. During the past decade, the ELAPE principle was introduced but was not included in the COLOR II study protocol.[22] However, the debate on the value of this technique continues.

The disease-free survival rates at 3 years in our study were 74.8% after laparoscopic surgery and 70.8% after open surgery, as compared with rates of 79.2% and 72.5%, respectively, during the same follow-up period in the COREAN study.[10] In our study, among patients with stage III disease, disease-free survival rates were 64.9% after laparoscopic surgery and 52.0% after open surgery. A similar finding was reported by Lacy and colleagues[15] among patients who underwent laparoscopic resection of lymph-node–positive colon cancers. These observations may confirm the experimental findings that less surgical trauma associated with the use of laparoscopic techniques reduces tumor recurrence.[23] In a study involving patients undergoing laparoscopic and open colonic resection, laparoscopic surgery was followed by attenuated stress responses and improved preservation of immune function.[24] Further studies are necessary to determine whether laparoscopic surgery for cancer is associated with improved survival.

The size of the cohort in our study allowed for the use of a noninferiority margin of 5 percentage points, whereas in the smaller COREAN trial, the noninferiority margin was 15 percentage points.[20] Since centers in eight countries in Europe, North America, and Asia participated in our study, the outcomes appear to be applicable to surgical practice in general.

Rectal-cancer surgery, regardless of which technique is used, is technically demanding and requires sufficient training to be performed safely. We verified the surgical quality of laparo-

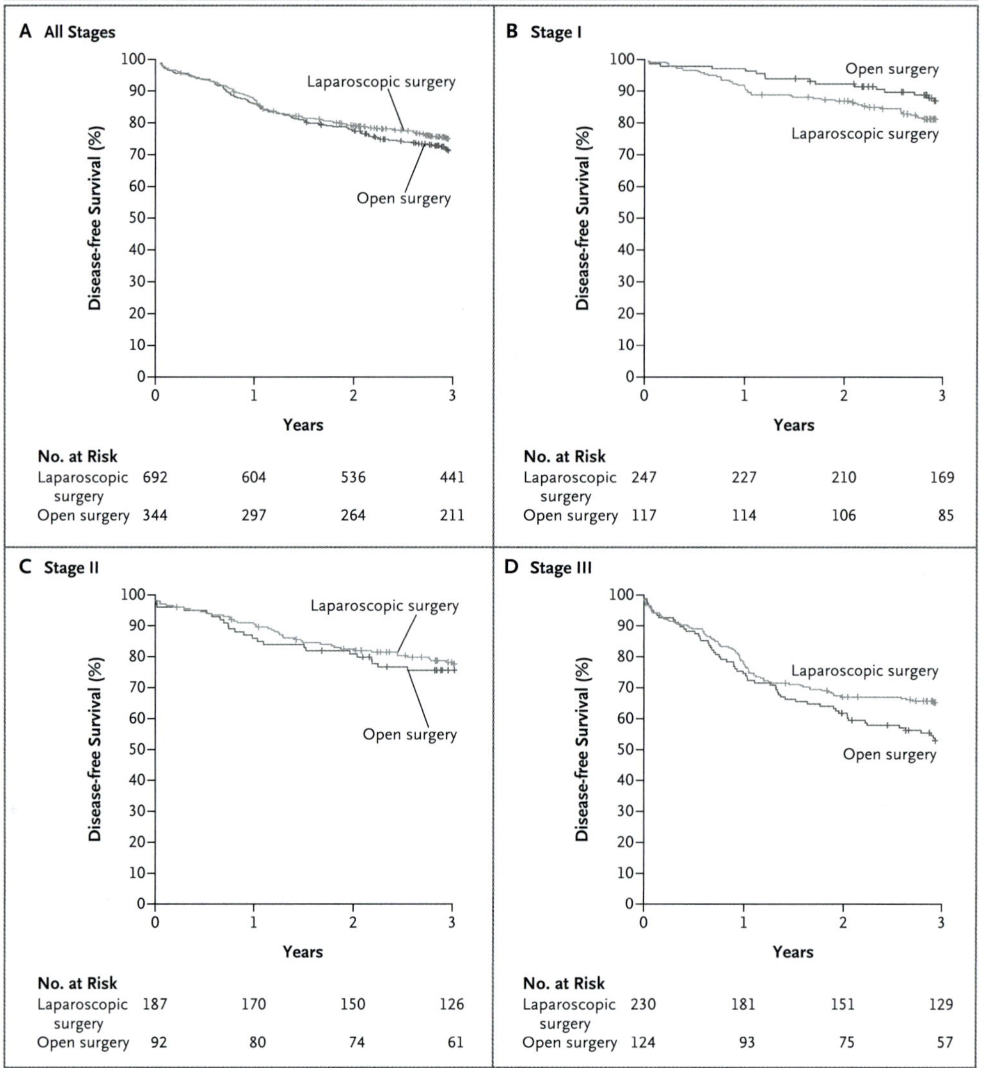

Figure 2. Disease-free Survival, According to Disease Stage.

scopic total mesorectal excision by reviewing unedited recordings of five consecutive laparoscopic procedures for each center. Laparoscopic surgical expertise is difficult to measure objectively but is reflected to a certain extent by operative time and conversion rate.[25] The median operating times for laparoscopic procedures were 240 minutes in our study and 245 minutes in the COREAN trial; the latter obviously was recorded by highly skilled surgeons, given the low conversion rate of only 1% in that study.[20] The conversion rate in our study remained 16% throughout the study period, whereas a decline in the conversion rate from 38% in the first year to 16% in the last year of the trial was reported by the CLASICC group.[19]

In our study, patients with T4 and T3 lesions within 2 mm of the endopelvic fascia were excluded because laparoscopic resection of these large tumors is very difficult and could result in less-than-complete resection with subsequent higher rates of locoregional recurrence. There-

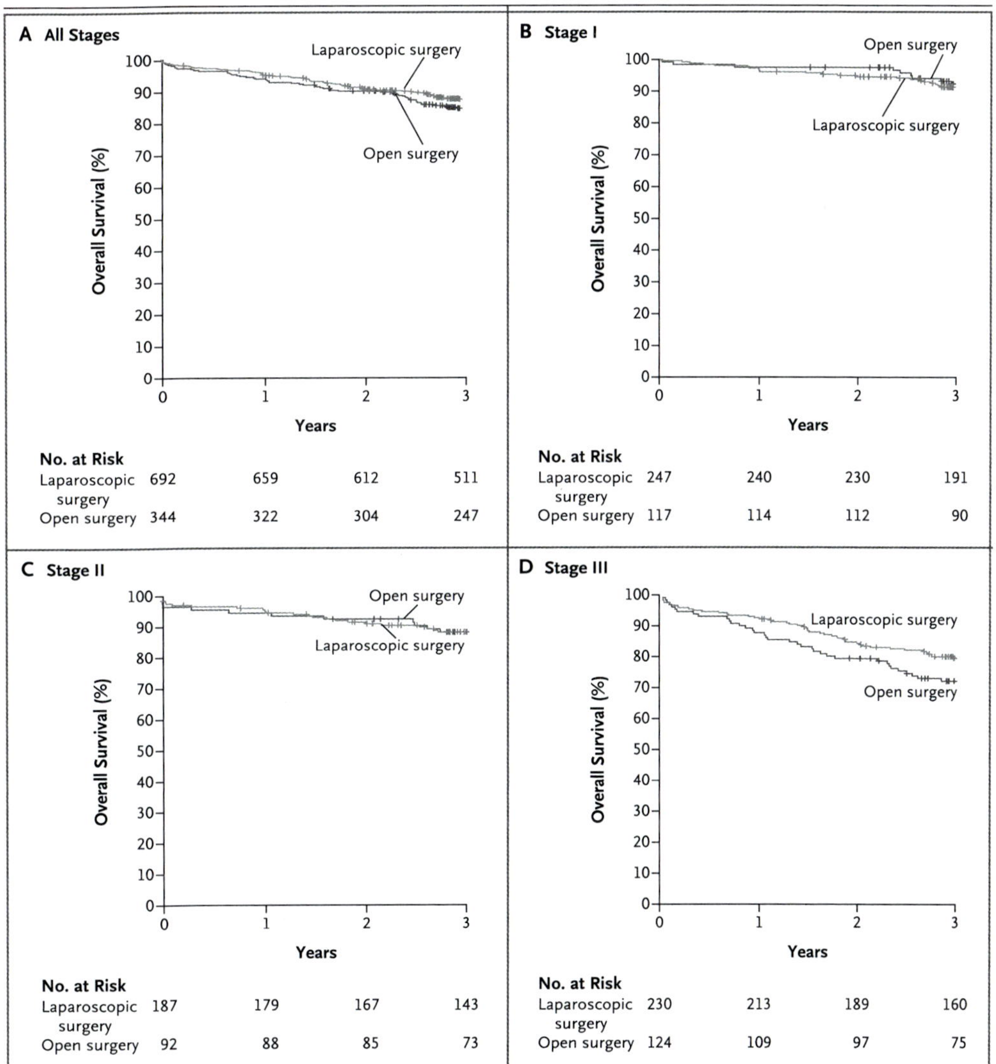

Figure 3. Overall Survival, According to Disease Stage.

fore, we do not recommend laparoscopic surgery in patients with T4 or T3 rectal cancers with threatened circumferential margins.

A limitation of our study is the absence of centralized macroscopic and microscopic evaluation of the resected specimens. However, all pathologists adhered to a detailed standardized protocol. Another limitation is the use of different imaging methods to determine the location of the tumor. It would have been preferable to standardize the imaging technique of the pelvis and calibrate the measurements centrally by independent professionals.

Some surgeons insert one of their hands through a gastight port in the abdomen during laparoscopic colorectal surgery to allow for manual retraction of tissues and tactile feedback, a procedure called hand-assisted laparoscopic surgery.[26] The group who designed the study thought that a hand would obstruct the laparoscopic view of the narrow pelvis, so this technique was not part of the current protocol.

Ph.D., Ajay K. Kakkar, M.B., B.S., Ph.D., Lloyd Haskell, M.D., Bonno van Bellen, M.D., Akos F. Pap, M.Sc., Scott D. Berkowitz, M.D., Peter Verhamme, M.D., Philip S. Wells, M.D., and Paolo Prandoni, M.D., Ph.D.

The authors' affiliations are as follows: the Thrombosis and Atherosclerosis Research Institute and McMaster University, Hamilton, ON (J.I.W.), and the Department of Medicine, University of Ottawa and the Ottawa Hospital Research Institute, Ottawa (P.S.W.) — both in Canada; Bayer Pharmaceuticals, Leverkusen (A.W.A.L., M.C.S.F., G.H., A.F.P., S.D.B.), Vascular Medicine, Klinikum Darmstadt, Darmstadt (R.B.), the Center for Thrombosis and Hemostasis, University Medical Center Mainz, Mainz (R.B.), and the Department of Hematology, Medical Clinic I, University Hospital Carl Gustav Carus, Dresden (J.B.-W.) — all in Germany; the Department of Epidemiology and Technology Assessment, University of Maastricht, Maastricht, the Netherlands (M.H.P.); the Division of Angiology and Hemostasis and the Faculty of Medicine, University of Geneva, Geneva (H.B.); the Department of Haematology, Prince of Wales Hospital, Sydney (T.A.B.); the Department of Haematology and Oncology, King's College London (J.B.-W.), the Department of Haematological Medicine, Guy's and St. Thomas' Hospitals, King's College Hospital (A.T.C.), and Thrombosis Research Institute and University College London (A.K.K.) — all in London; the University of Washington School of Medicine, Seattle (B.L.D.); Centre d'Investigation Clinique 1408, Sainbiose U1059, Investigation Network on Venous Thromboembolism, Service de Médecine Vasculaire et Thérapeutique, Centre Hospitalo-Universitaire, Hôpital Nord, Saint Etienne, France (H.D.); Janssen Research and Development, Raritan, NJ (L.H.); Hospital Beneficência Portuguesa, São Paulo (B.B.); Vascular Medicine and Hemostasis, University of Leuven, Leuven, Belgium (P.V.); and the Department of Cardiothoracic and Vascular Sciences, Vascular Medicine Unit, University of Padua, Padua, Italy (P.P.).

144

REFERENCES

1. ISTH Steering Committee for World Thrombosis Day. Thrombosis: a major contributor to global disease burden. Thromb Res 2014;134:931-8.
2. Cohen AT, Agnelli G, Anderson FA, et al. Venous thromboembolism (VTE) in Europe: the number of VTE events and associated morbidity and mortality. Thromb Haemost 2007;98:756-64.
3. Venous thromboembolism in adult hospitalizations — United States, 2007–2009. MMWR Morb Mortal Wkly Rep 2012;61:401-4.
4. Kearon C, Akl EA, Ornelas J, et al. Antithrombotic therapy for VTE disease: CHEST guideline and expert panel report. Chest 2016;149:315-52.
5. Prandoni P, Lensing AW, Cogo A, et al. The long-term clinical course of acute deep venous thrombosis. Ann Intern Med 1996;125:1-7.
6. Ridker PM, Goldhaber SZ, Danielson E, et al. Long-term, low-intensity warfarin therapy for the prevention of recurrent venous thromboembolism. N Engl J Med 2003;348:1425-34.
7. The EINSTEIN Investigators. Oral rivaroxaban for symptomatic venous thromboembolism. N Engl J Med 2010;363:2499-510.
8. Schulman S, Kearon C, Kakkar AK, et al. Extended use of dabigatran, warfarin, or placebo in venous thromboembolism. N Engl J Med 2013;368:709-18.
9. Agnelli G, Buller HR, Cohen A, et al. Apixaban for extended treatment of venous thromboembolism. N Engl J Med 2013;368:699-708.
10. Baglin T, Luddington R, Brown K, Baglin C. Incidence of recurrent venous thromboembolism in relation to clinical and thrombophilic risk factors: prospective cohort study. Lancet 2003;362:523-6.
11. Prandoni P, Bilora F, Marchiori A, et al. An association between atherosclerosis and venous thrombosis. N Engl J Med 2003;348:1435-41.
12. Brighton TA, Eikelboom JW, Mann K, et al. Low-dose aspirin for preventing recurrent venous thromboembolism. N Engl J Med 2012;367:1979-87.
13. Becattini C, Agnelli G, Schenone A, et al. Aspirin for preventing the recurrence of venous thromboembolism. N Engl J Med 2012;366:1959-67.
14. Kearon C, Ginsberg JS, Kovacs MJ, et al. Comparison of low-intensity warfarin therapy with conventional-intensity warfarin therapy for long-term prevention of recurrent venous thromboembolism. N Engl J Med 2003;349:631-9.
15. Patel MR, Mahaffey KW, Garg J, et al. Rivaroxaban versus warfarin in nonvalvular atrial fibrillation. N Engl J Med 2011;365:883-91.
16. The EINSTEIN–PE Investigators. Oral rivaroxaban for the treatment of symptomatic pulmonary embolism. N Engl J Med 2012;366:1287-97.
17. Prins MH, Lensing AW, Bauersachs R, et al. Oral rivaroxaban versus standard therapy for the treatment of symptomatic venous thromboembolism: a pooled analysis of the EINSTEIN-DVT and PE randomized studies. Thromb J 2013;11:21.
18. Eriksson BI, Borris LC, Friedman RJ, et al. Rivaroxaban versus enoxaparin for thromboprophylaxis after hip arthroplasty. N Engl J Med 2008;358:2765-75.
19. Kakkar AK, Brenner B, Dahl OE, et al. Extended duration rivaroxaban versus short-term enoxaparin for the prevention of venous thromboembolism after total hip arthroplasty: a double-blind, randomised controlled trial. Lancet 2008;372:31-9.
20. Lassen MR, Ageno W, Borris LC, et al. Rivaroxaban versus enoxaparin for thromboprophylaxis after total knee arthroplasty. N Engl J Med 2008;358:2776-86.
21. Turpie AG, Lassen MR, Davidson BL, et al. Rivaroxaban versus enoxaparin for thromboprophylaxis after total knee arthroplasty (RECORD4): a randomised trial. Lancet 2009;373:1673-80.
22. Weitz JI, Bauersachs R, Beyer-Westendorf J, et al. Two doses of rivaroxaban versus aspirin for prevention of recurrent venous thromboembolism: rationale for and design of the EINSTEIN CHOICE study. Thromb Haemost 2015;114:645-50.
23. Cockcroft DW, Gault MH. Prediction of creatinine clearance from serum creatinine. Nephron 1976;16:31-41.
24. Levey AS, Stevens LA, Schmid CH, et al. A new equation to estimate glomerular filtration rate. Ann Intern Med 2009;150:604-12.
25. Schulman S, Kearon C. Definition of major bleeding in clinical investigations of antihemostatic medicinal products in non-surgical patients. J Thromb Haemost 2005;3:692-4.
26. Kaatz S, Ahmad D, Spyropoulos AC, Schulman S. Definition of clinically relevant non-major bleeding in studies of anticoagulants in atrial fibrillation and venous thromboembolic disease in non-surgical patients: communication from the SSC of the ISTH. J Thromb Haemost 2015;13:2119-26.
27. Spencer FA, Gore JM, Lessard D, Douketis JD, Emery C, Goldberg RJ. Patient outcomes after deep vein thrombosis and pulmonary embolism: the Worcester Venous Thromboembolism Study. Arch Intern Med 2008;168:425-30.

CHAPITRE
11

Prostate-specific antigen (PSA) testing of men in UK general practice: a 10-year longitudinal cohort study

Questions sur l'article 8

Question 1 – QCM

À propos de l'étude présentée dans cet article, on peut dire qu'il s'agit d'une étude :

- **A** d'évaluation d'un test de dépistage
- **B** étiologique
- **C** diagnostique
- **D** observationnelle
- **E** sur une cohorte historique

Question 2 – QCM

Concernant la problématique de cette étude :

- **A** le cancer de la prostate est le cancer le plus fréquent chez l'homme
- **B** il existe un programme national de dépistage du cancer de prostate au Royaume-Uni
- **C** le dépistage par les PSA permettrait une réduction de la mortalité par cancer de la prostate
- **D** la balance bénéfice-risque du dosage de PSA dans le dépistage du cancer de la prostate reste à démontrer
- **E** les pratiques concernant le dosage de PSA sont hétérogènes d'une région à l'autre du Royaume-Uni

Question 3 – QCM

Concernant les objectifs de cette étude :

- **A** l'objectif principal était d'estimer le « risque » cumulé de dosage de PSA au Royaume-Uni sur une durée de 10 ans
- **B** l'objectif principal était de déterminer si le dosage de PSA était réalisé dans le cadre du dépistage du cancer de prostate
- **C** la recherche d'une association entre l'âge, la région, un index de précarité et la réalisation d'un dosage de PSA faisait partie des objectifs
- **D** l'un d'eux était d'étudier le risque de mortalité par cancer de la prostate à 10 ans
- **E** tous les résultats des tests effectués étaient comparés avec ceux de l'étude ProtecT

Question 4 – QCM

Concernant les critères d'inclusion et de non-inclusions de cette étude :

- **A** les patients devaient être indemnes de cancer de prostate connu à l'inclusion
- **B** les patients inclus étaient des hommes âgés de 45 à 70 ans
- **C** les patients hospitalisés étaient également inclus dans l'étude
- **D** un cabinet médical était éligible si au moins 10 patients recevaient un dosage de PSA
- **E** les patients sans domicile fixe étaient inclus dans l'étude

Question 5 – QCM

À propos de la population de cette étude :

- **A** elle est issue de la base de données CPRD
- **B** 450 000 patients ont été analysés dans l'étude
- **C** les patients ont été suivis du 1er janvier 2000 au 31 décembre 2011
- **D** 303 patients avec un diagnostic de cancer de la prostate avant 2002 n'ont pas été inclus
- **E** les patients résidant à Londres étaient exclus de l'étude, pour éviter un biais de représentativité

Question 6 – QCM

Concernant les analyses statistiques :

- **A** il s'agissait d'une analyse de survie
- **B** un modèle de Cox a été utilisé
- **C** la survenue d'un décès à 10 ans était étudiée
- **D** une régression logistique a été utilisée pour étudier le risque cumulé de dosage de PSA sur 10 ans
- **E** les résultats des dosages de PSA ayant mené à la réalisation d'une biopsie de prostate étaient comparés à ceux de l'étude de dépistage ProtecT

Question 7 – QCM

La figure 1 :

- **A** montre des courbes de survie
- **B** montre que la médiane du risque cumulé pour le diagnostic de cancer de la prostate était d'environ 6 ans
- **C** montre que le risque cumulé de dosage du PSA était plus élevé chez les sujets âgés de 60–64 ans que chez ceux âgés de 55–59 ans
- **D** le risque global de présenter un cancer de la prostate à 8 ans était de 2 % environ, toutes classes d'âge confondues
- **E** le risque de présenter un cancer de la prostate semble plus important chez les 65–69 ans que chez les 50–54 ans

Question 8 – QCM

Concernant le *tableau 1* :

- **A** il présente le nombre de sujets ayant eu au moins un test de PSA sur 10 ans
- **B** il y a deux fois plus de sujets de 45–49 ans que de sujets de 55–59 ans
- **C** le risque cumulé à 10 ans d'avoir un diagnostic de cancer de la prostate est plus élevé dans les populations les moins précaires
- **D** le risque cumulé à 10 ans de dosage de PSA a tendance à diminuer avec l'augmentation du score IMD
- **E** 8 % des patients du pays de Galle avaient au moins un dosage de PSA

Question 9 – QCM

Au sujet du *tableau 3* :

- **A** parmi les sujets de 55–59 ans, ayant un taux de PSA compris entre 6 et 10 ng/L, 17 % ont reçu le diagnostic de cancer de la prostate après leur biopsie.
- **B** 4633 hommes âgés de 65–69 ans avec un dosage de PSA inférieur à 3 ng/L présentaient des symptômes du bas appareil urinaire
- **C** les sujets n'ayant pas de date précise du dosage du PSA ne figurent pas dans le tableau
- **D** parmi les sujets de la cohorte constituée à partir de la base CPRD, figurent dans ce tableau tous les patients ayant eu un test de PSA de janvier 2002 à décembre 2011
- **E** parmi les sujets âgés de 50–54 ans ayant eu un nouveau dosage de PSA dans les 2 ans suivant le premier dosage, 185 présentaient un taux de PSA entre 10 et 20 ng/L

Question 10 – QCM

Concernant les résultats de l'étude :

- **A** les risques à 10 ans de dosage du PSA et de diagnostic de cancer de la prostate étaient les plus bas en Écosse et dans le nord-est du Royaume-Uni
- **B** les sujets dont le PSA avait déjà été dosé avant l'entrée dans l'étude étaient moins susceptibles de bénéficier d'un nouveau dosage de PSA
- **C** parmi les 161 478 sujets participant toute la durée du suivi, 3892 ont présenté un cancer de la prostate
- **D** les patients les plus âgés avaient un risque significativement plus élevé d'avoir davantage de dosages de PSA
- **E** dans la cohorte CPRD, la moyenne du premier résultat de PSA était de 1,23 ng/mL

Question 11 – QCM

Concernant les résultats de l'étude :

- **A** parmi les sujets de la cohorte CPRD, la proportion de cancers de la prostate diagnostiqués était supérieure à celle des biopsies de prostate réalisées
- **B** les sujets avec un taux élevé de PSA étaient plus susceptibles de bénéficier d'un second dosage dans l'année
- **C** à 10 ans, le risque d'avoir au moins un dosage de PSA était de 39,2 %
- **D** à 5 ans, le risque d'avoir un cancer de la prostate était de 1 %
- **E** pour un dosage de PSA ≥ 3 ng/mL, la cohorte CPRD comptait moins de sujets pour qui ce dosage conduisait à la réalisation d'une biopsie puis d'un diagnostic de cancer de la prostate par rapport à ceux de l'étude ProtecT

Question 12 – QCM

Le dosage du PSA au Royaume-Uni :

- **A** serait prescrit en médecine générale essentiellement pour orienter la prise en charge en présence de LUTS
- **B** aurait un intérêt chez les sujets âgés pour éliminer un cancer de la prostate en présence de LUTS
- **C** serait plus souvent réalisé dans les zones où le niveau socio-économique est élevé
- **D** constituerait un bon test de dépistage du cancer de la prostate
- **E** serait un bon indicateur d'hyperplasie bénigne de prostate

Question 13 – QCM

À quel niveau de preuve, selon la HAS, appartient cette étude ?

- **A** niveau 2
- **B** niveau 3
- **C** grade B
- **D** grade C
- **E** niveau 4

Question 14 – QCM

Concernant les limites de cette étude :

- **A** la présence ou non de symptômes n'était pas précisée lors de la réalisation du dosage de PSA
- **B** c'était une cohorte rétrospective
- **C** les objectifs de l'étude ne sont que partiellement traités
- **D** il existe un nombre important de données manquantes
- **E** la durée de suivi était insuffisante

Question 15 – QCM

Concernant les points forts de cette étude :

A les données étaient issues d'une importante cohorte nationale

B elle permet de fixer un seuil de PSA de 4 ng/L pour la réalisation d'une biopsie prostatique

C les sujets étudiés étaient représentatifs de la population du Royaume-Uni

D elle permet de valider l'usage du dosage de PSA dans le dépistage du cancer de la prostate

E elle permet de connaître les pratiques du dosage de PSA par les médecins généralistes au Royaume-Uni

Open Access Research

BMJ Open

Prostate-specific antigen (PSA) testing of men in UK general practice: a 10-year longitudinal cohort study

Grace J Young,[1,2] Sean Harrison,[1] Emma L Turner,[1] Eleanor I Walsh,[1] Steven E Oliver,[3] Yoav Ben-Shlomo,[1] Simon Evans,[4] J Athene Lane,[1,2] David E Neal,[5] Freddie C Hamdy,[5] Jenny L Donovan,[1] Richard M Martin,[1] Chris Metcalfe[1,2]

To cite: Young GJ, Harrison S, Turner EL, *et al.* Prostate-specific antigen (PSA) testing of men in UK general practice: a 10-year longitudinal cohort study. *BMJ Open* 2017;**7**:e017729. doi:10.1136/bmjopen-2017-017729

► Prepublication history and additional material for this paper are available online. To view these files, please visit the journal online (http://dx.doi.org/10.1136/bmjopen-2017-017729).

GJY and SH contributed equally.

Received 12 May 2017
Revised 25 August 2017
Accepted 14 September 2017

[1]Population Health Sciences, Bristol Medical School, University of Bristol, Bristol, UK
[2]Bristol Randomised Trials Collaboration, University of Bristol, Bristol, UK
[3]Health Sciences, Hull York Medical School, University of York, York, UK
[4]Urology Department, Royal United Hospital, Bath, UK
[5]Nuffield Department of Surgical Sciences, University of Oxford, Oxford, UK

Correspondence to
Professor Chris Metcalfe; chris.metcalfe@bristol.ac.uk

ABSTRACT

Objectives Cross-sectional studies suggest that around 6% of men undergo prostate-specific antigen (PSA) testing each year in UK general practice (GP). This longitudinal study aims to determine the cumulative testing pattern of men over a 10-year period and whether this testing can be considered equivalent to screening for prostate cancer (PCa).

Setting, participants and outcome measures Patient-level data on PSA tests, biopsies and PCa diagnoses were obtained from the UK Clinical Practice Research Datalink (CPRD) for the years 2002 to 2011. The cumulative risks of PSA testing and of being diagnosed with PCa were estimated for the 10-year study period. Associations of a man's age, region and index of multiple deprivation with the cumulative risk of PSA testing and PCa diagnosis were investigated. Rates of biopsy and diagnosis, following a high test result, were compared with those from the programme of PSA testing in the Prostate Testing for Cancer and Treatment (ProtecT) study.

Results The 10-year risk of exposure to at least one PSA test in men aged 45 to 69 years in UK GP was 39.2% (95% CI 39.0 to 39.4%). The age-specific risks ranged from 25.2% for men aged 45–49 years to 53.0% for men aged 65–69 years (p for trend <0.001). For those with a PSA level ≥3, a test in UK GP was less likely to result in a biopsy (6%) and/or diagnosis of PCa (15%) compared with ProtecT study participants (85% and 34%, respectively).

Conclusion A high proportion of men aged 45–69 years undergo PSA tests in UK GP: 39% over a 10-year period. A high proportion of these tests appear to be for the investigation of lower urinary tract symptoms and not screening for PCa.

Trial registration number ISRCTN20141297,NCT02044172.

Strengths and limitations of this study

- This is the first study in the UK to look at patterns of prostate-specific antigen (PSA) testing over a 10-year period in a cohort of men.
- Data on over 430 000 men could be analysed from the Clinical Practice Research Database and compared with data on 58 500 men from the programme of PSA testing and diagnostic biopsy in the Prostate Testing for Cancer and Treatment (ProtecT) study.
- The completeness of some routine data items is uncertain; with the recorded diagnoses outnumbering the recorded biopsies indicating that the latter are under-recorded.
- It was not possible to distinguish tests undertaken in men with and without symptoms; therefore, the proportion of tests prompted by the presentation of lower urinary tract symptoms was inferred.

INTRODUCTION

The UK currently runs three screening programmes for breast, bowel and cervical cancers. Prostate cancer (PCa) is now the most commonly diagnosed cancer in men in the UK despite there being no formal screening programme.[1] Prostate-specific antigen (PSA) level can be used as a screening test, with prostate biopsy in men with a raised PSA level allowing histopathological confirmation of the diagnosis of PCa. Despite almost 30 years of PSA testing, the balance of benefits and harms of the test has not been established and, perhaps as a consequence, there are varying rates of testing around the UK and the world.[2] There is evidence that a PSA-based screening programme will reduce mortality due to PCA[3] but with a risk of over diagnosis, such that a man diagnosed with cancer localised to the prostate would not have developed clinical symptoms of the disease in his lifetime if left untreated.[4 5] Radical treatment of such men exposes them to the risk of treatment-related adverse events without the potential to benefit.[6]

Current guidance for Primary Care Physicians in the UK, USA and Australia recommends discussing and coming to a shared decision about PSA testing,[7] with men who either raise the issue or warrant consideration of testing, due to a family history of the disease, for example. With such passive advice, variable testing rates across GPs are unsurprising. Three cross-sectional studies have been conducted giving an indication of the PSA testing rates in the UK between 2001 and 2011. Melia *et al*, studying 469 159 men aged 45–84 years, reported an annual rate of 6% over 1999–2002 for England and Wales, with an annual rate of 2% in the absence of symptoms.[8] Williams *et al*, studying 126 716 men aged 45–89 years and without a prior diagnosis of PCa, found that 6.2% of these men received a PSA test during 2007.[9] This study concluded that testing was more prevalent in older men, more southern areas of the UK (especially Wales) and areas of lower deprivation. Moss *et al* obtained data from the Clinical Practice Research Datalink (CPRD) on 650 264 men aged 45–84 years and found a testing rate of 8.74 and 9.45 per 100 person-years in 2010 and 2011, respectively.[10] Again, rates increased with age and areas of lower deprivation. Of 49 306 men tested in 2010 and with at least 9 months of follow-up, 0.2% of men with a PSA level <3 ng/mL were diagnosed with PCa within 9 months, rising to 14.5% of men with PSA level >5 ng/mL. A London-based study of 150 481 men aged 40 years or older found that 8.2% of men were PSA-tested at their general practice (GP) in 12 months from August 2013 to July 2014.[11]

When PSA tests are undertaken for screening, men with a raised level will be referred for biopsy, with examination of prostate tissue necessary for the diagnosis of PCa. Furthermore, as screen-detected PCa is relatively slow to progress, screening is targeted at men in their 50s and 60s, the balance of risks of short-term treatment harms and longer-term survival benefit being less favourable for older men as death due to other causes is more likely and radical treatments less suitable. Tests which are unlikely to be followed up by biopsy, and which are undergone by older men, are likely to be guiding the treatment of benign hyperplasia of the prostate.[12] Guidance for the assessment of lower urinary tract symptoms (LUTS), affecting approximately 30% of men over 50s,[13] includes consideration of a PSA when LUTS are suggestive of bladder outlet obstruction secondary to benign prostatic enlargement; where PSA >1.4 ng/mL can direct drug treatment decisions.[14]

While estimates of the number of men undergoing a PSA test in a 12-month period give an indication of how widespread use of the test has become in UK GP, a longitudinal perspective is needed to examine how the PSA test is being used to manage the risk of PCa in individual men. Long-term retrospective cohort studies of PSA testing rates have been conducted elsewhere in Europe[15 16]; however, the cumulative risks of PSA testing in the UK are yet to be quantified.

The primary objective of this study was to estimate the cumulative risk of PSA testing of UK men in primary care, without a diagnosis of PCa, over the 10-year period 1 January 2002 to 31 December 2011. The association of testing rates with age, region and index of multiple deprivation (IMD) was investigated. The proportion of tests resulting in a biopsy and/or diagnosis of PCa was compared with the programme of PSA testing, akin to screening, in the Prostate Testing for Cancer and Treatment (ProtecT) study[17] to gauge whether PSA tests undertaken in UK GP can be considered as an effective attempt at screening.

SUBJECTS AND METHODS

Design

We undertook a retrospective cohort study of 450 000 men using data from the CPRD, a large primary care database.[18] The CPRD contains electronic medical records for approximately 4.4 million active patients in 674 practices, representing 6.9% of the UK population. Patients in the database were shown to be representative of the UK population in terms of age, sex, ethnicity and body mass index. However, the data do not include prisoners, private patients, some residential homes and the homeless.[19] Practices participating in the CPRD have been found to have a greater number of patients compared with the national average.[20]

Data were requested for GP surgeries in all areas of UK but excluding London as it is thought that PSA testing rates would be markedly different in the capital.[11] We included practices which contributed acceptable 'research standard' data for the observation period, 1 January 2000 to 31 December 2011.[19] Data requested from the CPRD included: age, IMD from 2004, region, GP practice size, mortality date and cause, occurrence of PSA tests and prostate biopsies. PSA test dates before 2002 were also collected to estimate how many of the men had received a test prior to registration. IMD is an area-based deprivation measure which ranges from 0 to 100 with higher scores indicating higher levels of deprivation. CPRD bases these on the patients' postcode (English residents only) and then creates twentiles to ensure concealment of individuals' place of residence.

Study population

Entry to the cohort commenced on 1 January 2002. Person-years for the time before the first PSA test were calculated having censored men from the analysis at the earliest of: (1) the end of the study period (31 December 2011), (2) after receiving a PCa diagnosis or (3) death or transfer out of the practice. Men aged 45 to 69 years at study entry were included (those born between 1933 and 1957).

Practices thought to be involved with research involving practice-wide PSA testing within the eligible age group were excluded. For example, the ProtecT study[17] was recruiting at UK GPs during 2001 to 2009. This exclusion was done by calculating the PSA testing rate for the men in each practice for all 60 2-month periods within the observation period and excluding a practice if in any 2-month period all the following conditions were satisfied: (1) the testing rate was >3.5 SDs higher than the overall practice average, (2) more than 10 men were tested and (3) more

Table 1 Factors that influence the risk of having a PSA test/prostate cancer diagnosis

		PSA testing			PCa diagnosis		
	N (%)	Men who had at least one PSA test	10-year risk % (95% CI)*	p Value	Men who had a PCa diagnosis	10-year risk % (95% CI)*	p Value
All men	434 236 (100%)	120 697	39.19 (39.01 to 39.38)		7538	2.72 (2.66 to 2.78)	
Age (in 2002)							
45–49	104 782 (24%)	17 297	25.20 (24.86 to 25.55)		296	0.49 (0.44 to 0.55)	
50–54	100 211 (23%)	24 162	34.70 (34.33 to 35.08)		858	1.40 (1.31 to 1.50)	
55–59	97 224 (22%)	30 328	43.08 (42.69 to 43.47)	p<0.001†	1700	2.76 (2.63 to 2.90)	p<0.001†
60–64	71 637 (17%)	25 518	48.57 (48.11 to 49.04)		2179	4.67 (4.47 to 4.87)	
65–69	60 381 (14%)	23 392	52.95 (52.44 to 53.45)		2505	6.28 (6.04 to 6.53)	
Region							
South East Coast	51 494 (12%)	17 434	47.45 (46.90 to 48.01)		998	3.14 (2.95 to 3.34)	
Wales	35 277 (8%)	12 119	45.02 (44.40 to 45.66)		689	2.79 (2.59 to 3.01)	
Northern Ireland	12 730 (3%)	4515	43.69 (42.70 to 44.69)		264	2.75 (2.44 to 3.11)	
South Central	53 577 (12%)	16 383	42.45 (41.93 to 42.98)		976	2.79 (2.62 to 2.98)	
South West	44 060 (10%)	12 399	40.82 (40.22 to 41.42)		777	2.96 (2.75 to 3.18)	
West Midlands	40 677 (9%)	11 453	39.28 (38.69 to 39.88)	p<0.001‡	704	2.66 (2.47 to 2.86)	p<0.001‡
North West	56 484 (13%)	16 340	38.88 (38.39 to 39.37)		994	2.54 (2.38 to 2.70)	
East of England	47 851 (11%)	12 386	38.85 (38.26 to 39.44)		810	2.88 (2.68 to 3.09)	
Yorkshire and The Humber	18 717 (4%)	4131	35.49 (34.51 to 36.50)		251	2.40 (2.10 to 2.75)	
East Midlands	19 539 (5%)	4466	34.43 (33.50 to 35.38)		260	2.40 (2.10 to 2.75)	
North East	8113 (2%)	1859	30.49 (29.31 to 31.71)		123	2.25 (1.88 to 2.69)	
Scotland	45 717 (11%)	7212	23.82 (23.31 to 24.33)		692	2.39 (2.21 to 2.58)	
IMD (quartiles)							
1–5 (least deprived)	84 706 (20%)	29 422	46.26 (45.84 to 46.67)		1824	3.20 (3.06 to 3.36)	
6–10	69 496 (16%)	21 611	42.45 (42.00 to 42.91)		1332	2.92 (2.76 to 3.08)	
11–15	56 865 (13%)	14 596	36.32 (35.82 to 36.82)	p<0.001†	916	2.54 (2.38 to 2.72)	p<0.001†
16–20 (most deprived)	40 833 (9%)	8735	31.92 (31.33 to 32.51)		483	1.92 (1.75 to 2.10)	
No IMD recorded	182 336 (42%)	46 333	36.87 (36.58 to 37.16)		2983	2.63 (2.53 to 2.73)	
Pre-registration PSA test							
Previously tested	27 211 (6%)	15 368	73.21 (72.54 to 73.89)	p<0.001‡	1089	5.94 (5.59 to 6.31)	p<0.001‡
Not previously tested	407 025 (94%)	105 329	36.97 (36.78 to 37.16)		6449	2.51 (2.45 to 2.57)	

*Kaplan-Meier failure function at 10 years.
†p for trend.
‡p across categories.
IMD, index of multiple deprivation; PCa, prostate cancer; PSA, prostate-specific antigen.

Table 2 Number of PSA tests* received by men with full 10-year follow-up and no prostate cancer diagnosis

Number of tests	0	1	2	3	4	5	6	7	8	9	≥10
All men	100 095 (64%)	28 561 (18%)	12 196 (8%)	6047 (4%)	3449 (2%)	2050 (1%)	1379 (1%)	929 (1%)	734 (<1%)	539 (<1%)	1607 (1%)
Age at entry in 2002											
45–49	28 998 (77%)	5651 (15%)	1744 (5%)	647 (2%)	284 (1%)	162 (<1%)	81 (<1%)	37 (<1%)	23 (<1%)	20 (<1%)	47 (<1%)
50–54	25 299 (68%)	6846 (18%)	2549 (7%)	1132 (3%)	606 (2%)	324 (1%)	195 (1%)	107 (<1%)	100 (<1%)	63 (<1%)	150 (<1%)
55–59	21 471 (59%)	7092 (20%)	3176 (9%)	1654 (5%)	866 (2%)	549 (2%)	384 (1%)	246 (1%)	195 (1%)	144 (<1%)	380 (1%)
60–64	13 903 (54%)	4941 (19%)	2508 (10%)	1371 (5%)	917 (4%)	524 (2%)	354 (1%)	277 (1%)	212 (1%)	160 (1%)	482 (2%)
65–69	10 424 (50%)	4031 (19%)	2219 (11%)	1243 (6%)	776 (4%)	491 (2%)	365 (2%)	262 (1%)	204 (1%)	152 (1%)	548 (3%)

*PSA tests without a level recorded were included in these totals.
PSA, prostate-specific antigen.

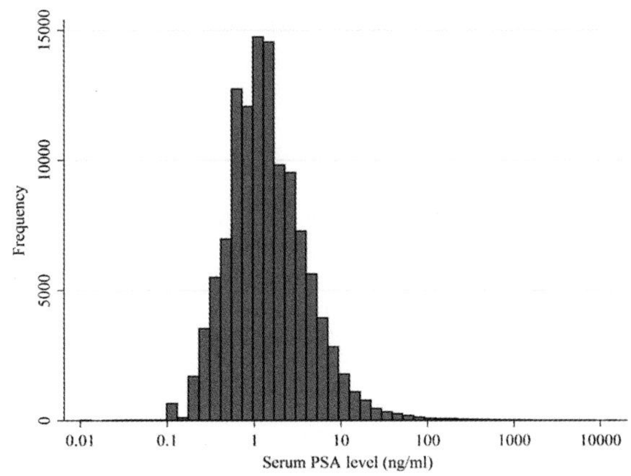

Figure 2 Distribution of PSA levels on the log scale. PSA, prostate-specific antigen.

was three times higher in the ProtecT study compared with the CPRD data for those with PSA ≥3 (OR 2.99, 95% CI 2.80 to 3.18; p<0.001).

For CPRD, as expected, men with a higher PSA level were more likely to be diagnosed (OR per PSA category higher 3.52, 95% CI 3.42 to 3.61; p<0.001), as were older men (OR per age category higher 1.08, 95% CI 1.07 to 1.08; p<0.001). For those aged between 50 and 69 years, the biopsy rates were <1%, 1%, 5%, 10% and 13% for PSA categories PSA <3, 3≤PSA<4, 4≤PSA<6, 6≤PSA<10 and PSA ≥10, respectively. The diagnosis rates were <1%, 1%, 6%, 18% and 45%, respectively.

DISCUSSION

This paper has examined the risk of receiving a PSA test over a 10-year period in a large retrospective cohort of men aged 45–69 years in the UK (excluding London). The 10-year risk of undergoing a PSA test was estimated at 39.2%, whereas the 10-year risk of receiving a PCa diagnosis was estimated at 2.7%. Higher rates of both testing and diagnoses were associated with older age, more southerly region of residence, less deprived IMD and a history of PSA testing. For all age groups and PSA levels, the proportion of men undergoing biopsy and subsequently diagnosed with PCa following a PSA test in UK GP is low when compared with men in the PSA testing programme undertaken as part of the ProtecT trial.[17]

Overall, the number of men without a prior diagnosis of PCa receiving at least one PSA test over 10 years is high, especially given the lack of a screening programme in the UK. The higher rates of testing in older men are consistent with the findings of other studies of UK GP[8–10] although not with the age distribution of men agreeing to participate in the ProtecT study, the latter being in close agreement with the male population age distribution, with the majority of men being younger than 60 years.[17] These findings suggest that interest in PCa screening is not concentrated in the older age groups, and that the

Table 3 PSA levels* by age group in the Clinical Practice Research Datalink (CPRD) and Prostate Testing for Cancer and Treatment (ProtecT) study men (Lower Urinary Tract Symptoms (LUTS) vs no LUTS)

	Age group 50–54			Age group 55–59			Age group 60–64			Age group 65–69		
PSA level	CPRD†	LUTS‡	No LUTS‡	CPRD†	LUTS‡	No LUTS‡	CPRD†	LUTS‡	No LUTS‡	CPRD†	LUTS‡	No LUTS‡
Number of men tested (%)												
PSA <3	17632 (87%)	5270 (95%)	10261 (96%)	20886 (80%)	5724 (90%)	10321 (92%)	16010 (72%)	4715 (83%)	7534 (86%)	13338 (66%)	3611 (78%)	4633 (82%)
3≤PSA<4	936 (5%)	138 (2%)	217 (2%)	1714 (7%)	280 (4%)	418 (4%)	1734 (8%)	411 (7%)	461 (5%)	1776 (9%)	390 (8%)	392 (7%)
4≤PSA<6	838 (4%)	79 (1%)	138 (1%)	1655 (6%)	202 (3%)	294 (3%)	1868 (8%)	266 (5%)	404 (5%)	2026 (10%)	326 (7%)	338 (6%)
6≤PSA<10	500 (2%)	29 (1%)	61 (1%)	1092 (4%)	101 (2%)	146 (1%)	1340 (6%)	172 (3%)	194 (2%)	1642 (8%)	200 (4%)	185 (3%)
10≤PSA<20	294 (1%)	14 (<1%)	16 (<1%)	541 (2%)	29 (<1%)	42 (<1%)	717 (3%)	64 (1%)	97 (1%)	925 (5%)	88 (2%)	75 (1%)
PSA ≥20	168 (1%)	3 (<1%)	7 (<1%)	350 (1%)	16 (<1%)	21 (<1%)	513 (2%)	28 (1%)	38 (<1%)	614 (3%)	37 (1%)	52 (1%)
Number retested within 1 year of their first PSA test (%)												
PSA <3	1580 (9%)			2263 (11%)			2148 (13%)			1992 (15%)		
3≤PSA<4	256 (27%)			336 (20%)			308 (18%)			359 (20%)		
4≤PSA<6	507 (61%)			902 (55%)			927 (50%)			819 (40%)		
6≤PSA<10	336 (67%)			681 (62%)			778 (58%)			934 (57%)		
10≤PSA<20	185 (63%)			315 (58%)			408 (57%)			489 (53%)		
PSA ≥20	82 (49%)			163 (47%)			215 (42%)			235 (38%)		
Number biopsied within 1 year of their first PSA test (%)												
PSA <3	16 (<1%)	0 (0%)	0 (0%)	33 (<1%)	0 (0%)	0 (0%)	21 (<1%)	0 (0%)	0 (0%)	22 (<1%)	0 (0%)	0 (0%)
3≤PSA<4	13 (1%)	122 (88%)	174 (80%)	7 (<1%)	245 (88%)	347 (83%)	10 (1%)	345 (84%)	374 (81%)	5 (<1%)	316 (81%)	307 (78%)
4≤PSA<6	61 (7%)	74 (94%)	122 (88%)	92 (6%)	186 (92%)	254 (86%)	87 (5%)	240 (90%)	339 (84%)	50 (2%)	278 (85%)	274 (81%)
6≤PSA<10	51 (10%)	27 (93%)	56 (92%)	133 (12%)	92 (91%)	134 (92%)	128 (10%)	160 (93%)	166 (86%)	139 (8%)	168 (84%)	161 (87%)
10≤PSA<20	36 (12%)	13 (93%)	16 (100%)	84 (16%)	26 (90%)	41 (98%)	109 (15%)	60 (94%)	89 (92%)	116 (13%)	81 (92%)	65 (87%)
PSA ≥20	18 (11%)	3 (100%)	5 (71%)	56 (16%)	11 (69%)	17 (81%)	62 (12%)	23 (82%)	33 (87%)	66 (11%)	30 (81%)	39 (75%)
Number diagnosed within 1 year of their first PSA test—with or without biopsy (%)												
PSA <3	16 (<1%)	0 (0%)	2 (<1%)	46 (<1%)	1 (<1%)	2 (<1%)	48 (<1%)	2 (<1%)	1 (<1%)	48 (<1%)	2 (<1%)	1 (<1%)
3≤PSA<4	19 (2%)	28 (20%)	47 (22%)	25 (1%)	62 (22%)	102 (24%)	18 (1%)	98 (24%)	115 (25%)	10 (1%)	87 (22%)	111 (28%)
4≤PSA<6	80 (10%)	29 (37%)	44 (32%)	124 (7%)	64 (32%)	95 (32%)	129 (7%)	80 (30%)	139 (34%)	79 (4%)	90 (28%)	119 (35%)
6≤PSA<10	99 (20%)	15 (52%)	27 (44%)	186 (17%)	37 (37%)	66 (45%)	258 (19%)	70 (41%)	96 (49%)	264 (16%)	74 (37%)	84 (45%)
10≤PSA<20	87 (30%)	6 (43%)	12 (75%)	155 (29%)	18 (62%)	29 (69%)	242 (34%)	35 (55%)	76 (78%)	296 (32%)	49 (56%)	47 (63%)
PSA ≥20	86 (51%)	3 (100%)	7 (100%)	220 (63%)	11 (69%)	16 (76%)	347 (68%)	23 (82%)	34 (89%)	421 (69%)	32 (86%)	42 (81%)

*Those without a test date could not be included as we could not determine whether they had a full year's follow-up post-test.
†Data taken between January 2002 and December 2011 for PSA tests taken from January 2002 to December 2010—any men without 1 full year's follow-up post-test were removed.
‡Data taken from the ProtecT study[17] between January 2002 and January 2010 for PSA tests taken from January 2002 to January 2009.
CPRD, Clinical Practice Research Datalink; LUTS, lower urinary tract symptoms; PSA, prostate-specific antigen.

greater incidence of testing in older men is likely to arise due to other diagnostic indications for the PSA test. The increase in testing with age could be due to an increase in LUTS with age[22] or with the GP wanting to rule out the possibility of PCa[23] despite this rarely being the cause of such symptoms.[21 24] It is also thought that the PSA level is a useful indicator of prostate volume and may inform the choice between treatment options for benign prostatic hyperplasia and other benign conditions.[12 25]

The observation of greater testing of men living in more affluent areas is consistent with previous studies.[8–10] This association presumably arises from more affluent men being more likely to request a test or through GPs serving more affluent areas being more likely to promote the test to their male patients. There is some evidence to suggest that PCa is more prevalent in areas of lower deprivation[26]; however, the extent to which PSA testing patterns inform this is difficult to determine.

Overall, 11% of men with 10 years of follow-up were tested three or more times. This varied by age group, 20% of men aged 65 to 69 years at the outset being tested three or more times, compared with 3% of men aged 45 to 49 years. Two major trials of PCa screening have employed repeated PSA testing,[27 28] although the association with age would not be expected if the programmes in those trials were being followed by UK general practitioners, and certainly not a greater number of older men undergoing multiple tests.

ProtecT participants with LUTS had slightly higher PSA levels on average than those without LUTS. While 78% of men in UK GP undergoing a PSA test were found to have a level below 3 ng/mL, on average, PSA levels were higher than seen in the ProtecT study. In part, this will be due to the older age profile of men in UK GP compared with ProtecT participants, but it is also consistent with more tests in GP being undertaken to inform a diagnosis of LUTS, as LUTS are associated with elevated PSA levels (there is no reason to suppose a higher prevalence of non-symptomatic and undiagnosed PCa in CPRD or ProtecT GPs). A strong association was observed for all age groups between higher PSA levels at a first test and the probability of a man undergoing a second test within 1 year, indicating that the results of the PSA tests did inform clinical management.

The incidence of biopsy and PCa diagnosis in the CPRD cohort suggests that a PSA of 4 ng/mL or more was being used in UK GP as a trigger for further diagnostic investigations. The incidence of biopsy in the CPRD cohort is very low, and the fact that there are fewer biopsies than PCa diagnoses suggests that either many more men were refusing biopsy, perhaps due to the full screening process not being discussed at the time of PSA testing, or that biopsy is being under-recorded in GP data. However, even allowing for a degree of under-reporting, only a small minority of men with high PSA levels were recorded as having had a biopsy, which contrasts with 80% plus of ProtecT men with PSA of 3 ng/mL or higher undergoing the investigation. Furthermore, the risk of a PCa diagnosis in the CPRD cohort is much lower than in comparable men participating in the ProtecT study prospective PSA testing programme. These findings are again consistent with the majority of PSA tests in UK GP being undertaken to inform the diagnosis and management of LUTS in older men, with no intention of screening for PCa.

STRENGTHS AND LIMITATIONS

The major strength of this investigation is the use of CPRD data which has allowed a large retrospective cohort of men to be constructed and followed up for a period of up to 10 years. The use of CPRD data is also behind the key weakness of this study: the completeness of some data items is uncertain, with the recorded diagnoses outnumbering the recorded biopsies indicating that the latter are under-recorded, presumably even when cancer is diagnosed.

We did not attempt to distinguish those tests undertaken in men presenting with and without symptoms, and this could be considered a further limitation of our study. Screening aims to diagnose a disease before symptoms arise. However, PCa rarely results in LUTS and sexual symptoms until it is at an advanced stage. For the vast majority of men with urinary and sexual symptoms, the cause is benign, and in fact, men with an elevated PSA are less likely to be diagnosed with PCa if they also have LUTS or impaired sexual function.[21 29] The pattern of PSA testing in the CPRD cohort suggests that many PSA tests are being undertaken to inform the diagnosis and management of LUTS and knowing which men had been PSA-tested because of a presentation with symptoms would have lent further support to this hypothesis.

CONCLUSION

In UK GP, 39.2% of men aged 45 to 69 years and initially free of PCa undergo at least one PSA test during a 10-year follow-up period (2002 to 2011). However, testing rates are higher in the older age groups, and high PSA levels are commonly not followed up by a biopsy, required for the diagnosis of PCa. Hence, it is likely that a high proportion of these tests are related to investigations or management of LUTS and other benign conditions and cannot be considered as part of an effective (informal) effort to screen for PCa.

Acknowledgements We acknowledge the contribution of the CAP trial group. Investigators: RM (lead principal investigator (PI)), JD (PI), DN (PI), FH (PI), ET (trial coordinator), CM (statistician), Jonathan Sterne (statistician), Sian Noble (health economist) and AL. Research staff: Elizabeth Hill, Siaw Yien Ng, Naomi Williams, Liz Down (data manager), EW (data manager), GY (statistician), Joanna Thorn (health economist), Charlotte Davies, Laura Hughes, Mari-Anne Rowlands and Lindsey Bell. Management committee: ET (Chair), RM, JD, CM, Jonathan Sterne, Sian Noble, YB-S, AL, SO, Peter Brindle and SE. Trial steering committee: Michael Baum (Chair), Peter Albertsen, Tracy Roberts, Mary Robinson, Jan Adolfsson, David Dearnaley, AZ, Fritz Schröder, Tim Peters, Peter Holding, Teresa Lennon, Sue Bonnington, Malcolm Mason, Jon Oxley, RM, JD, DN, FH, ET and AL. Data monitoring committee: Lars Holmberg (Chair), Robert Pickard, Simon Thompson and Usha Menon. Cause of death committee: Peter Albertsen (Chair), Colette Reid, John McFarlane, Jon Oxley,

Mary Robinson, Jan Adolfsson, Michael Baum, Anthony Zietman, Amit Bahl and Anthony Koupparis. Administrative staff: Marta Tazewell and Genevieve Hatton-Brown. We wish to extend our thanks to Pete Shiarly for the development of bespoke databases. We also wish to acknowledge the contribution of all members of the ProtecT study research groups. Thanks are extended to the Cancer Registries and staff at the Health and Social Care Information Centre. We acknowledge the contributions of the ProtecT and CAP study participants, investigators, researchers, data monitoring committees and trial steering committees.

Contributors ELT, SEO, YB-S, JAL, DEN, FCH, JLD, RMM and CM contributed to the design of the study and formulated the research question. SH, ELT, EIW, RMM and CM contributed to the acquisition of the data. GJY, SH, ELT, EIW, SE, RMM and CM made substantial contributions to the analysis and interpretation of data for the work. GJY, SH and CM wrote the first draft. All authors commented on the drafts and revised it critically for important intellectual content. All authors approved the final manuscript and are accountable for the accuracy and integrity of the work.

Funding This work was supported by the Cancer Research UK and the UK Department of Health for the CAP trial (C11043/A4286, C18281/A8145, C18281/A11326 and C18281/A15064). CAP is sponsored by the University of Bristol and is registered at Current Controlled Trials (ISRCTN92187251). The ProtecT trial is funded by the UK National Institute for Health Research (NIHR), Health Technology Assessment Programme (projects 96/20/06 and 96/20/99). The views and opinions expressed herein are our own and do not necessarily reflect those of the Department of Health. The ProtecT trial is sponsored by the University of Oxford and is registered at Current Controlled Trials (ISRCTN20141297) and ClinicalTrials.gov (NCT02044172). We acknowledge the support from the Oxford NIHR Biomedical Research Centre through the Surgical Innovation and Evaluation Theme and the Surgical Interventional Trials Unit and Cancer Research UK through the Oxford Cancer Research Centre. SH is a Wellcome Trust-funded PhD student with grant code 102432/Z/13/Z. JD is supported, in part, by the NIHR Collaboration for Leadership in Applied Health Research and Care West, hosted by the University Hospitals Bristol NHS Foundation Trust. FH is supported, in part, by the Oxford NIHR Biomedical Research Centre and the Cancer Research UK Oxford Centre. RM is supported, in part, by the University Hospitals Bristol NHS Foundation Trust National Institute for Health Research Bristol Nutrition Biomedical Research Unit and CRUK (C18281/A19169). JD, FH and DN are NIHR senior investigators. The views and opinions expressed herein are the authors own and do not necessarily reflect those of the Department of Health. The funders and sponsor had no role in the design and conduct of the study, the preparation of the report or the decision to publish. The corresponding author had full access to the data and takes responsibility for the decision to submit for publication.

Competing interests None declared.

Patient consent Detail has been removed from this case description/these case descriptions to ensure anonymity. The editors and reviewers have seen the detailed information available and are satisfied that the information backs up the case the authors are making.

Ethics approval ProtecT study: East Midlands Multicentre Research Ethics Committee (01/4/025).

Provenance and peer review Not commissioned; externally peer reviewed.

Data sharing statement The authors do not have permission to share data obtained from the Clinical Practice Research Datalink (CPRD). Baseline data from ProtecT may be available on application (email info-protect@bris.ac.uk).

REFERENCES

1. Office for National Statistics [ONS]. Cancer Registration Statistics, England. 2015 https://www.ons.gov.uk/peoplepopulationandcommunity/healthandsocialcare/conditionsanddiseases/bulletins/cancerregistrationstatisticsengland/2015 (accessed 7 July 2017).
2. Roobol MJ. The prostate-specific antigen test. *Expert Opin Med Diagn* 2013;7:423–6.
3. Schröder FH, Hugosson J, Roobol MJ, *et al*. Screening and prostate cancer mortality: results of the European Randomised Study of Screening for Prostate Cancer (ERSPC) at 13 years of follow-up. *Lancet* 2014;384:2027–35.
4. Chou R, Croswell JM, Dana T, *et al*. Screening for prostate cancer: a review of the evidence for the U.S. Preventive Services Task Force. *Ann Intern Med* 2011;155:762–U94.
5. Gulati R, Mariotto AB, Chen S, *et al*. Long-term projections of the harm-benefit trade-off in prostate cancer screening are more favorable than previous short-term estimates. *J Clin Epidemiol* 2011;64:1412–7.
6. Donovan JL, Hamdy FC, Lane JA, *et al*. Patient-reported outcomes after monitoring, surgery, or radiotherapy for prostate cancer. *N Engl J Med* 2016;375:1425–37.
7. Pickles K, Carter SM, Rychetnik L. Doctors' approaches to PSA testing and overdiagnosis in primary healthcare: a qualitative study. *BMJ Open* 2015;5:e006367.
8. Melia J, Moss S, Johns L. Rates of prostate-specific antigen testing in general practice in England and Wales in asymptomatic and symptomatic patients: a cross-sectional study. *BJU Int* 2004;94:51–6.
9. Williams N, Hughes LJ, Turner EL, *et al*. Prostate-specific antigen testing rates remain low in UK general practice: a cross-sectional study in six English cities. *BJU Int* 2011;108:1402–8.
10. Moss S, Melia J, Sutton J, *et al*. Prostate-specific antigen testing rates and referral patterns from general practice data in England. *Int J Clin Pract* 2016;70:312–8.
11. Nderitu P, Van Hemelrijck M, Ashworth M, *et al*. Prostate-specific antigen testing in inner London general practices: are those at higher risk most likely to get tested? *BMJ Open* 2016;6:e011356.
12. Roehrborn CG, McConnell JD, Lieber M, *et al*. Serum prostate-specific antigen concentration is a powerful predictor of acute urinary retention and need for surgery in men with clinical benign prostatic hyperplasia. PLESS Study Group. *Urology* 1999;53:473–80.
13. National Institute of Health and Care Excellence [NICE]. National Institute for Health and Care Excellence: Clinical Guidelines, 2015. https://cks.nice.org.uk/luts-in-men#!topicsummary. (accessed 14 Mar 2017).
14. National Institute for Health and Care Excellence [NICE]. Lower urinary tract symptoms in men: management, 2010. https://www.nice.org.uk/guidance/cg97/chapter/1-Recommendations. (accessed 14 Mar 2017).
15. Nordström T, Aly M, Clements MS, *et al*. Prostate-specific antigen (PSA) testing is prevalent and increasing in Stockholm County, Sweden, Despite no recommendations for PSA screening: results from a population-based study, 2003-2011. *Eur Urol* 2013;63:419–25.
16. Hamoen EH, Reukers DF, Numans ME, *et al*. Discrepancies between guidelines and clinical practice regarding prostate-specific antigen testing. *Fam Pract* 2013;30:648–54.
17. Lane JA, Donovan JL, Davis M, *et al*. Active monitoring, radical prostatectomy, or radiotherapy for localised prostate cancer: study design and diagnostic and baseline results of the ProtecT randomised phase 3 trial. *Lancet Oncol* 2014;15:1109–18.
18. Walley T, Mantgani A. The UK General Practice Research Database. *Lancet* 1997;350:1097–9.
19. Herrett E, Gallagher AM, Bhaskaran K, *et al*. Data Resource Profile: Clinical Practice Research Datalink (CPRD). *Int J Epidemiol* 2015;44:827–36.
20. Campbell J, Dedman DJ, Eaton SC, *et al*. Is the CPRD GOLD Population Comparable to the UK Population? *Pharmacoepidemiology and Drug Safety* 2013;22:280–1.
21. Collin SM, Metcalfe C, Donovan J, *et al*. Associations of lower urinary tract symptoms with prostate-specific antigen levels, and screen-detected localized and advanced prostate cancer: a case-control study nested within the UK population-based ProtecT (Prostate testing for cancer and Treatment) study. *BJU Int* 2008;27:583–84.
22. Andersson SO, Rashidkhani B, Karlberg L, *et al*. Prevalence of lower urinary tract symptoms in men aged 45-79 years: a population-based study of 40 000 Swedish men. *BJU Int* 2004;94:327–31.
23. Young JM, Muscatello DJ, Ward JE. Are men with lower urinary tract symptoms at increased risk of prostate cancer? A systematic review and critique of the available evidence. *BJU Int* 2000;85:1037–48.
24. Martin RM, Vatten L, Gunnell D, *et al*. Lower urinary tract symptoms and risk of prostate cancer: the HUNT 2 Cohort, Norway. *Int J Cancer* 2008;123:1924–8.
25. Speakman MJ, Kirby RS, Joyce A, *et al*. Guideline for the primary care management of male lower urinary tract symptoms. *BJU Int* 2004;93:985–90.

26. The National Cancer Registration and Analysis Service. Cancer by Deprivation in England 1996 - 2011. 2014 http://www.ncin.org.uk/about_ncin/cancer_by_deprivation_in_england (accessed 14 Mar 2017).
27. Schröder FH, Hugosson J, Roobol MJ, *et al*. Screening and prostate-cancer mortality in a randomized European study. *N Engl J Med* 2009;360:1320–8.
28. Andriole GL, Crawford ED, Grubb RL, *et al*. Mortality results from a randomized prostate-cancer screening trial. *N Engl J Med* 2009;360:1310–9.
29. Collin SM, Metcalfe C, Donovan J, *et al*. Associations of sexual dysfunction with localized and advanced prostate cancer: a case-control study nested within the Uk population-based protect (Prostate Testing for Cancer and Treatment) study. *European Urology Supplements* 2009;8:139–39.

CHAPITRE
12
Symptomatic treatment of uncomplicated lower urinary tract infections in the ambulatory setting: randomised double blind trial

Questions sur l'article 9

Question 1 – QCM

Les auteurs ont réalisé cette étude parce que :

A ils voulaient trouver une alternative aux antibiotiques pour les infections urinaires basses non compliquées pour limiter l'apparition de résistances antibiotiques
B ils voulaient évaluer l'efficacité des anti-inflammatoires non stéroïdiens (AINS) pour soulager les symptômes des infections urinaires basses non compliquées
C du fait de la fréquence des infections urinaires basses chez les femmes, ces infections constituent un problème majeur de santé publique qu'il faut endiguer
D une étude pilote, comparant les mêmes médicaments que leur étude, suggérait que les AINS n'étaient pas inférieurs aux antibiotiques dans le traitement des infections urinaires basses et indiquait la nécessité d'une confirmation dans un essai de plus grande ampleur
E il serait acceptable de proposer un traitement moins efficace que les antibiotiques aux femmes présentant une infection urinaire basse non compliquée si ce traitement engendrait moins d'antibiorésistances

Question 2 – QCM

Concernant la méthode de cette étude :

A un antécédent de tendinopathie avec une fluoroquinolone — ce qui contre-indique la prescription de norfloxacine — aurait dû faire partie des critères d'exclusion
B la randomisation par bloc, utilisée ici, permet de limiter les déséquilibres d'effectifs toute au long de la période d'inclusion entre le groupe recevant le diclofénac et le groupe recevant la norfloxacine
C l'utilisation de blocs de taille variable pour la randomisation aurait surtout été importante si l'essai avait été réalisé en ouvert
D la stratification, comme pratiquée dans cette étude, permet de réduire le biais de sélection
E la norfloxacine n'étant pas recommandée en première intention dans la cystite aiguë simple, cela modifie la validité interne de l'essai

Question 3 – QCM

Concernant l'analyse statistique :

A dans un essai de non-infériorité, comme ici, l'analyse en intention de traiter correspond à l'analyse la plus adaptée
B les auteurs ont opté pour un essai de non-infériorité, la formulation des hypothèses testées est donc unilatérale
C avec un nombre de femmes de 260 incluses, le risque de deuxième espèce serait de 16 %
D le risque de conclure à tort que le diclofénac est non inférieur à la norfloxacine, fixé *a priori* par les auteurs, est de 5 %
E les données manquantes ont été traitées par imputation par la moyenne

Question 4 – QCM

Dans cette étude, un seuil de non-infériorité de 15 % a été choisi par les auteurs :

A si dans le groupe diclofénac 56 % des femmes n'ont plus de symptômes à 3 jours *versus* 70 %

dans le groupe norfloxacine, les auteurs pourront conclure que le diclofénac n'est pas inférieur à la norfloxacine en termes d'efficacité

B il signifie que l'on peut tolérer une perte d'efficacité de 15 % pour conclure que le diclofénac n'est pas inférieur à la norfloxacine

C les auteurs ont pris un peu plus de la moitié de la différence de risque entre antibiotique et placebo

D le seuil de non-infériorité aurait pu être de 35 %

E comme le risque alpha, le seuil de non-infériorité est déterminé *a priori*, avant de connaître les résultats

Question 5 – QCM

Selon la *figure 1* :

A la figure est un diagramme de flux ou *flow-chart*

B la différence d'effectif entre les deux groupes, alors que la randomisation a été réalisée par bloc, s'explique par le fait que la randomisation était stratifiée sur les cabinets

C 126 patientes ont reçu des antibiotiques

D si l'analyse avait été en per-protocole, 125 patients auraient été analysés dans le groupe diclofénac et 128 dans le groupe norfloxacine

E il n'y a pas eu de perdus de vue entre J3 et J30

Question 6 – QCM

Concernant le *tableau 1* :

A ce tableau montre que les deux populations étaient comparables

B pour le score de symptômes, les femmes évaluaient la sévérité de cinq symptômes d'infections urinaires : dysurie, fréquence, urgenturies, douleur abdominale au moment du passage des urines, douleur ou sensibilité dans le bas du dos ou les lombes

C certains échantillons d'urine, considérés comme négatifs, pouvaient contenir du *Streptococcus viridans*

D dans le groupe diclofénac, 96 étaient positives avec un écart-type de 72

E des 185 échantillons d'urine, 193 bactéries ont été isolées parce que certaines infections étaient liées à la présence de deux germes ou plus

Question 7 – QCM

Concernant le *tableau 2* :

A les *p-values* de la dernière colonne correspondent à la probabilité de rejeter à tort l'hypothèse nulle

B pour savoir si un résultat est significatif, on compare la valeur *p* au seuil alpha choisi (5 %) et si la valeur *p* calculée est inférieure au seuil alpha choisi alors on rejette l'hypothèse H0

C pour le critère de jugement principal, la *p-value* pour la non-infériorité était de 0,98

D dans le groupe diclofénac, 3 patientes ont utilisé un antibiotique autre que la fosfomycine dans les 3 premiers jours

E l'ajout de mesure des résultats à des temps non pré-spécifiés dans le protocole a été décidé avant les analyses

Question 8 – QCM

Concernant les critères de jugement :

A pour le critère de jugement principal, la durée de 3 jours a été définie en se fondant sur une étude de 2010

B concernant le critère de jugement principal, la probabilité de conclure à raison à la non-infériorité est de 2 %

C concernant le critère de jugement principal, pour la supériorité, un test du chi-2 bilatéral a été réalisé

D il est possible de conclure à la supériorité à partir d'un essai de non-infériorité

E 72 % des femmes du groupe diclofénac avaient des symptômes légers ou très légers ou pas de symptôme 12 heures après la dernière prise de médicament

Question 9 – QCM

Concernant le *tableau 2* :

A les résultats obtenus montrent qu'il n'est pas possible de conclure que la norfloxacine est supérieure au diclofénac pour faire disparaître complètement les symptômes à 3 jours

B les résultats obtenus permettent de conclure qu'il n'y a pas de différence entre la norfloxacine et le diclofénac concernant la résolution des symptômes au jour 10

C pour la mesure du changement du score de symptôme à J3, dans le groupe diclofénac, l'écart-type est 4,7 et permet d'estimer la dispersion des valeurs observées autour de la moyenne de changement qui est de –7,3

D les résultats obtenus montrent qu'il est possible que l'on n'ait pas assez de sujets pour mettre en évidence la différence entre la norfloxacine et le diclofénac concernant la disparition complète des symptômes au jour 10

E comme l'intervalle de confiance à 95 % de la différence de risque comprend 1, il n'est pas possible de conclure que la norfloxacine est supérieure au diclofénac pour faire disparaître complètement les symptômes à J10

Question 10 – QCM

Concernant la *figure 2* :

A le *hazard ratio* présenté est le rapport des risques instantanés

B les *hazard ratios* ont été obtenus grâce à des modèles de Cox

C le *hazard ratio* est assimilable au risque relatif si l'incidence instantanée est constante dans le temps et si la survenue de l'événement est rare

D J1 correspond au jour où a été effectuée la randomisation

E la valeur neutre pour un *hazard ratio* est 0

Question 11 – QCM

Concernant la *figure 2* :

A on peut voir que, dès le premier jour, des femmes du groupe diclofénac ont pris des antibiotiques

B sur les 74 femmes encore à risque à J2 pour la résolution définitive des symptômes, 6 ont été censurées car elles n'avaient pas fourni assez d'informations pour définir quand leurs symptômes avaient complètement été résolus

C 12 femmes n'avaient pas fourni assez d'informations pour définir quand leurs symptômes ont complètement été résolus

D sur le graphique du haut, à J3, on observe un peu moins de 40 % de résolution définitive des symptômes dans le groupe diclofénac, ce qui diffère des 54 % présentés dans le *tableau 2* notamment car 19 femmes ont présenté une réaugmentation des symptômes après J3

E il existe une différence de 5 jours entre la durée médiane de résolution des symptômes dans le groupe diclofénac et le groupe norfloxacine

Question 12 – QCM

Concernant la *figure 3* :

A une analyse post-hoc, comme certaines présentées dans cette figure, est une analyse faite après la fin d'une recherche et qui n'avait pas été planifiée au moment de l'élaboration du protocole de l'étude

B pour les patientes qui avaient un score de symptômes supérieur à 20, une différence de risque entre le groupe diclofénac et le groupe norfloxacine n'a pas été mise en évidence que ce soit pour le critère de jugement principal ou pour le premier critère de jugement secondaire

C les extrémités des barres horizontales sur les schémas correspondent au minimum et au maximum

D il y a un risque de 39 % de conclure à tort que la différence de risque chez les moins de 45 ans est différente de la différence de risque chez les plus de 45 ans

E 4 femmes avaient un score de symptômes supérieur à 20

Question 13 – QCM

Dans la discussion :

A les auteurs parlent d'une méta-analyse de 2009 regroupant cinq essais qui avaient montré que les antibiotiques étaient supérieurs aux AINS pour le traitement des femmes présentant des infections urinaires basses non compliquées

B l'étude qui comparait l'ibuprofène à la fosfomycine menée sur 494 personnes en Allemagne n'avait pas une puissance suffisante pour mettre en évidence la non-infériorité des AINS par rapport aux antibiotiques pour le contrôle des symptômes

C les auteurs écrivent qu'il faut traiter 23 personnes par diclofénac pour qu'il y en ait une qui présente une pyélonéphrite

D le risque de faire une pyélonéphrite semble similaire sous AINS et sous placebo

E cette étude permet de dire qu'il serait possible, après discussion avec la patiente, de différer l'usage des antibiotiques chez les patientes présentant des infections urinaires non compliquées

Question 14 – QCM

Concernant cette étude, les auteurs :

A proposent une stratégie de traitement adaptée en fonction de la concentration de protéine C avec un traitement immédiat par antibiotique chez les femmes présentant une concentration supérieure à 10 mg/L et pas de traitement chez les autres femmes pendant 3 à 4 jours après le début des symptômes

B précisent que le score de symptôme résultant de l'addition des scores de sévérité pour différents symptômes n'était pas psychométriquement validé

C indiquent que si la même étude avait été menée dans un pays où la sensibilité aux antibiotiques était moins bonne, les résultats pourraient montrer que les AINS seraient moins inférieurs aux antibiotiques que dans cette étude

D déclarent que les organismes de financements n'ont pas eu accès aux données avant la publication de l'article

E assurent que le consentement des patientes a été obtenu concernant le partage des données

Question 15 – QCM

Au niveau éthique, niveau de preuve scientifique et grade de recommandations :

A les auteurs ne parlent pas d'avis favorable donné par un équivalent de Comité de protection des personnes (CPP)

B en France, cette étude n'aurait pas pu se faire sans l'avis favorable d'un CPP (Comité de protection des personnes) et sans l'autorisation de l'ANSM

C d'après la bibliographie des auteurs, au moment où les auteurs ont commencé l'étude, il était connu que les AINS peuvent être dangereux chez les patients présentant des maladies infectieuses

D cette étude fournie un niveau de preuve A

E cette étude fournie juste une présomption scientifique

BLOOD-PRESSURE REDUCTION IS EFFECTIVE in preventing stroke and other vascular events, including heart failure.[1] In the past decade, treatment benefits have appeared to be broadly consistent among a range of subpopulations and among antihypertensive agents.[2] However, as highlighted by earlier[3] and more recent[4] guidelines, evidence that treating patients 80 years of age or older is beneficial is inconclusive. Although the risk of stroke increases continuously with increasing blood pressures above approximately 115/75 mm Hg, the association of blood pressure and stroke attenuates with increasing age.[1] Epidemiologic population studies have consistently suggested that blood pressure and the risk of death are inversely related among people 80 years of age or older,[5-9] possibly reflecting increased risks of therapy for blood-pressure reduction or reverse causation due to conditions that may be associated with blood-pressure reduction (such as cancer, dementia, myocardial infarction, and heart failure).

A recent retrospective cohort analysis of patients 80 years of age or older with hypertension, of whom 84.5% were receiving antihypertensive medication, reported a shorter survival for those with systolic blood pressure levels below 140 mm Hg, even after adjustment for known predictors of death.[10] Randomized controlled trials involving older adults either have excluded those 80 years of age or older[11,12] or have recruited too few to show an advantage of treatment.[13-16] A meta-analysis of results regarding the treatment of hypertension specifically in this age group suggested that the benefit — a 36% reduction in the risk of stroke — might be offset by possible adverse effects, given a nearly significant increase, by 14%, in the risk of death from any cause (P=0.05).[17] These positive results were not robust, since addition of data from just one hypothetical, properly designed trial that showed no treatment effect would render the results not significant.

The results of the pilot study for the Hypertension in the Very Elderly Trial (HYVET)[18] were consistent with those from the meta-analysis. Both results suggest that treatment for hypertension was associated with a reduction in stroke but also a possible increase in death from any cause, such that for each stroke prevented, there was one death from a cause other than stroke. In the main HYVET study, we aimed to resolve persistent areas of clinical uncertainty about the relative benefits and risks of antihypertensive treatment in patients 80 years of age or older.

METHODS

The detailed protocol for HYVET has been published previously.[19] HYVET was a randomized, double-blind, placebo-controlled trial performed in 195 centers in 13 countries in Western and Eastern Europe, China, Australasia, and North Africa. Approval for the trial was obtained from the appropriate authorities and central or local ethics committees, as required. All patients gave written informed consent, except those who were illiterate, for whom an independent witness signed the consent form.

HYVET was funded by grants from the British Heart Foundation and the Institut de Recherches Internationales Servier. The trial was coordinated by staff of the Department of Care of the Elderly, Imperial College London. Imperial College London required all committee members and investigators to sign confidentiality agreements. All data management was performed by the authors who were at Imperial College London. The interim analyses were performed by, and the final analysis verified by, an academic author, independently of Imperial College London. All the authors contributed to the writing of the manuscript and the lead authors vouch for the completeness and accuracy of the results.

Patients had to be 80 years of age or older (confirmed by national documentation) with persistent hypertension (defined as a sustained systolic blood pressure of 160 mm Hg). Exclusion criteria included a contraindication to use of the trial medications, accelerated hypertension, secondary hypertension, hemorrhagic stroke in the previous 6 months, heart failure requiring treatment with antihypertensive medication, a serum creatinine level greater than 150 μmol per liter (1.7 mg per deciliter), a serum potassium level of less than 3.5 mmol per liter or more than 5.5 mmol per liter, gout, a diagnosis of clinical dementia, and a requirement of nursing care.

Patients were instructed to stop all antihypertensive treatment and to take a single placebo tablet daily for at least 2 months and to undergo two blood-pressure measurements during each of two visits, 1 month apart, after having been seated for 5 minutes. On the third visit and thereafter, the standing blood pressure was taken twice, after the patient had been standing for 2 minutes. At the start of the trial, blood pressures were recorded with the use of either a mercury sphygmomanometer or a validated automated device, but by the end of the trial, a validated automated device was used in the majority of centers.

If the mean of the four systolic blood-pressure measurements taken at the second and third visits (two at each visit) was between 160 and 199 mm Hg, patients underwent randomization, provided that all inclusion and exclusion criteria were met. Randomization was stratified according to age (80 to 89 years and 90 years or older) and sex; permuted blocks of 4 and 6 of any 10 patients were used to ensure roughly equal assignment to each of the two groups within large centers. At the start of the trial in 2000, the mean diastolic blood pressure while seated had to be 90 to 109 mm Hg, but in 2003 a protocol amendment relaxed this criterion to be under 110 mm Hg, allowing for the inclusion of patients with isolated systolic hypertension. The criterion of systolic blood pressure while standing remained the same throughout the trial, at 140 mm Hg or more.

After randomization, patients received either indapamide (sustained release, 1.5 mg) or matching placebo alone. At each visit (or at the discretion of the investigator), if needed to reach the target blood pressure, perindopril (2 mg or 4 mg) or matching placebo could be added. The target systolic blood pressure was less than 150 mm Hg, and the target diastolic blood pressure was less than 80 mm Hg. The use of additional antihypertensive agents for more than 3 months resulted in withdrawal of the patient from double-blind follow-up, with an option to enter open follow-up. Patients were also withdrawn from double-blind treatment if they had received the maximum dose of the study drugs yet had a systolic blood pressure while sitting of 220 mm Hg or more or if they had a diastolic blood pressure while sitting of 110 mm Hg or more on at least two consecutive visits that were 2 or more weeks apart.

DATA COLLECTION

Baseline characteristics were recorded during the placebo run-in period. After randomization, patients were seen at least every 3 months during the first year and at least every 6 months thereafter. Investigators were permitted to adjust the dose of the trial medication more frequently than at each visit, if desired. At the annual visits, information was collected on current diseases, medication, blood pressure, biochemical levels (sodium, potassium, urea, creatinine, glucose, uric acid), cholesterol levels (total and high-density lipoprotein), and hematologic measures (hemoglobin, hematocrit), and electrocardiography and an assessment of cognitive function with the use of the Mini–Mental State Examination were performed. If the patient was enrolled in an optional add-on study, a quality-of-life questionnaire was also completed. At the 3-month and 6-month visits, only data on current diseases, medication, and blood pressure were collected.

END POINTS

The primary end point of the trial was any stroke (fatal or nonfatal). This end point did not include transient ischemic attacks. Secondary end points included death from any cause, death from cardiovascular causes, death from cardiac causes, and death from stroke. All events that were possible end points were reviewed by an independent committee, unaware of the group assignment, using predefined definitions from the protocol.[19] Events were classified as cardiovascular or noncardiovascular. Death from cardiac causes included fatal myocardial infarction, fatal heart failure, and sudden death. Heart failure was diagnosed if the patient had at least one of four symptoms (paroxysmal nocturnal dyspnea, dyspnea at rest, orthopnea, or symptoms consistent with New York Heart Association class III heart failure[20]) and at least two of seven signs (rales or crepitations, moderate ankle edema, tachycardia [120 or more beats per minute], a third heart sound, elevated jugular venous pressure, cardiomegaly, or radiologic signs characteristic of heart failure). If the two signs present were rales and ankle edema, a third sign was required.

DATA MONITORING

An independent data monitoring committee met twice a year throughout the trial to monitor the quality of the data and also met at prespecified intervals (after every 70 reported stroke events) to perform interim analyses. The interim analyses of the primary end point were monitored according to an O'Brien–Fleming guideline; death from any cause was monitored to detect a possible increased risk in the active-treatment group. On the basis of the committee's recommendations, four centers were closed after the first year of the trial because of concerns that these centers failed to provide complete and accurate data. Specifically, one center was closed because of a failure to identify all the biochemical data in the source documents, one because of a failure to obtain appropriate regulatory approval, one owing to inappropriate drug delivery, and one owing to a failure to use validated equipment for measuring blood pressure.

STATISTICAL ANALYSIS

HYVET was designed to detect a 35% reduction in the rate of any stroke, with a statistical power of 90% at the 1% level of significance and assuming an event rate of 40 per 1000 patient-years. We calculated that 10,500 patient-years of follow-up would be required, with equal numbers of patients assigned to the active-treatment group and the placebo group. The first patient underwent randomization in February 2001. After the first interim analysis in 2005, the data monitoring committee recommended that the trial continue with no change to the protocol. At the second interim analysis, in July 2007, after 140 strokes had been reported (through April 30, 2007; a total of 7399 patient-years of follow-up), the active-treatment group showed evidence of a reduction in the rate of the primary end point of any stroke (relative risk, 0.59; 95% confidence interval [CI], 0.40 to 0.88; P=0.009) and, unexpectedly, for death from any cause (relative risk, 0.76; 95% CI, 0.62 to 0.93; P=0.007). The trial was terminated at that point, for ethical reasons. All final visits were completed by October 12, 2007. Data and events reported before the final visit were included in the final analysis.

The primary analysis was performed according to the intention-to-treat principle. Data from patients were analyzed for the groups to which the patients were assigned, regardless of which study drugs (or which doses) the patients actually received and regardless of other protocol irregularities. Patients from closed centers were included in the intention-to-treat population and contributed person-years and events up to the date of closure of the center, after which no further information was available.

In the intention-to-treat analysis, patient-years were calculated from the date of randomization through the date of death or the last available visit, irrespective of the type of follow-up (double-blind or open). Patients who were withdrawn from double-blind follow-up for reasons other than withdrawal of consent were followed in an open-label fashion, with the same schedule of visits. Events that occurred during the open follow-up period were included in the intention-to-treat analysis. A per-protocol analysis was also performed; it excluded data from any patients who underwent randomization in error, who were stratified incorrectly for either age or sex, or who did not receive the correct, assigned study drugs. For this analysis, patient-years were calculated from the date on which the study drugs were initiated through the time the patient became ineligible to continue with double-blind follow-up, according to the protocol[19] (i.e., when the patient had an event that required withdrawal from double-blind treatment).

We compared the means of continuous variables by using the z-test, proportions by using the chi-square test, and incidence rates by using the log-rank test. In the log-rank and Cox analyses of fatal or nonfatal strokes and death from specific causes, death from any cause and death from a cause other than the specific cause, respectively, were regarded as events for which data were censored. Cumulative-incidence curves were estimated by means of the Kaplan–Meier method. P values less than 0.05 were considered to indicate statistical significance. For patients with more than one end point during the follow-up period, the time to the first relevant end point was used in each analysis. Results for death from fatal or nonfatal stroke, death from any cause, and death from cardiovascular causes were adjusted for sex, age, baseline systolic blood pressure measured while the patient was seated, and previous cardiovascular disease. The proportional-hazard assumption was verified by plotting the Schoenfeld residuals. All reported P values are two-sided and were not adjusted for multiple testing. Data management and analyses were performed with the use of Stata software (version 8.1) (StatCorp) and SAS software (version 9.1.3) (SAS Institute).

RESULTS

A total of 4761 patients entered the placebo run-in phase. Of these, 3845 were randomly assigned to one of the two study groups. The reasons for nonrandomization are listed in Figure 1. Patients were recruited from Western Europe (86 patients), East-

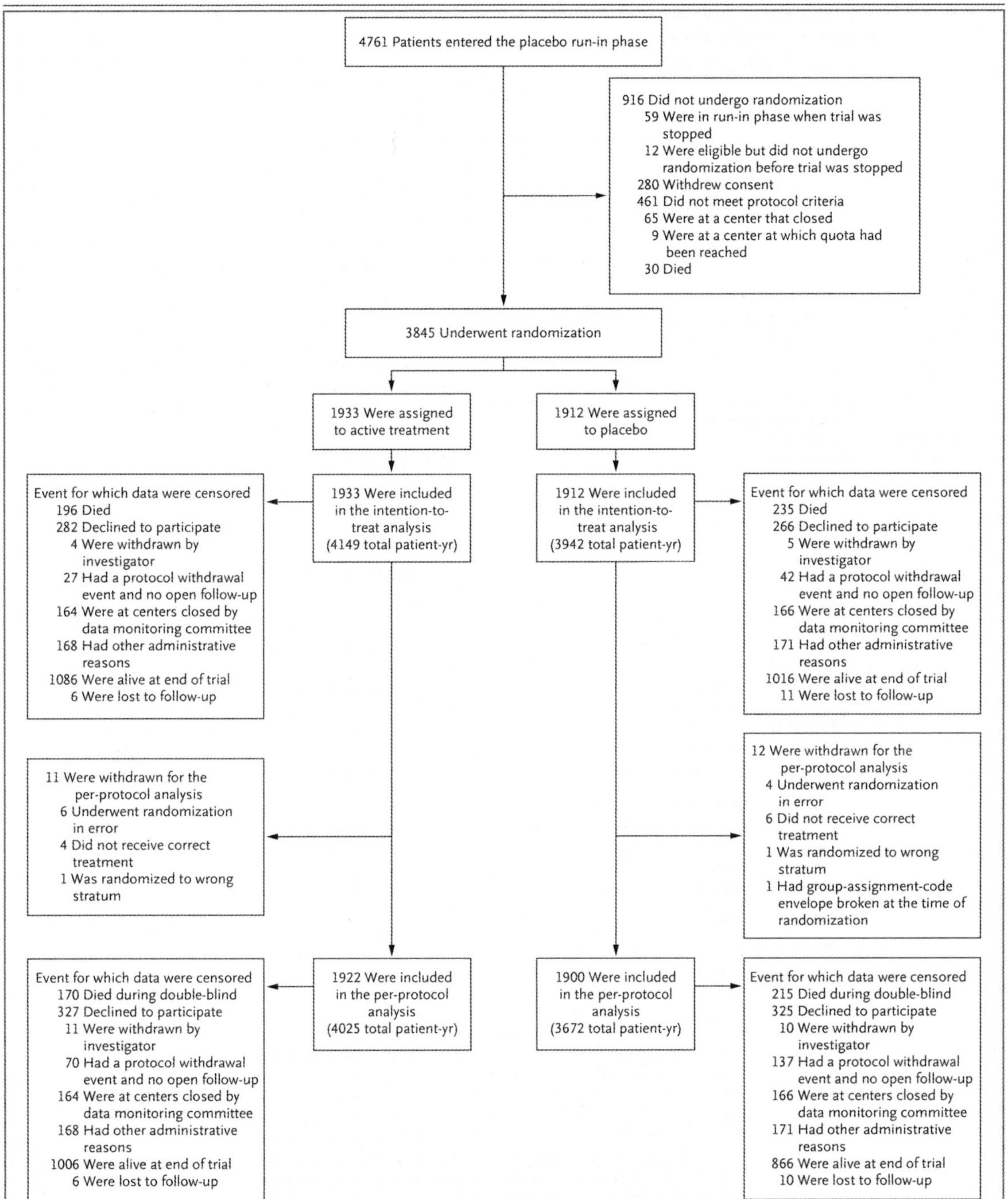

Figure 1. Entry, Randomization, and Follow-up of Patients in the Hypertension in the Very Elderly Trial.
Of the 461 patients who did not meet the protocol criteria, 229 did not meet the criteria on the basis of blood pressure, 18 on the basis of age, 61 on the basis of serum potassium level, 20 on the basis of serum creatinine level, 26 because they were receiving other antihypertensive treatment, and 107 for other reasons. The other administrative reasons for the censoring of data were death or retirement of a local investigator and change in national legislation as to where patients in clinical trials could be seen.

ern Europe (2144), China (1526), Australasia (19), and Tunisia (70). The two study groups were well balanced at baseline (Table 1). The age range at entry was 80 to 105 years, with 73.0% of patients 80 to 84 years of age, 22.4% of patients 85 to 89 years of age, and 4.6% of patients 90 years of age or older (interquartile range, 81.2 to 85.3). More than 90% of patients were known to be hypertensive, of whom approximately one third had not been previously treated. A history of cardiovascular disease was reported in 11.8%, and diabetes was reported in 6.9%.

The median duration of follow up was 1.8 years (mean, 2.1; range, 0 to 6.5). The number of patient-years of follow-up was 3964 in the placebo group and 4159 in the active-treatment group. At the end of the trial, vital status was unknown in 17 patients, 1882 patients were still undergoing double-blind follow-up, and 220 patients were undergoing open follow-up.

According to the intention-to-treat analysis, at 2 years, as compared with baseline, the systolic and diastolic blood pressure values obtained while the patient was seated had fallen by a mean (±SD) of 14.5±18.5 mm Hg and 6.8±10.5 mm Hg, respectively, in the placebo group and by 29.5±15.4 mm Hg and 12.9±9.5 mm Hg, respectively, in the active-treatment group. At 2 years, the mean systolic and diastolic blood pressure values obtained while the patient was standing had decreased by

Table 1. Baseline Characteristics of the Patients.*

Characteristic	Active Treatment (N = 1933)	Placebo (N = 1912)
Age — yr	83.6±3.2	83.5±3.1
Female sex — no. (%)	1174 (60.7)	1152 (60.3)
Blood pressure — mm Hg		
While sitting	173.0±8.4/90.8±8.5	173.0±8.6/90.8±8.5
While standing	168.0±11.0/88.7±9.3	167.9±11.1/88.6±9.3
Orthostatic hypotension — no. (%)†	152 (7.9)	169 (8.8)
Isolated systolic hypertension — no. (%)	625 (32.3)	623 (32.6)
Heart rate — beats/min	74.5±9.1	74.5±9.3
Cardiovascular history		
Cardiovascular disease — no. (%)	223 (11.5)	229 (12.0)
Hypertension — no. (%)	1737 (89.9)	1718 (89.9)
Antihypertensive treatment — no. (%)	1241 (64.2)	1245 (65.1)
Stroke — no. (%)	130 (6.7)	131 (6.9)
Myocardial infarction — no. (%)	59 (3.1)	62 (3.2)
Heart failure — no. (%)	56 (2.9)	55 (2.9)
Cardiovascular risk factors		
Current smoker — no. (%)	123 (6.4)	127 (6.6)
Diabetes — no. (%)‡	132 (6.8)	131 (6.9)
Total cholesterol — mmol/liter	5.3±1.1	5.3±1.1
High-density lipoprotein cholesterol — mmol/liter	1.35±0.38	1.35±0.37
Serum creatinine — μmol/liter	88.6±20.5	89.2±20.5
Uric acid — μmol/liter	280.4±79.3	279.0±81.3
Body-mass index§	24.7±3.8	24.7±3.5

* Plus–minus values are means ±SD. To convert values for cholesterol to milligrams per deciliter, divide by 0.02586; to convert values for uric acid to milligrams per deciliter, divide by 59.48; and to convert values for serum creatinine to milligrams per deciliter, divide by 88.4.

† Orthostatic hypotension is defined as a drop in systolic blood pressure of more than 20 mm Hg or a reduction in diastolic blood pressure of more than 10 mm Hg while standing.

‡ Diabetes is defined as reported diabetes, the receipt of antidiabetes treatment, or a random blood glucose measurement of more than 11.1 mmol per liter (200 mg per deciliter).

§ The body-mass index is the weight in kilograms divided by the square of the height in meters.

13.6±18.9 mm Hg and 7.0±10.9 mm Hg, respectively, in the placebo group and by 28.3±16.5 mm Hg and 12.4±10.3 mm Hg, respectively, in the active-treatment group. There was a difference of 15.0/6.1 mm Hg in blood pressure, measured while patients were seated, between the two groups at 2 years (Fig. 2). Also at 2 years, the target blood pressure was reached in 19.9% of patients in the placebo group and in 48.0% in the active-treatment group (P<0.001).

At 2 years, 25.8%, 23.9%, and 49.5% of patients in the active-treatment group were receiving indapamide alone, indapamide and perindopril (2 mg), and indapamide and perindopril (4 mg), respectively; 14.2%, 13.4%, and 71.8% of patients in the placebo group, respectively, were receiving the corresponding placebos. The final main intention-to-treat analysis included an extra 724 patient-years of follow-up, with an additional 13 strokes and 54 deaths. This final analysis confirmed the treatment benefit for the risk of death from any cause and yielded a nearly significant benefit for the risk of fatal or nonfatal stroke.

With regard to the primary end point (fatal or nonfatal stroke), 51 events occurred in the active-treatment group as compared with 69 events in the placebo group, a reduction in the rate of stroke of 30% (95% CI, −1 to 51; P=0.06) (Table 2 and Fig. 3). This is equivalent to 11 strokes (95% CI, 0 to 21) being prevented because 1000 patients were treated for 2 years or 1 stroke being prevented because 94 patients were treated for 2 years. There were a total of 431 deaths during the trial, with an overall rate of death of 53.1 per 1000 patient-years. There was a 21% reduction (95% CI, 4 to 35; P=0.02) in the rate of death from any cause in the active group. The rate of fatal stroke was reduced by 39% (95% CI, 1 to 62; P=0.05). The rate of death from cardiac causes was not significantly reduced in the active-treatment group. The rate of death from cardiovascular causes was reduced by 23% (95% CI, −1 to 40; P=0.06). The rate of fatal or nonfatal heart failure was reduced by 64% (95% CI, 42 to 78; P<0.001), and the rate of any cardiovascular event (death from cardiovascular causes or stroke, myocardial infarction, or heart failure) was reduced by 34% (95% CI, 18 to 47; P<0.001).

The benefits of treatment began to be apparent within the first year (Fig. 3). When adjusted according to sex, age, baseline systolic blood pressure while seated, and previous cardiovascular disease, the results did not materially change for the end points of fatal or nonfatal stroke, death from any cause, or death from cardiovascular causes.

According to per-protocol analyses, in the active-treatment group as compared with the pla-

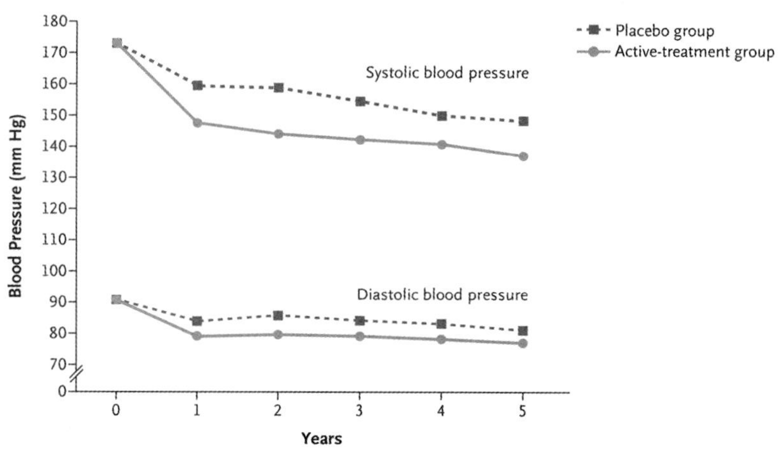

No. at Risk						
Placebo group	1912	1468	701	330	191	116
Active-treatment group	1933	1540	754	373	207	118

Figure 2. Mean Blood Pressure, Measured while Patients Were Seated, in the Intention-to-Treat Population, According to Study Group.

The NEW ENGLAND JOURNAL of MEDICINE

Table 2. Main Fatal and Nonfatal End Points in the Intention-to-Treat Population.

End Point	Rate per 1000 Patient-Yr (No. of Events)		Unadjusted Hazard Ratio (95% CI)	P Value
	Active	Placebo		
	no. (%)			
Stroke				
Fatal or nonfatal	12.4 (51)	17.7 (69)	0.70 (0.49–1.01)	0.06
Death from stroke	6.5 (27)	10.7 (42)	0.61 (0.38–0.99)	0.046
Death				
From any cause	47.2 (196)	59.6 (235)	0.79 (0.65–0.95)	0.02
From noncardiovascular or unknown causes	23.4 (97)	28.9 (114)	0.81 (0.62–1.06)	0.12
From cardiovascular cause	23.9 (99)	30.7 (121)	0.77 (0.60–1.01)	0.06
From cardiac cause*	6.0 (25)	8.4 (33)	0.71 (0.42–1.19)	0.19
From heart failure	1.5 (6)	3.0 (12)	0.48 (0.18–1.28)	0.14
Fatal or nonfatal				
Any myocardial infarction	2.2 (9)	3.1 (12)	0.72 (0.30–1.70)	0.45
Any heart failure	5.3 (22)	14.8 (57)	0.36 (0.22–0.58)	<0.001
Any cardiovascular event†	33.7 (138)	50.6 (193)	0.66 (0.53–0.82)	<0.001

* Death from cardiac causes was defined as fatal myocardial infarction, fatal heart failure, and sudden death.
† Any cardiovascular event was defined as death from cardiovascular causes or stroke, myocardial infarction, or heart failure.

cebo group, the rate of stroke was reduced by 34% (95% CI, 5 to 54; P=0.03), the rate of any heart failure by 72% (95% CI, 52 to 83; P<0.001), and the rate of death from cardiovascular causes by 27% (95% CI, 3 to 45; P=0.03). In addition, the rate of death from any cause was decreased by 28% (95% CI, 12 to 41; P=0.001) and the rate of death from stroke by 45% (95% CI, 7 to 67; P=0.02).

Among the patients followed for at least 2 years, there were no significant differences between the two groups with regard to changes from baseline in the serum potassium level (−0.02 mmol and 0.03 mmol per liter in the active-treatment group and in the placebo group, respectively; P=0.09), uric acid (11.6 μmol and 3.5 μmol per liter [0.2 and 0.1 mg per deciliter], P=0.07), glucose (0.16 mmol and 0.11 mmol per liter [2.9 and 2.0 mg per deciliter], P=0.56), or creatinine (3.4 μmol and 2.3 μmol per liter [0.04 and 0.03 mg per deciliter], P=0.30). The number of serious adverse events reported was 448 in the placebo group and 358 in the active-treatment group (P=0.001). Only five of these events (three in the placebo group and two in the active-treatment group) were classified by the local investigator as possibly having been due to the trial medication.

DISCUSSION

The results of HYVET indicate that antihypertensive treatment based on indapamide (sustained release, 1.5 mg), with or without 2 to 4 mg of perindopril, significantly reduces the risks of death from stroke and death from any cause in very elderly patients. This finding for stroke is consistent with that seen in the HYVET pilot study[18] and the Individual Data Analysis of Antihypertensive Drug Intervention Trials (INDANA) group meta-analysis.[17] The reduction in death from any cause is a new and unexpected result.

As compared with clinical trials involving other age groups,[11,14-16] the ratio of fatal to nonfatal events was higher in HYVET. Although the number of strokes reported in HYVET (120) was similar to that reported in the Systolic Hypertension in Europe (Syst-Eur)[16] trial (128 strokes) and higher than the number reported in the Swedish Trial in Older Patients with Hypertension (STOP–Hypertension, 82 strokes),[14] in HYVET the proportion of fatal strokes (57.5%) was higher than that in Syst-Eur (28.9%) or STOP (18.3%). This difference probably reflects the older age of the patients in HYVET and the higher rates of stroke

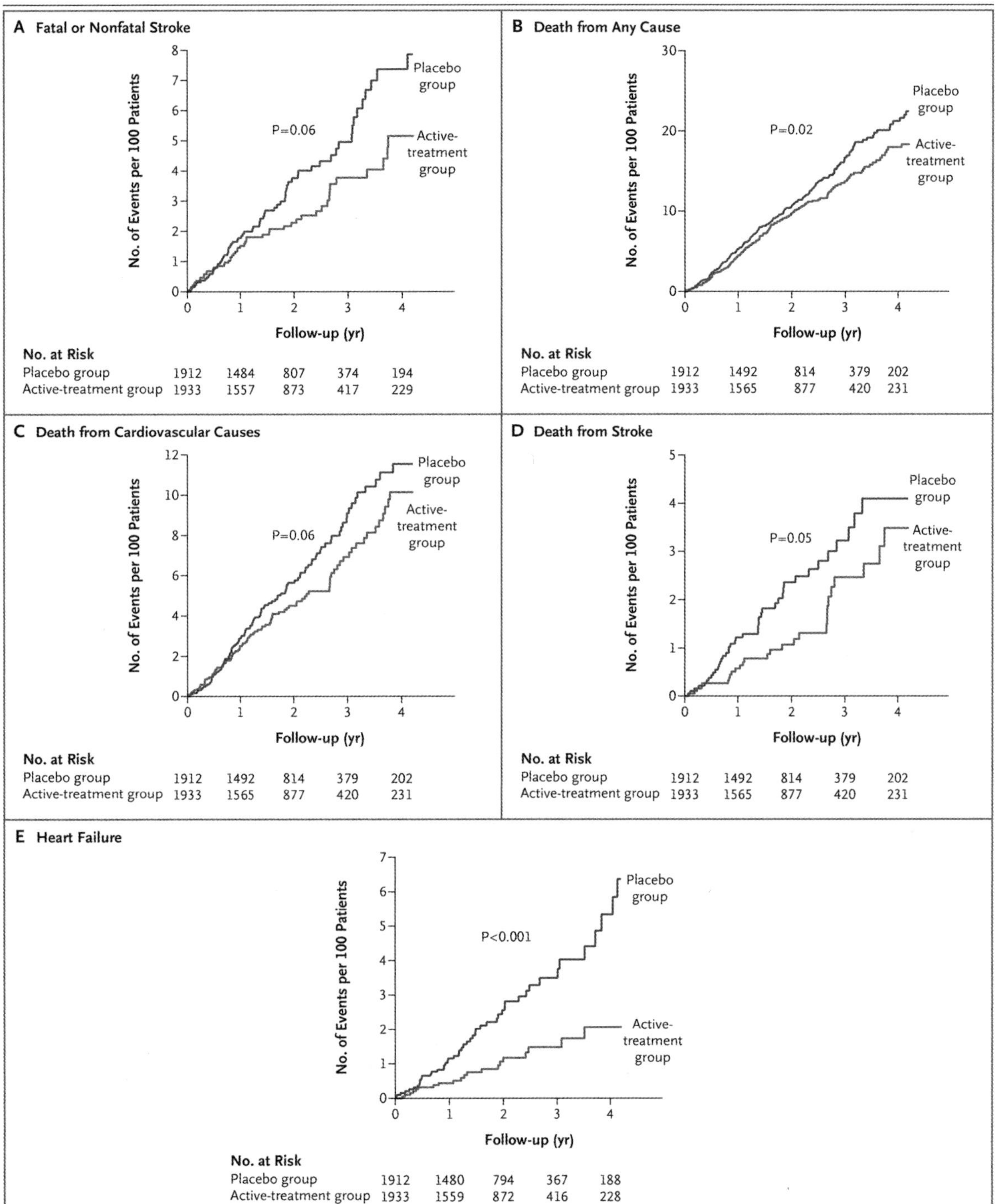

Figure 3. Kaplan–Meier Estimates of the Rate of End Points, According to Study Group.

For the active-treatment group as compared with the placebo group, the unadjusted hazard ratios (95% CIs) were as follows: for fatal or nonfatal stroke, 0.70 (0.49 to 1.01) (Panel A); for death from any cause, 0.79 (0.65 to 0.95) (Panel B); for death from cardiovascular causes, 0.77 (0.60 to 1.01) (Panel C); for death from stroke, 0.61 (0.38 to 0.99) (Panel D); and for heart failure, 0.36 (0.22 to 0.58) (Panel E).

that occur with increasing age.[1] Increasing age is a major predictor of death from stroke,[21-25] with rates as high as 52%[21] in persons 80 years of age or older, consistent with our results. A linear association between blood pressure and stroke reduction has been clearly demonstrated, although it is attenuated by increasing age.[25] The reduction in the risk of death from stroke with active treatment was significant in both the intention-to-treat and the per-protocol analyses, as was the reduction in the risk of any stroke in the per-protocol analysis. This reduction is consistent with previous results in younger hypertensive patients and in reviews of data from the very elderly.

An unexpected finding of our trial is the reduction in the risk of death from any cause with active treatment, making HYVET one of the few individual studies of hypertension showing benefits of blood-pressure reduction on mortality.[14,26] The results for death from any cause show a significant benefit of treatment, at odds with the results of the INDANA meta-analysis, the largest analysis to date to focus on very elderly patients with hypertension, which included 1670 patients 80 years of age or older recruited for intervention trials.[17] The INDANA meta-analysis included trials with treatment regimens based on high doses of diuretics other than indapamide or on beta-blockers. Diuretics have not been shown to increase mortality among younger patients, but the very elderly may be more prone to metabolic disturbances from medications, particularly hypokalemia, which can predispose patients to arrhythmias and possibly sudden death. Beta-blockers appear to be less effective than newer agents in the treatment of hypertension.[27] Given the known changes in serum potassium level that can occur with a thiazide-like antihypertensive agent or angiotensin-converting–enzyme (ACE) inhibitor on its own, in combination, they are likely to have a neutral effect. This was evidenced by the similar serum potassium levels in the two groups, with 73.4% of patients in the active-treatment group receiving both indapamide and perindopril at 2 years. Indapamide (sustained release) has also been shown to have a neutral effect on blood glucose and lipids,[28] and the combination of indapamide and perindopril has also been shown to confer a benefit with regard to stroke.[29]

As in most trials, the patients in HYVET were generally healthier than those in the general population, as evidenced by the low overall rates of stroke and death from any cause and the low prevalence of previous cardiovascular disease at baseline. It is possible that the numbers of patients needed to be treated is an overestimate, given the low rate of stroke, though a number needed to treat of 94 is acceptable in the context of prevention. A number needed to treat of 40 to prevent one death during a 2-year period is more impressive, supporting the effectiveness of the intervention used. However, it would be premature to extrapolate the results from HYVET to patients in this age group who are more frail.

The large reduction in the risk of heart failure in HYVET appears to be important. Heart failure is common in people older than 70 years of age, and hypertension is a major risk factor for heart failure.[30] The combination of a diuretic and an ACE inhibitor is likely to confer a benefit. In the Antihypertensive and Lipid-Lowering Treatment to Prevent Heart Attack Trial (ALLHAT; ClinicalTrials.gov number, NCT00000542), the lowest rates of hospitalization and fatal heart failure were found for the groups receiving a diuretic or ACE inhibitor, with a greater (albeit not significantly greater) reduction in the diuretic group.[31]

A challenge and possible limitation in performing our study of the very elderly was the collection of adequate information to validate the end-point data, especially for patients who died at home without receiving any direct medical intervention. The end-point committee required evidence to support a diagnosis of a stroke, and this evidence was not always available. Rapid and unexpected deaths were designated as deaths from cardiovascular causes by the committee. In the very elderly, it is difficult to establish the exact cause of death, since patients are often not monitored during the last hours of life and autopsies are rarely performed. Given these difficulties, the reduction of the risk of death from any cause in the active-treatment group clearly indicates the overall advantage of active treatment in HYVET.

In HYVET, we evaluated the benefit of treating patients who had a sustained systolic blood pressure of 160 mm Hg or higher. The fall in blood pressure in the active-treatment group was consistent with results for indapamide-based strategies in other studies.[32,33] The results support a target blood pressure of 150/80 mm Hg in patients receiving treatment, since that target was reached in nearly 50% of such patients in

HYVET after 2 years. Whether further reduction is beneficial still needs to be established.

Elevated blood pressure is common in persons 80 years of age or older,[34] a group constituting the fastest-growing segment of the general population.[35] HYVET provides unique evidence that hypertension treatment based on indapamide (sustained release), with or without perindopril, in the very elderly, aimed to achieve a target blood pressure of 150/80 mm Hg, is beneficial and is associated with reduced risks of death from stroke, death from any cause, and heart failure.

Supported by grants from the British Heart Foundation and the Institut de Recherches Internationales Servier.

Drs. Beckett and Peters and Mr. Banya report receiving grant support from the Institut de Recherches Internationales Servier; Dr. Staessen, consulting fees from Pfizer, Tanabe, Daiichi-Sankyo, and Sigma-Tau and speakers' fees from Pfizer, Tanabe, and Bayer; Dr. Anderson, consulting fees from Boehringer Ingelheim and Servier and speakers' fees from Boehringer Ingelheim, Servier, AstraZeneca, and Sanofi-Aventis; Dr. Forette, consulting fees from Wyeth Elan, Sanofi-Aventis and Bristol-Myers Squibb and speakers' fees from Servier, AstraZeneca, and Sanofi-Aventis; Dr. Rajkumar, speakers' fees from Schering-Plough, Merck Sharp & Dohme, and Menarini; and Dr. Bulpitt, consulting fees from Imperial College Consulting, a consultancy funded by a grant from the Institut de Recherches Internationales Servier. No other potential conflict of interest relevant to this article was reported.

APPENDIX

The committee members and investigators for HYVET were as follows: **Coordinating Center:** C.J. Bulpitt (lead investigator), A.E. Fletcher (coinvestigator), N.S. Beckett (trial coordinator), R. Peters (deputy trial coordinator), HYVET coordinating team at Imperial College London (1999 to 2008); **Steering Committee:** T. McCormack, J. Potter, B.G. Extremera, P. Sever, F. Forette, D. Dumitrascu, C. Swift, J. Tuomilehto, J. Coope (retired in 2001), C. Nachev (deceased); **Data Monitoring Committee:** J. Staessen, L. Thijs, R. Clarke, K. Narkiewicz; **End Points Committee:** C. Davidson (retired in 2003), J. Duggan, G. Leonetti, N. Gainsborough, M.C. De Vernejoul, J. Wang, V. Stoyanovsky; **Dementia Validation Committee:** J. Tuomilehto, R. Clarke, A. Waldman, I. Walton, C. Ritchie; **Ethics Committee:** R. Fagard, J. Grimley Evans, B. Williams; **Investigators:** *Australia* — R. Warne and I. Puddey (national coordinators), M. Woodward, R. Penhall, C. Inderjeeth, S. Roger, R. Scholes, C. Johnson; *Belgium* — H. Celis (national coordinator), G. Adriaens, W. Onsea, K. Cornelli, D. Vantroyen, P. Cleen, P. de Voogt; *Bulgaria* — C. Nachev (deceased) (national coordinator from 1998 to 2005), V. Stoyanovsky (national coordinator after 2005), P. Solakov, R. Prokopova, E. Mantova, D. Smilkova, S. Mantov, K. Yankulova, R. Kermova, D. Popov, V. Sirakova, V. Gergova, D. Kamenova, F. Grigorov, T. Vassileva, R. Alahverdian, M. Tzekova; *China* — L. Liu (national coordinator), H. Ge, S. Wang, J. Wang, W. Zhang, S. Jin, L. Ge, Y.F. Lu, S. Ma, L. Shen, J. Guo, Z. Lv (deceased), R. Huang, X. Li, B. Guo, T. Zhang, L. Zhang, J. Feng, Z. He, J. Wang, L. Deng, L. Liu, Q. Yuan, F. Zhang, H. Li, D. Wang, K. Yang, M. Sun, H. Liu, X. Yan, F. Ren, J. Tang; *Finland* — R. Antikainen (national coordinator), T. Strandberg, T. Konttila, A. Hynninen, M. Jääskivi, J. Airas, T. Jääskeläinen, J. Tuomilehto, H. Litmanen; *France* — F. Forette (national coordinator), J. Doucet, J. Belmin, A. Benetos, G. Berrut, T. Boge, M. Bonnefoy, A. Carre, N. Charasz, J. Covillard, T. Dantoine, M. Escande, Y. Frances, R. Joire, C. Jeandel, S. Legrain, A. Lion, M. Maillet-Vioud, J.P. Escaillas, S. Meaume, P. Pfitzenmeyer, F. Puisieux, E. Quercy, O. Rodat, J. Soubeyrand, B. de Wazieres, H. Hindennach, L. Lugassy, J. Rossi, M. Martel, J.-M. Paladel, C. Ravier, A. Visconti, J.P. Gallet, D. Zygouritsas, D. Charles, F. Flamand, G. Grandmottet, M. Grandmottetegermann, C. Gevrey, P.L. Mesnier, G. Robert, C. Besset-Prat, A. Brousse, P. Lafont, J. Morelli, P. Vernede, A. Volkmann, X. Bodin, B. Destrube, R. Eoche, A. Boye, F. Seropian, P. Gernigon, D. Meker, J. Thomere, Y. Thual, F. Volny, E. Grassart, M. Herent, D. Lejay, J.-P. Lopez, B. Mannessier, G. Pruvost, J.-C. Urbina; *Ireland* — J. Duggan (national coordinator); *New Zealand* — C. Anderson (national coordinator), S. Lillis, J. Gommans; *Poland* — T. Grodzicki (national coordinator), Z. Chodorowski, Z. Gaciong; *Romania* — D. Dumitrascu (national coordinator), M. Comsa, V. Sandru, G. Prada, M. Dunca-Moisin, D. Jianu, D. Jinga-Lazar, V. Enachescu, C. Zaharia; *Russia* — Y. Nikitin (national coordinator), A. Kirichenko, L. Olbinskaya, A. Martynov, V. Zadionchenko, V. Moiseev, G. Storohzakov, S. Nedogoda, R.S. Karpov, O. Barbarash, G. Efremushkin, V. Kostenko, M. Boyarkin, S. Churina, T. Tyurina, M. Ballyuzek, L. Ermoshkina, A. Timofeev, S. Yakusheva, N. Shilkina, V. Barbarich; *Tunisia* — A. Belhani (national coordinator), E. Boughzela, S. Soraya, B. Youssef-Zouari, A.B. Khalfallah, M.H. Houman, A.K. Abida; *United Kingdom* — C. Rajkumar (national coordinator), M. Wilkins, N.D. Pandita-Gunawardena, J. Potter, E. Ekpo, M. Price, N. de Kare-Silver, A. Starczewski, S. Chandran, N. Nasar, M. Datta-Chaudhuri, T. McCormack, N. Majmudar, A. Gordon, L. Brawn, T. Solanki.

REFERENCES

1. Lawes CM, Bennett DA, Feigin VL, Rodgers A. Blood pressure and stroke: an overview of published reviews. Stroke 2004;35:1024.

2. Neal B, MacMahon S, Chapman N. Effects of ACE inhibitors, calcium antagonists, and other blood-pressure-lowering drugs: results of prospectively designed overviews of randomised trials. Lancet 2000;356:1955-64.

3. World Health Organization–International Society of Hypertension guidelines for the management of hypertension. J Hypertens 1999;17:151-83.

4. Mancia G, De Backer G, Dominiczak A, et al. 2007 Guidelines for the management of arterial hypertension: The Task Force for the Management of Arterial Hypertension of the European Society of Hypertension (ESH) and of the European Society of Cardiology (ESC). J Hypertens 2007;25:1105-87. [Erratum, J Hypertens 2007;25:1749.]

5. Mattila K, Haavisto M, Rajala S, Heikinheimo R. Blood pressure and five year survival in the very old. Br Med J (Clin Res Ed) 1988;296:887-9.

6. Langer RD, Criqui MH, Barrett-Connor EL, Klauber MR, Ganiats TG. Blood pressure change and survival after age 75. Hypertension 1993;22:551-9.

7. Rastas S, Pirttilä T, Viramo P, et al. Association between blood pressure and survival over 9 years in a general population aged 85 and older. J Am Geriatr Soc 2006;54:912-8.

8. van Bemmel T, Woittiez K, Blauw GJ, et al. Prospective study of the effect of blood pressure on renal function in old age: the Leiden 85-Plus Study. J Am Soc Nephrol 2006;17:2561-6.

9. Satish S, Freeman DH Jr, Ray L, Goodwin JS. The relationship between blood pressure and mortality in the oldest old. J Am Geriatr Soc 2001;49:367-74.

10. Oates DJ, Berlowitz DR, Glickman ME, Silliman RA, Borzecki AM. Blood pressure and survival in the oldest old. J Am Geriatr Soc 2007;55:383-8.

11. Coope J, Warrender TS. Randomised trial of treatment of hypertension in elderly patients in primary care. Br Med J (Clin Res Ed) 1986;293:1145-51.

12. Medical Research Council trial of

treatment of hypertension in older adults: principal results. BMJ 1992;304:405-12.
13. Amery A, Birkenhäger W, Brixko P, et al. Mortality and morbidity results from the European Working Party on High Blood Pressure in the Elderly trial. Lancet 1985;1:1349-54.
14. Dahlöf B, Lindholm LH, Hansson L, Scherstén B, Ekbom T, Wester PO. Morbidity and mortality in the Swedish Trial in Old Patients with Hypertension (STOP-Hypertension). Lancet 1991;338:1281-5.
15. Prevention of stroke by antihypertensive drug treatment in older persons with isolated systolic hypertension: final results of the Systolic Hypertension in the Elderly Program (SHEP). JAMA 1991;265:3255-64.
16. Staessen JA, Fagard R, Thijs L, et al. Randomised double-blind comparison of placebo and active treatment for older patients with isolated systolic hypertension: the Systolic Hypertension in Europe (Syst-Eur) Trial Investigators. Lancet 1997;350:757-64.
17. Gueyffier F, Bulpitt C, Boissel JP, et al. Antihypertensive drugs in very old people: a subgroup meta-analysis of randomised controlled trials. Lancet 1999;353:793-6.
18. Bulpitt CJ, Beckett NS, Cooke J, et al. Results of the pilot study for the Hypertension in the Very Elderly Trial. J Hypertens 2003;21:2409-17.
19. Bulpitt C, Fletcher A, Beckett N, et al. Hypertension in the Very Elderly Trial (HYVET): protocol for the main trial. Drugs Aging 2001;18:151-64.
20. The Criteria Committee of the New York Heart Association. Nomenclature and criteria for diagnosis of diseases of the heart and great vessels. 9th ed. Boston: Little, Brown, 1994.
21. Hollander M, Koudstaal PJ, Bots ML, Grobbee DE, Hofman A, Breteler MM. Incidence, risk, and case fatality of first ever stroke in the elderly population: the Rotterdam Study. J Neurol Neurosurg Psychiatry 2003;74:317-21.
22. de Jong G, van RL, Kessels F, Lodder J. Stroke subtype and mortality: a follow-up study in 998 patients with a first cerebral infarct. J Clin Epidemiol 2003;56:262-8.
23. Kammersgaard LP, Jørgensen HS, Reith J, Nakayama H, Pedersen PM, Olsen TS. Short- and long-term prognosis for very old stroke patients: the Copenhagen Stroke Study. Age Ageing 2004;33:149-54.
24. Zuliani G, Cherubini A, Ranzini M, Ruggiero C, Atti AR, Fellin R. Risk factors for short-term mortality in older subjects with acute ischemic stroke. Gerontology 2006;52:231-6.
25. Lewington S, Clarke R, Qizilbash N, Peto R, Collins R. Age-specific relevance of usual blood pressure to vascular mortality: a meta-analysis of individual data for one million adults in 61 prospective studies. Lancet 2002;360:1903-13.
26. Five-year findings of the Hypertension Detection and Follow-up Program. I. Reduction in mortality of persons with high blood pressure, including mild hypertension. JAMA 1997;277:157-66.
27. Dahlöf B, Sever PS, Poulter NR, et al. Prevention of cardiovascular events with an antihypertensive regimen of amlodipine adding perindopril as required versus atenolol adding bendroflumethiazide as required, in the Anglo-Scandinavian Cardiac Outcomes Trial-Blood Pressure Lowering Arm (ASCOT-BPLA): a multicentre randomised controlled trial. Lancet 2005;366:895-906.
28. Ambrosioni E, Safar M, Degaute JP, et al. Low-dose antihypertensive therapy with 1.5 mg sustained-release indapamide: results of randomised double-blind controlled studies. J Hypertens 1998;16:1677-84.
29. PROGRESS Collaborative Group. Randomised trial of a perindopril-based blood-pressure-lowering regimen among 6,105 individuals with previous stroke or transient ischaemic attack. Lancet 2001;358:1033-41. [Errata, Lancet 2001;358:1556, 2002;359:2120.]
30. Stewart S, MacIntyre K, Capewell S, McMurray JJ. Heart failure and the aging population: an increasing burden in the 21st century? Heart 2003;89:49-53.
31. Davis BR, Piller LB, Cutler JA, et al. Role of diuretics in the prevention of heart failure: the Antihypertensive and Lipid-Lowering Treatment to Prevent Heart Attack Trial. Circulation 2006;113:2201-10.
32. Puig JG, Marre M, Kokot F, et al. Efficacy of indapamide SR compared with enalapril in elderly hypertensive patients with type 2 diabetes. Am J Hypertens 2007;20:90-7.
33. Emeriau JP, Knauf H, Pujadas JO, et al. A comparison of indapamide SR 1.5 mg with both amlodipine 5 mg and hydrochlorothiazide 25 mg in elderly hypertensive patients: a randomized double-blind controlled study. J Hypertens 2001;19:343-50.
34. Callow AD. Cardiovascular disease 2005 — the global picture. Vascul Pharmacol 2006;45:302-7.
35. U.S. Census Bureau. International Data Base (IDB). (Accessed April 7, 2008, at http://www.census.gov/ipc/www/idb/.)

CHAPITRE
14

Rapid blood-pressure lowering in patients with acute intracerebral hemorrhage

Questions sur l'article 11

Question 1 – QCM

Concernant le type d'étude dont les résultats sont présentés dans cet article :

A il s'agit d'un essai clinique
B elle est réalisée sur deux groupes en parallèle
C l'allocation aléatoire des sujets dans les groupes a été faite par tirage au sort simple
D les traitements des patients inclus et suivis étaient connus des médecins investigateurs
E le critère de jugement principal était évalué à l'aveugle

Question 2 – QCM

Les critères de jugement utilisés dans cette étude étaient :

A le mauvais pronostic : décès ou handicap majeur séquellaire
B le score de Rankin mesuré à 90 jours supérieur à 2
C les mortalités globale et spécifique par cause
D la qualité de vie mesurée par l'échelle SF10
E multiples mais le mauvais pronostic était considéré comme le critère de jugement principal

Question 3 – QCM

La taille de l'échantillon a été déterminée :

A pour pouvoir détecter une réduction relative de 14 % du critère de jugement principal
B pour pouvoir détecter un taux de handicap majeur inférieur à 43 % ou supérieur à 64 %
C pour un risque de type I de 5 %
D pour un risque de type II de 10 %
E sans préjuger de savoir lequel des traitements serait le plus efficace

Question 4 – QCM

Deux analyses intermédiaires ont été planifiées et réalisées :

A afin de pourvoir arrêter l'étude prématurément en cas de supériorité du traitement intensif par rapport au traitement standard
B afin de pouvoir stopper prématurément l'étude en cas d'infériorité du traitement intensif par rapport au traitement standard
C afin d'arrêter l'étude en cas d'observation d'effets délétères ou d'effets secondaires graves d'un des traitements
D elles expliquent l'utilisation d'un seuil de significativité fixé à 0,048 pour l'analyse finale du critère de jugement principal
E elles n'ont eu aucune influence sur l'analyse finale

Question 5 – QCM

Le critère de jugement principal choisi *a priori* était adapté à la question posée :

A car c'est un critère « dur », objectif peu discutable
B facilement mesurable, avec une échelle bien connue et référencée
C mais mesuré dans un délai trop court pour mesurer les « séquelles » vraies
D car ce que l'on souhaite surtout éviter dans cette pathologie c'est l'existence de séquelles neurologiques donc de handicap
E mais sans lien direct avec la baisse rapide ou non de la pression artérielle

Question 6 – QCM

Des arrêts de traitement ont été décidés plus souvent dans le groupe « traitement intensif » comparé au groupe « traitement standard » (75 *versus* 46, $p < 0{,}005$) :

A ces arrêts minimisent la différence éventuellement observée entre les pressions artérielles des deux groupes
B ces arrêts peuvent indiquer des effets délétères du traitement intensif plus fréquents
C ces arrêts peuvent montrer que le traitement intensif est mal toléré et que l'objectif de pression artérielle fixé est en grande partie inatteignable

D ces arrêts et leurs causes auraient dû être décrits précisément dans l'article
E ces arrêts peuvent introduire un biais dans l'analyse des résultats

Question 7 – QCM

L'analyse ajustée ne montrait pas de différences importantes avec l'analyse non ajustée :

A ce qui n'est pas très étonnant dans un essai thérapeutique « randomisé »
B parce que la minimisation a déjà neutralisé les effets pays, hôpital et délai de prise en charge
C parce que les deux groupes étudiés étaient comparables comme présentés dans les *tableaux 1* et *2*
D parce que les facteurs pronostiques influençant le critère de jugement ne sont pas réellement des facteurs pronostiques
E parce qu'il n'y avait pas de différence d'effet du traitement intensif entre les différents sous-groupes des variables d'ajustement

Question 8 – QCM

Les *odds ratios* présentés dans le *tableau 3* :

A représentent les résultats de l'analyse multivariée
B auraient pu être remplacés par des risques relatifs avec une analyse autre que la régression logistique
C indiquent un risque de survenue de décès plus important dans le groupe « traitement intensif »
D montrent un effet protecteur du traitement intensif dans le maintien des activités de la vie courante
E montrent un effet du traitement intensif sur le score de Rankin mais pas sur le score de Rankin dichotomisé (0 à 2 ; 3 à 6)

Question 9 – QCM

Dans cet essai, le *tableau 1* :

A représente la comparabilité initiale des groupes traités
B ne présente aucun test statistique car la randomisation stratifiée (minimisation) et le nombre important de sujets traités suffisent à assurer la comparabilité des groupes
C ne présente aucune comparaison statistique car les valeurs des caractéristiques étudiées sont tellement proches qu'*a priori* aucun test ne montrerait de différence significative
D ne présente aucun des tests statistiques bien qu'ils aient été effectués
E montre que le groupe « traitement intensif » présentait une fréquence plus élevée de localisation d'hémorragie dans les noyaux gris centraux ou le thalamus avec un peu plus d'extension intraventriculaire de l'hémorragie

Question 10 – QCM

Le *tableau 2* montre que :

A le groupe « traitement intensif » a bénéficié plus souvent d'un traitement unique par voie intraveineuse
B l'admission en soins intensifs était plus fréquente dans le groupe « traitement intensif »
C les traitements hémostatiques ont été vraisemblablement légèrement plus souvent utilisés dans le groupe « traitement intensif »
D les traitements ont été mis en route plus rapidement dans le groupe « traitement intensif »
E le groupe « traitement intensif » a donné lieu plus souvent à un arrêt de tous les traitements

Question 11 – QCM

Le *tableau 3* :

A montre une tendance à la signification du test comparant la fréquence des décès ou des handicaps majeurs, avec une fréquence légèrement plus grande dans le groupe traité selon les recommandations
B montre une efficacité du traitement intensif mesuré selon les scores de Rankin modifiés
C montre une meilleure qualité de vie mesurée par les scores de santé globale dans le groupe « traitement intensif »
D ne montre pas de différence significative entre les deux groupes sur la survenue d'événements indésirables graves non fatals
E ne montre pas de différence significative de détérioration neurologique dans les 24 premières heures, malgré une fréquence de 0,6 % de survenue de détérioration en plus dans le groupe traité selon les recommandations

Question 12 – QCM

La *figure 1* représente l'analyse des critères de jugement principal sur les sous-groupes qui avaient été prédéfinis :

A elle permettrait éventuellement de déceler la présence d'interactions qualitatives s'il en existait
B elle présente un test d'homogénéité qui ne teste pas la différence à 1 des *odds ratios* présentés au sein de chacun des sous-groupes présentés
C elle montre que seulement deux des *odds ratios* représentés sont statistiquement différents de 1
D elle montre que l'effet global du traitement intensif est plutôt protecteur mais non significatif
E elle montre que la présence d'une hypertension non connue et d'un score NIHSS inférieur à 15 constitue des sous-groupes de patients où le traitement intensif est efficace en termes de survenue de décès ou de handicap majeur

Question 13 – QCM

Parmi les points forts de cette étude, on peut noter :

A le fait qu'elle a été réalisée sur un large échantillon de sujets
B le fait qu'elle a été réalisée sur un grand nombre de sujets originaires de Chine
C le fait qu'elle a été réalisée avec une évaluation de l'évolution de patient et des critères de jugement, faite à l'aveugle

D le fait que l'allocation des traitements a été faite par minimisation
E le fait que seulement 5,4 % des patients ont vu leur traitement arrêté dans le groupe « traitement intensif »

Question 14 – QCM

L'échelle de qualité de vie, EQ-5D, utilisée comme critère de jugement secondaire dans cette étude :

A est une échelle à six dimensions
B est une échelle qui permet un calcul de score de santé globale
C comprend des items cotés sur trois niveaux
D reste un critère subjectif de santé perçue
E ne présente pas beaucoup d'intérêt par rapport au critère de jugement principal « dur » choisi

Question 15 – QCM

Le niveau de preuve de cette étude, selon la Haute Autorité de Santé :

A est un niveau 1
B correspond au niveau de preuve des essais comparatifs de forte puissance
C implique donc un grade de recommandation de preuve scientifique établie
D implique donc un changement de pratiques dans la prise en charge des hémorragies cérébrales aiguës
E ne permet pas de conclusion réelle par rapport à l'attitude que devrait avoir un médecin prenant en charge cette pathologie dans sa pratique quotidienne

The NEW ENGLAND JOURNAL of MEDICINE

ESTABLISHED IN 1812 JUNE 20, 2013 VOL. 368 NO. 25

Rapid Blood-Pressure Lowering in Patients with Acute Intracerebral Hemorrhage

Craig S. Anderson, M.D., Ph.D., Emma Heeley, Ph.D., Yining Huang, M.D., Jiguang Wang, M.D., Christian Stapf, M.D., Candice Delcourt, M.D., Richard Lindley, M.D., Thompson Robinson, M.D., Pablo Lavados, M.D., M.P.H., Bruce Neal, M.D., Ph.D., Jun Hata, M.D., Ph.D., Hisatomi Arima, M.D., Ph.D., Mark Parsons, M.D., Ph.D., Yuechun Li, M.D., Jinchao Wang, M.D., Stephane Heritier, Ph.D., Qiang Li, B.Sc., Mark Woodward, Ph.D., R. John Simes, M.D., Ph.D., Stephen M. Davis, M.D., and John Chalmers, M.D., Ph.D., for the INTERACT2 Investigators*

ABSTRACT

BACKGROUND

Whether rapid lowering of elevated blood pressure would improve the outcome in patients with intracerebral hemorrhage is not known.

METHODS

We randomly assigned 2839 patients who had had a spontaneous intracerebral hemorrhage within the previous 6 hours and who had elevated systolic blood pressure to receive intensive treatment to lower their blood pressure (with a target systolic level of <140 mm Hg within 1 hour) or guideline-recommended treatment (with a target systolic level of <180 mm Hg) with the use of agents of the physician's choosing. The primary outcome was death or major disability, which was defined as a score of 3 to 6 on the modified Rankin scale (in which a score of 0 indicates no symptoms, a score of 5 indicates severe disability, and a score of 6 indicates death) at 90 days. A prespecified ordinal analysis of the modified Rankin score was also performed. The rate of serious adverse events was compared between the two groups.

RESULTS

Among the 2794 participants for whom the primary outcome could be determined, 719 of 1382 participants (52.0%) receiving intensive treatment, as compared with 785 of 1412 (55.6%) receiving guideline-recommended treatment, had a primary outcome event (odds ratio with intensive treatment, 0.87; 95% confidence interval [CI], 0.75 to 1.01; P=0.06). The ordinal analysis showed significantly lower modified Rankin scores with intensive treatment (odds ratio for greater disability, 0.87; 95% CI, 0.77 to 1.00; P=0.04). Mortality was 11.9% in the group receiving intensive treatment and 12.0% in the group receiving guideline-recommended treatment. Nonfatal serious adverse events occurred in 23.3% and 23.6% of the patients in the two groups, respectively.

CONCLUSIONS

In patients with intracerebral hemorrhage, intensive lowering of blood pressure did not result in a significant reduction in the rate of the primary outcome of death or severe disability. An ordinal analysis of modified Rankin scores indicated improved functional outcomes with intensive lowering of blood pressure. (Funded by the National Health and Medical Research Council of Australia; INTERACT2 ClinicalTrials.gov number, NCT00716079.)

The authors' affiliations are listed in the Appendix. Address reprint requests to Dr. Anderson at the George Institute for Global Health, Royal Prince Alfred Hospital and the University of Sydney, P.O. Box M201, Missenden Rd., Sydney NSW 2050, Australia, or at canderson@georgeinstitute.org.au.

*Investigators in the second Intensive Blood Pressure Reduction in Acute Cerebral Hemorrhage Trial (INTERACT2) are listed in the Supplementary Appendix, available at NEJM.org.

This article was published on May 29, 2013, at NEJM.org.

N Engl J Med 2013;368:2355-65.
DOI: 10.1056/NEJMoa1214609

190

Acute intracerebral hemorrhage, which is the least treatable form of stroke, affects more than 1 million people worldwide annually,[1,2] with the outcome determined by the volume and growth of the underlying hematoma.[3-5] Blood pressure often becomes elevated after intracerebral hemorrhage,[6] frequently reaching very high levels, and is a predictor of outcome.[7-11] On the basis of the results of the pilot-phase study, Intensive Blood Pressure Reduction in Acute Cerebral Hemorrhage Trial 1 (INTERACT1),[12-14] we conducted the main-phase study, INTERACT2,[15] to determine the safety and effectiveness of early intensive lowering of blood pressure in patients with intracerebral hemorrhage.

METHODS

TRIAL DESIGN

INTERACT2 was an international, multicenter, prospective, randomized, open-treatment, blinded end-point trial. Details of the design have been published previously[15,16] and are summarized in the Supplementary Appendix, available with the full text of this article at NEJM.org. In brief, we compared the effect of a management strategy targeting a lower systolic blood pressure within 1 hour with the current guideline-recommended strategy, which targets a higher systolic blood pressure, in patients who had a systolic blood pressure between 150 and 220 mm Hg and who did not have a definite indication for or contraindication to blood-pressure–lowering treatment that could be commenced within 6 hours after the onset of spontaneous intracranial hemorrhage; the diagnosis of intracranial hemorrhage was confirmed by means of computed tomography (CT) or magnetic resonance imaging (MRI). Patients were excluded if there was a structural cerebral cause for the intracerebral hemorrhage, if they were in a deep coma (defined as a score of 3 to 5 on the Glasgow Coma Scale [GCS],[17] in which scores range from 3 to 15, with lower scores indicating reduced levels of consciousness), if they had a massive hematoma with a poor prognosis, or if early surgery to evacuate the hematoma was planned. Written informed consent was obtained from each patient or legal surrogate (before randomization or as soon as possible afterward) in accordance with national regulations.

Investigators entered baseline data into a database associated with a secure Web-based randomization system. The data were checked to confirm the eligibility of the patient, and several key clinical variables were recorded before the system assigned a participant to intensive or guideline-recommended management of blood pressure with the use of a minimization algorithm to ensure that the groups were balanced with respect to country, hospital, and time (≤4 hours vs. >4 hours) since the onset of the intracerebral hemorrhage. In participants who were assigned to receive intensive treatment to lower their blood pressure (intensive-treatment group), intravenous treatment and therapy with oral agents were to be initiated according to prespecified treatment protocols that were based on the local availability of agents, with the goal of achieving a systolic blood-pressure level of less than 140 mm Hg within 1 hour after randomization and of maintaining this level for the next 7 days. In participants who were assigned to receive guideline-recommended treatment (standard-treatment group), blood-pressure–lowering treatment was to be administered if their systolic blood pressure was higher than 180 mm Hg; no lower level was stipulated.[18-20] All participants were to receive oral antihypertensive agents (or topical nitrates) within 7 days (or at discharge from the hospital if that occurred before 7 days), even if the agents had to be administered through a nasogastric tube; combination treatment with an angiotensin-converting–enzyme inhibitor and a diuretic was recommended if that treatment was not contraindicated and if no different drugs were specifically required, with the goal of achieving a systolic blood pressure of less than 140 mm Hg during follow-up for the prevention of recurrent stroke.

ASSESSMENTS

Demographic and clinical characteristics were recorded at the time of enrollment. The severity of the stroke was assessed with the use of the GCS[17] and the National Institutes of Health Stroke Scale[21] (NIHSS, on which scores range from 0 to 42, with higher scores indicating a more severe neurologic deficit) at baseline, at 24 hours, and at 7 days (or at the time of discharge, if that occurred before 7 days). Brain CT (or MRI) was performed according to standard techniques at baseline (to confirm the diagnosis) in all patients, and at 24±3 hours in a subgroup of patients who were being treated at sites at which repeat scanning was either part of routine practice or approved for research. Participants were followed up in person or by telephone at 28 days and at 90 days by trained local staff who were unaware of the group assignments. Participants who did not receive the assigned treatment or who did not adhere to the protocol were followed up in full, and their data were included in the analyses according to the intention-to-treat principle.

OUTCOME MEASURES

The primary outcome measure was the proportion of participants with a poor outcome, defined as death or major disability. Major disability was defined as a score of 3 to 5 on the modified Rankin scale at 90 days after randomization. Scores on the modified Rankin scale range from 0 to 6, with a score of 0 indicating no symptoms; a score of 5 indicating severe disability, confinement to bed, or incontinence; and a score of 6 indicating death. The protocol specified "death or severe disability in patients treated within 4 hours of onset of intracranial hemorrhage" as the key secondary outcome.[15] However, during the course of the trial, ordinal approaches to the analysis of the modified Rankin scores gained acceptance in stroke trials. Therefore, in the final statistical analysis plan,[16] which was written before the initiation of data analysis, the key secondary outcome was redefined as physical function across all seven levels of the modified Rankin scale, as determined with the use of an ordinal analysis.[22]

Other secondary outcomes were all-cause mortality and cause-specific mortality (classified at a central location, according to the definitions provided in the Supplementary Appendix, by independent adjudication experts who reviewed submitted medical documents); five dimensions of health-related quality of life (mobility, self-care, usual activities, pain or discomfort, and anxiety or depression), as assessed with the use of the European Quality of Life–5 Dimensions (EQ-5D) questionnaire,[23] with each dimension graded according to one of three levels of severity (no problems, moderate problems, or extreme problems); the duration of the initial hospitalization; residence in a residential care facility at 90 days; poor outcomes at 7 days and at 28 days; and serious adverse events. The health statuses from each subscale of the EQ-5D were transformed into a single utility value as a fraction of 1 (with 0 representing death and 1 representing perfect health), with the use of population-based preference weights for the United Kingdom.[24]

The safety outcomes of primary interest were early neurologic deterioration (defined as an increase from baseline to 24 hours of 4 or more points on the NIHSS or a decrease of 2 or more points on the GCS) and episodes of severe hypotension with clinical consequences that required corrective therapy with intravenous fluids or vasopressor agents. The difference in the volume of the hematoma from baseline to 24 hours was assessed in a prespecified subgroup of participants who underwent repeat brain imaging.

STUDY OVERSIGHT

The study was conceived and designed by the executive committee (see the Supplementary Appendix), whose members, along with selected principal investigators from various countries, developed the protocol (which is available at NEJM.org) and conducted the study. The study was approved by the ethics committee at each participating site. The corresponding author wrote the first draft of the manuscript, and other authors provided input. All the authors made the decision to submit the manuscript for publication. Experienced research staff monitored the study for quality and for the integrity of the accumulation of clinical data according to the study protocol. Monitoring for serious adverse events was performed routinely, and any events that occurred were confirmed according to regulatory and Good Clinical Practice requirements, as outlined in the Supplementary Appendix. There was no commercial support for the study. Study data were collected, monitored, and analyzed by the INTERACT2 Project Office and by statisticians at the George Institute for Global Health, who vouch for the accuracy and completeness of the data and the fidelity of the study to the protocol.

STATISTICAL ANALYSIS

We estimated that with a sample of 2800 participants, the study would have at least 90% power to detect a 14% relative reduction (a difference of 7 percentage points) in the primary outcome, from 50% in the standard-treatment group to 43% in the intensive-treatment group, assuming a between-group difference in systolic blood pressure of 13 mm Hg, a rate of nonadherence to treatment of 10%, and an overall loss to follow-up of 3%, with a type I error rate of 5% and with the use of a two-sided significance test. The data were analyzed with the use of SAS software, version 9.2, according to the intention-to-treat principle.[16]

The primary analysis of the effect of treatment on the primary outcome was unadjusted and is reported as an odds ratio with associated 95% confidence intervals. We tested for significance using a standard chi-square test of proportions (with a two-sided alpha level of 5%). The scores on the modified Rankin scale were also analyzed with the use of an unadjusted proportional-odds regression model across all levels of the scale, after we checked that the assumption of a common proportional odds was not violated.[25] For sensitivity purposes, the primary outcome was analyzed after adjustment for randomization strata and prognostic baseline variables (age, region, NIHSS score, time from onset of the intracranial hemorrhage to random-

Table 1. Baseline Characteristics of the Participants.*

Characteristic	Intensive Blood-Pressure Lowering (N=1399)	Guideline-Recommended Blood-Pressure Lowering (N=1430)
Time from onset of ICH to randomization — hr		
Median	3.7	3.7
Interquartile range	2.8–4.8	2.9–4.7
Age — yr	63.0±13.1	64.1±12.6
Male sex — no. (%)	898 (64.2)	882 (61.7)
Recruited from China — no. (%)	947 (67.7)	973 (68.0)
Blood pressure — mm Hg		
Systolic	179±17	179±17
Diastolic	101±15	101±15
NIHSS score†		
Median	10	11
Interquartile range	6–15	6–16
GCS score‡		
Median	14	14
Interquartile range	12–15	12–15
History of hypertension — no./total no. (%)	1012/1398 (72.4)	1036/1428 (72.5)
Current use of antihypertensive drugs — no./total no. (%)	627/1398 (44.8)	647/1428 (45.3)
Prior intracerebral hemorrhage — no./total no. (%)	115/1398 (8.2)	114/1428 (8.0)
Prior ischemic or undifferentiated stroke — no./total no. (%)	157/1398 (11.2)	166/1428 (11.6)
Prior acute coronary event — no./total no. (%)	39/1398 (2.8)	42/1428 (2.9)
Diabetes mellitus — no./total no. (%)	155/1398 (11.1)	150/1428 (10.5)
Use of warfarin anticoagulation — no./total no. (%)	50/1398 (3.6)	31/1428 (2.2)
Use of aspirin or other antiplatelet agent — no./total no. (%)	123/1398 (8.8)	142/1428 (9.9)
Baseline hematoma volume — ml		
Median	11	11
Interquartile range	6–19	6–20
Deep location of hematoma — no./total no. (%)§	1084/1294 (83.8)	1098/1319 (83.2)
Left hemisphere site of hematoma — no./total no. (%)	644/1294 (49.8)	669/1319 (50.7)
Intraventricular extension of hemorrhage — no./total no. (%)	371/1294 (28.7)	369/1319 (28.0)

* There were no significant differences between the groups in any of the characteristics listed here. ICH denotes intracerebral hemorrhage.

† Scores on the National Institutes of Health Stroke Scale (NIHSS) range from 0 (normal neurologic status) to 42 (coma with quadriplegia).

‡ Scores on the Glasgow Coma Scale (GCS) range from 15 (fully conscious) to 3 (deep coma).

§ Deep location refers to location in the basal ganglia or thalamus.

ization, volume and location of the hematoma, and presence or absence of intraventricular hemorrhage). The primary outcome was also analyzed according to various alternative cutoff points on the modified Rankin scale that have been used previously: a score of 0, 1, 2, or 3 as compared with scores of 4, 5, and 6 grouped together[26] and a score of 0 or 1 as compared with a score of 2, 3, 4, 5, or 6.[27]

We assessed the heterogeneity of the treatment effect on the primary outcome in eight prespecified subgroups by adding an interaction term in an unadjusted logistic-regression model. The effects of treatment on relative and absolute changes in hematoma volume were assessed by means of an analysis of covariance. The baseline volume of the hematoma and the time from the onset of the intracerebral hemorrhage to the CT were included as covariates, since both predict hematoma growth.[4] The relative change in hema-

Table 2. **Treatment of Patients with Intracerebral Hemorrhage.**

Variable	Intensive Blood-Pressure Lowering (N=1399)	Guideline-Recommended Blood-Pressure Lowering (N=1430)	P Value
Time from ICH to start of treatment — hr			<0.001
Median	4.0	4.5	
Interquartile range	2.9–5.1	3.0–7.0	
Time from randomization to start of treatment — hr			<0.001
Median	0.1	0.3	
Interquartile range	0.0–0.39	0.0–2.8	
Blood-pressure–lowering treatment during first 24 hr — no. (%)			
Any intravenous treatment	1260 (90.1)	613 (42.9)	<0.001
Use of a single intravenous agent	849 (60.7)	421 (29.4)	<0.001
Type of intravenous agent used			
Alpha-adrenergic antagonist, such as urapidil	454 (32.5)	191 (13.4)	
Calcium-channel blocker, such as nicardipine or nimodipine	227 (16.2)	122 (8.5)	
Combined alpha- and beta-blocker, such as labetalol	202 (14.4)	83 (5.8)	
Nitroglycerin	209 (14.9)	59 (4.1)	
Diuretic, such as furosemide	174 (12.4)	94 (6.6)	
Nitroprusside	169 (12.1)	28 (2.0)	
Hydralazine	82 (5.9)	50 (3.5)	
Other	85 (6.1)	44 (3.1)	
Medical and surgical treatment during the first 7 days — no./total no. (%)			
Intubation	96/1379 (7.0)	93/1400 (6.6)	0.74
Admission to an intensive care unit	532/1379 (38.6)	529/1400 (37.8)	0.67
Prophylactic treatment for deep-vein thrombosis	306/1379 (22.2)	304/1400 (21.7)	0.76
Compression stockings	147/1379 (10.7)	146/1400 (10.4)	0.84
Subcutaneous heparin	248/1379 (18.0)	245/1400 (17.5)	0.74
Use of intravenous mannitol	855/1379 (62.0)	864/1400 (61.7)	0.88
Hemostatic therapy*	57/1379 (4.1)	40/1400 (2.9)	0.07
Any surgical intervention	77/1379 (5.6)	77/1400 (5.5)	0.92
Evacuation or decompression of the hematoma	43/1379 (3.1)	38/1400 (2.7)	0.53
Insertion of a ventricular drain	41/1379 (3.0)	44/1400 (3.1)	0.80
Decision to withdraw active treatment and care	75/1379 (5.4)	46/1400 (3.3)	0.005

* Hemostatic therapy included the use of fresh-frozen plasma, vitamin K, and recombinant tissue factor VIIa.

194

toma volume was log-transformed to remove skewness after the addition of the value 1.1 to eliminate negative values. The nominal level of significance for all analyses was P<0.048, since two interim analyses were performed in which the Haybittle–Peto efficacy stopping rule was used.[16]

RESULTS

STUDY POPULATION

From October 2008 through August 2012, a total of 2839 participants (mean age, 63.5 years; 62.9% men) were enrolled at 144 hospitals in 21 countries; 1403 participants were randomly assigned to receive early intensive treatment to lower their blood pressure, and 1436 were assigned to receive guideline-recommended treatment (Fig. S1 in the Supplementary Appendix). The baseline characteristics were balanced between the two groups (Table 1). The primary outcome was determined for 1382 of the participants (98.5%) in the intensive-treatment group and for 1412 (98.3%) in the standard-treatment group.

BLOOD-PRESSURE–LOWERING TREATMENT AND ACHIEVED BLOOD-PRESSURE LEVELS

As shown in Table 2, the median time from the onset of the intracerebral hemorrhage to the initiation of intravenous treatment was shorter in the intensive-treatment group than in the standard-therapy group (4.0 hours [interquartile range, 2.9 to 5.1] vs. 4.5 hours [interquartile range, 3.0 to 7.0], P<0.001); the median time from randomization to the initiation of treatment was also shorter in the intensive-treatment group (6 minutes [inter-

Table 3. Primary, Secondary, and Safety Outcomes at 90 Days.*

Variable	Intensive Blood-Pressure Lowering (N=1399)	Guideline-Recommended Blood-Pressure Lowering (N=1430)	Odds Ratio (95% CI)	P Value
Primary outcome: death or major disability — no./total no. (%)†	719/1382 (52.0)	785/1412 (55.6)	0.87 (0.75–1.01)	0.06
Secondary outcomes				
Score on the modified Rankin scale — no./total no. (%)‡			0.87 (0.77–1.00)	0.04
0: No symptoms at all	112/1382 (8.1)	107/1412 (7.6)		
1: No substantive disability despite symptoms	292/1382 (21.1)	254/1412 (18.0)		
2: Slight disability	259/1382 (18.7)	266/1412 (18.8)		
3: Moderate disability requiring some help	220/1382 (15.9)	234/1412 (16.6)		
4: Moderate–severe disability requiring assistance with daily living	250/1382 (18.1)	268/1412 (19.0)		
5: Severe disability, bed-bound and incontinent	83/1382 (6.0)	113/1412 (8.0)		
6: Death by 90 days	166/1382 (12.0)	170/1412 (12.0)		
Death — no./total no. (%)	166/1394 (11.9)	170/1421 (12.0)	0.99 (0.79–1.25)	0.96
Health-related quality of life§				
Problems with mobility — no./total no. (%)	767/1203 (63.8)	821/1231 (66.7)	0.88 (0.74–1.04)	0.13
Problems with self-care — no./total no. (%)	563/1202 (46.8)	635/1230 (51.6)	0.83 (0.70–0.97)	0.02
Problems with usual activities — no./total no. (%)	731/1203 (60.8)	814/1231 (66.1)	0.79 (0.67–0.94)	0.006
Problems with pain or discomfort — no./total no. (%)	477/1197 (39.8)	552/1227 (45.0)	0.81 (0.69–0.95)	0.01
Problems with anxiety or depression — no./total no. (%)	406/1192 (34.1)	463/1220 (38.0)	0.84 (0.72–1.00)	0.05
Overall health utility score	0.60±0.39	0.55±0.40		0.002
Living in residential care facility — no./total no. (%)	108/1222 (8.8)	114/1248 (9.1)	0.96 (0.73–1.27)	0.80
Duration of initial hospitalization — days				0.43
Median	20	19		
Interquartile range	12–35	11–33		

195

Mise en pratique

toma growth from baseline to 24 hours consisted of 491 of the 1399 participants with 90-day outcome data (35.1%) in the intensive-treatment group and 473 of the 1430 participants with 90-day outcome data (33.1%) in the standard-treatment group. The mean hematoma volumes were 15.7±15.7 ml and 15.1±14.9 ml in the two groups, respectively, at baseline and 18.2±19.1 ml and 20.6±24.9 ml, respectively, at 24 hours (Table S2 and Fig. S4 in the Supplementary Appendix). The difference in hematoma growth between the groups in the 24 hours after baseline was not significant (relative difference, 4.5% [95% CI, −3.1 to 12.7; P=0.27], and absolute difference, 1.4 ml [95% CI, −0.6 to 3.4; P=0.18], after adjustment for prognostic variables).

DISCUSSION

In this trial involving patients with intracranial hemorrhage, early intensive lowering of blood pressure, as compared with the more conservative level of blood-pressure control currently recommended in guidelines, did not result in a significant reduction in the rate of the primary outcome of death or major disability. However, in an ordinal analysis of the primary outcome, in which the statistical power for assessing physical functioning was enhanced, there were significantly better functional outcomes among patients assigned to intensive treatment to lower their blood pressure than among patients assigned to guideline-recommended treatment.[22,28] Furthermore, there was significantly better physical and psychological well-being among patients who received intensive treatment. These results are consistent with observational epidemiologic findings associating high blood-pressure levels with poor outcomes among patients with intracerebral hemorrhage[7-11] and indicate that early intensive lowering of blood pressure in this patient population is safe.

There was no clear evidence of heterogeneity in the effect of treatment in any prespecified subgroup — not even in the subgroup defined according to region (China vs. elsewhere). Moreover, there was no evidence of a significant effect modification according to a history or no history of hypertension — a finding that is relevant because it has been postulated that patients with hypertension have an upward shift in cerebral autoregulation and possibly an increased risk of cerebral ischemia related to intensive lowering of blood pressure.[8] However, given the critical nature and rapid evolution of bleeding in the brain, a somewhat surprising finding was the absence of a significant difference in the effect of treatment between patients who underwent randomization early (within 4 hours after the intracerebral hemorrhage) and those who underwent randomization later. This could reflect either the limited power of the subgroup analyses or true independence of the effect of the intervention from the time of initiation of treatment. Since early intensive lowering of blood pressure did not have a clear effect on reducing the growth of the hematoma, a key determinant of early death, there may be other mechanisms at play, such as neuroprotection or a reduction in edema, that result in the later positive clinical outcomes with this treatment. The ongoing Antihypertensive Treatment of Acute Cerebral Hemorrhage (ATACH) II trial[29] is expected to provide additional information on the role of intensive lowering of blood pressure within 4.5 hours after the onset of a intracerebral hemorrhage, but future evaluations of the treatment in patients with intracerebral hemorrhage that are conducted in the prehospital setting or at more extended periods after onset than were tested in INTERACT2 may be warranted.

The current trial has several strengths, including the large sample size, central concealment of treatment assignments, and high rates of follow-up and adherence to treatment. Furthermore, the collection of data on serious adverse events, including hypotension, ensured that any potential harms were reliably detected and quantified. In addition, the range of drug therapies used and of outcomes assessed in participants from a variety of hospitals in different countries enhances the generalizability of the final results.

Some limitations should also be noted. First, although the option to use a range of available drug therapies rather than a single agent was a strength of the study, it introduced complexity in assessing the ways in which the effects may have varied across different agents. Moreover, in the open (unblinded) assignment of interventions that led to earlier and more intensive, as compared with less intensive, control of blood pressure, the outcomes may have been confounded by differences in the management strategies that were used for the two groups after randomization, other than those that were documented. Second, although we used established scales and objective criteria, some bias may have been introduced in the assessment of key outcomes. Third, the difference in the blood-pressure levels achieved between the two groups may have been attenuated by the use of an active-comparator control group and the concomitant use of additional agents with blood-pressure–lowering properties (e.g., mannitol) or hemostatic properties (e.g., recombinant tissue factor VIIa); if this is so, however, the magnitude of the benefit of early intensive blood-pressure–lowering treatment could be greater in settings in which only the very highest levels of blood pressure are treated in the hyperacute phase of stroke.

In summary, early intensive lowering of blood pressure did not result in a significant reduction in the rate of the primary outcome of death or major disability, but an ordinal analysis of scores on the modified Rankin scale did suggest that intensive treatment improved functional outcomes. Intensive lowering of blood pressure was not associated with an increase in the rates of death or serious adverse events.

Supported by a program grant (571281), project grants (512402 and 1004170), a Senior Principal Research Fellowship (to Dr. Anderson), and a Principal Research Fellowship (to Dr. Neal) from the National Health and Medical Research Council (NHMRC) of Australia. Drs. Neal, Arima, and Parsons are recipients of Future Fellowships from the Australian Research Council. Dr. Hata is a recipient of a Postgraduate Fellowship from the High Blood Pressure Research Council of Australia.

Dr. Huang reports receiving reimbursement for travel expenses from Osaka Pharmaceuticals; Dr. Jiguang Wang, receiving consulting fees from Novartis, Omron Healthcare, Pfizer, and Takeda, grant support from Novartis, Omron Healthcare, and Pfizer, lecture fees from A&D Pharma, Omron Healthcare, Novartis, Pfizer, and Servier, and reimbursement for travel expenses from Pfizer and Takeda; Dr. Lavados, receiving grant support from Lundbeck, payment for manuscript preparation from BMJ, and payment for advisory board membership from Bristol-Myers Squibb; and Dr. Davis, receiving lecture fees from Boehringer Ingelheim, Sanofi-Aventis, and EVER Neuro Pharma. No other potential conflict of interest relevant to this article was reported.

Disclosure forms provided by the authors are available with the full text of this article at NEJM.org.

We thank the patients who participated in this trial and their relatives; the clinical and research teams of the various emergency departments, intensive care units, stroke units, and neurology departments; Vlado Perkovic, Stephen MacMahon, and Gary Ford for their support; the staff of Apollo Medical Imaging Technology in Melbourne, Australia, for their support of the MiStar software used in the CT analyses; and Beijing MedSept Consulting for developing the interactive voice-activated system that was used for the randomization process in China.

APPENDIX

The authors' affiliations are as follows: George Institute for Global Health (C.S.A., E.H., C.D., R.L., B.N., J.H., H.A., S.H., Q.L., M.W., J.C.) and National Health and Medical Research Council Clinical Trials Centre (R.J.S.), University of Sydney, and the Neurology Department, Royal Prince Alfred Hospital (C.S.A., C.D.), Sydney, the Department of Neurology, John Hunter Hospital, University of Newcastle, Newcastle, NSW (M.P.), and Melbourne Brain Centre, Royal Melbourne Hospital and University of Melbourne, Melbourne, VIC (S.M.D.) — all in Australia; the Department of Neurology, Peking University First Hospital, Beijing (Y.H.), the Shanghai Institute of Hypertension, Rui Jin Hospital, Shanghai Jiaotong University, Shanghai (Jiguang Wang), the Department of Neurology, Baotou Central Hospital, Baotou (Y.L.), and the Department of Neurology, Yutian County Hospital, Tangshan, Hebei Province (Jinchao Wang) — all in China; the Department of Neurology, Assistance Publique–Hôpitaux de Paris–Hôpital Lariboisière and DHU NeuroVasc Paris–Sorbonne, Université Paris Diderot–Sorbonne Paris Cité, Paris (C.S.); the Department of Cardiovascular Sciences and NIHR Biomedical Research Unit for Cardiovascular Sciences, University of Leicester, Leicester, United Kingdom (T.R.); Servicio de Neurología, Departamento de Medicina, Clínica Alemana, Universidad del Desarrollo, and Universidad de Chile, Santiago (P.L.) — both in Chile; the Department of Environmental Medicine, Graduate School of Medical Sciences, Kyushu University, Fukuoka, Japan (J.H.); and the Department of Epidemiology, Johns Hopkins University, Baltimore (M.W.).

REFERENCES

1. Qureshi AI, Tuhrim S, Broderick JP, Batjer HH, Hondo H, Hanley DF. Spontaneous intracerebral hemorrhage. N Engl J Med 2001;344:1450-60.
2. Liu M, Wu B, Wang WZ, Lee LM, Zhang SH, Kong LZ. Stroke in China: epidemiology, prevention, and management strategies. Lancet Neurol 2007;6:456-64.
3. Brott T, Broderick J, Kothari R, et al. Early hemorrhage growth in patients with intracerebral hemorrhage. Stroke 1997;28:1-5.
4. Broderick JP, Diringer MH, Hill MD, et al. Determinants of intracerebral hemorrhage growth: an exploratory analysis. Stroke 2007;38:1072-5.
5. Broderick JP, Brott TG, Duldner JE, Tomsick T, Huster G. Volume of intracerebral hemorrhage: a powerful and easy-to-use predictor of 30-day mortality. Stroke 1993;24:987-93.
6. Qureshi AI, Ezzeddine MA, Nasar A, et al. Prevalence of elevated blood pressure in 563,704 adult patients with stroke presenting to the ED in the United States. Am J Emerg Med 2007;25:32-8.
7. Zhang Y, Reilly KH, Tong W, et al. Blood pressure and clinical outcome among patients with acute stroke in Inner Mongolia, China. J Hypertens 2008;26:1446-52.
8. Okumura K, Ohya Y, Maehara A, Wakugami K, Iseki K, Takishita S. Effects of blood pressure levels on case fatality after acute stroke. J Hypertens 2005;23:1217-23.
9. Vemmos KN, Tsivgoulis G, Spengos K, et al. U-shaped relationship between mortality and admission blood pressure in patients with acute stroke. J Intern Med 2004;255:257-65.
10. Fogelholm R, Avikainen S, Murros K. Prognostic value and determinants of first-day mean arterial pressure in spontaneous supratentorial intracerebral hemorrhage. Stroke 1997;28:1396-400.
11. Ohwaki K, Yano E, Nagashima H, Hirata M, Nakagomi T, Tamura A. Blood pressure management in acute intracerebral hemorrhage: relationship between elevated blood pressure and hematoma enlargement. Stroke 2004;35:1364-7.
12. Anderson CS, Huang Y, Wang JG, et al. Intensive Blood Pressure Reduction in Acute Cerebral Haemorrhage Trial (INTERACT): a randomised pilot trial. Lancet Neurol 2008;7:391-9.

13. Anderson CS, Huang Y, Arima H, et al. Effects of early intensive blood pressure-lowering treatment on the growth of hematoma and perihematomal edema in acute intracerebral hemorrhage: the Intensive Blood Pressure Reduction in Acute Cerebral Haemorrhage Trial (INTERACT). Stroke 2010;41:307-12.
14. Arima H, Anderson CS, Wang JG, et al. Lower treatment blood pressure is associated with greatest reduction in hematoma growth after acute intracerebral hemorrhage. Hypertension 2010;56:852-8.
15. Delcourt C, Huang Y, Wang J, et al. The second (main) phase of an open, randomised, multicentre study to investigate the effectiveness of an INTEnsive blood pressure Reduction in Acute Cerebral haemorrhage Trial (INTERACT2). Int J Stroke 2010;5:110-6.
16. Anderson C, Heeley E, Heritier S, et al. Statistical analysis plan for the second INTEnsive blood pressure Reduction in Acute Cerebral hemorrhage Trial (INTERACT2): a large-scale investigation to solve longstanding controversy over the most appropriate management of elevated blood pressure in the hyperacute phase of intracerebral hemorrhage. Int J Stroke 2013 January 7 (Epub ahead of print).
17. Teasdale G, Jannett B. Assessment of coma and impaired consciousness: a practical scale. Lancet 1974;2:81-4.
18. Broderick J, Connolly S, Feldmann E, et al. Guidelines for the management of spontaneous intracerebral hemorrhage in adults: 2007 update: a guideline from the American Heart Association/American Stroke Association Stroke Council, High Blood Pressure Research Council, and the Quality of Care and Outcomes in Research Interdisciplinary Working Group. Stroke 2007;38:2001-23.
19. Morgenstern LB, Hemphill JC III, Anderson C, et al. Guidelines for the management of spontaneous intracerebral hemorrhage: a guideline for healthcare professionals from the American Heart Association/American Stroke Association. Stroke 2010;41:2108-29.
20. Steiner T, Kaste M, Forsting M, et al. Recommendations for the management of intracranial haemorrhage. I. Spontaneous intracerebral haemorrhage. Cerebrovasc Dis 2006;22:294-316. [Erratum, Cerebrovasc Dis 2006;22:461.]
21. Brott T, Adams HP Jr, Olinger CP, et al. Measurements of acute cerebral infarction: a clinical examination scale. Stroke 1989;20:864-70.
22. Bath PMW, Lees KR, Schellinger PD, et al. Statistical analysis of the primary outcome in acute stroke trials. Stroke 2012;43:1171-8. [Erratum, Stroke 2012; 43(9):e100.]
23. Rabin R, de Charro F. EQ-5D: a measure of health status from the EuroQol Group. Ann Med 2001;33:337-43.
24. Dolan P, Gudex C, Kind P, Williams A. A social tariff for EuroQol: results from a UK general population survey. Discussion paper 138. York, United Kingdom: University of York Centre for Health Economics, September 1995.
25. Woodward M. Epidemiology: study design and data analysis. 2nd ed. Boca Raton, FL: Chapman & Hall/CRC, 2005: 587-91.
26. IST-3 Collaborative Group. The benefits and harms of intravenous thrombolysis with recombinant tissue plasminogen activator within 6 h of acute ischaemic stroke (the Third International Stroke Trial [IST-3]): a randomised controlled trial. Lancet 2012;379:2352-63. [Erratum, Lancet 2012:380:730.]
27. Hacke W, Kaste M, Fieschi C, et al. Randomised double-blind placebo-controlled trial of thrombolytic therapy with intravenous alteplase in acute ischaemic stroke (ECASS II). Lancet 1998;352:1245-51.
28. Howard G, Waller JL, Voeks JH, et al. A simple, assumption-free, and clinically interpretable approach for analysis of modified Rankin outcomes. Stroke 2012; 43:664-9.
29. Qureshi AI, Palesch YY. Antihypertensive Treatment of Acute Cerebral Hemorrhage (ATACH) II: design, methods, and rationale. Neurocrit Care 2011;15:559-76.

CHAPITRE
15

Breastfeeding and risk of atopic dermatitis up to the age 42 months: a birth cohort study in Japan

Questions sur l'article 12

Question 1 – QCM

Dans la littérature, l'existence d'une association est controversée car elle a été trouvée :

- **A** chez les très jeunes enfants mais pas chez les enfants plus grands
- **B** dans les études plus anciennes mais pas dans les études récentes
- **C** dans certains pays seulement
- **D** lorsque les mères consomment plus de poisson
- **E** dans les méta-analyses

Question 2 – QCM

Les raisons méthodologiques de cette discordance dans la littérature ont les conséquences suivantes :

- **A** une étude de type rétrospective peut sélectionner plus de patients avec atopie que de patients sans atopie, risquant de surestimer le risque
- **B** une définition imprécise de l'exposition est source d'erreur de confusion
- **C** une définition imprécise de l'exposition est source d'erreur de classement en allaité-non allaité, ce qui diminue artificiellement la force de l'association
- **D** une taille d'échantillon faible donne à l'étude une puissance statistique insuffisante
- **E** l'ajustement sur des facteurs de confusion risque de masquer une association qui, en réalité, existe

Question 3 – QCM

L'objectif de l'étude vise à étudier l'existence d'une association :

- **A** entre l'allaitement maternel et la durée totale de l'allaitement chez les enfants atopiques
- **B** entre l'allaitement maternel et l'atopie lorsque la durée de l'allaitement est inférieure ou égale à 6 mois
- **C** de l'allaitement maternel et de sa durée avec l'apparition d'une atopie à un âge de 6 à 42 mois
- **D** de l'allaitement maternel et de sa durée avec l'apparition d'une atopie à un âge de 6 à 42 mois par rapport à l'allaitement artificiel
- **E** de l'allaitement maternel avec l'atopie lorsque la durée de l'allaitement est supérieure à 42 mois

Question 4 – QCM

Dans cette étude d'un échantillon national :

- **A** le taux de réponse final est de 41 559/53 575 = 77,6 %
- **B** le taux de réponse au 4e questionnaire est de 41 559/42 812 = 97,1 %
- **C** le taux de réponse au 4e questionnaire est de 41 559/(42 812 + 2 260) = 92,2 %
- **D** les enfants pour qui le statut pour l'exposition ou le statut pour la maladie était inconnu étaient exclus
- **E** les enfants issus de grossesses multiples étaient inclus dans l'étude

Question 5 – QCM

En ce qui concerne les modalités d'allaitement :

- **A** les enfants partiellement allaités au sein ne sont pas exposés au risque
- **B** les enfants ayant reçu du colostrum sont considérés allaités partiellement
- **C** l'allaitement exclusif est celui qui comprend colostrum et allaitement au sein
- **D** la durée d'allaitement était répartie en trois catégories
- **E** la durée d'allaitement était répartie en quatre catégories

Question 6 – QCM

Concernant la dermatite atopique :

- **A** c'est la deuxième variable d'exposition
- **B** c'est le critère de jugement
- **C** un critère de jugement déclaratif est sûr et non biaisé

D un critère de jugement déclaratif peut être responsable d'une sous-estimation du risque
E la mesure à 12 mois est plus fiable que la mesure à 6 mois parce qu'elle est plus récente

Question 7 – QCM

Les données du *tableau 1* indiquent que :

A les enfants allaités au sein ont significativement plus souvent une dermatite atopique
B le sexe de l'enfant est un facteur de confusion
C l'éducation de la mère pourrait être facteur de confusion
D on peut rejeter l'hypothèse que le poids de naissance est un facteur de confusion
E on peut rejeter l'hypothèse que l'âge de la mère est un facteur de confusion

Question 8 – QCM

Le *tableau 1* peut permettre de calculer le risque d'avoir une dermatite atopique persistante (*versus* pas de dermatite atopique) pour un enfant en allaitement exclusif par rapport à un allaitement artificiel. Ce risque peut être estimé par un *odds ratio* qui serait de :

A 1,45
B 1,35
C 1,36
D 1,23
E 1,26

Question 9 – QCM

Les arguments que l'on peut interpréter à partir des *tableaux 2 et 3*, en faveur d'un risque plus élevé de dermatite atopique associée à l'allaitement maternel, sont de plusieurs ordres :

A les OR associés sont supérieurs à 1
B les intervalles de confiance des OR ne contiennent pas 1
C les OR restent significatifs lorsque l'on prend en compte des facteurs de confusion supplémentaires dans les modèles statistiques
D les OR sont tous supérieurs à 1, quelle que soit la durée de l'allaitement
E les intervalles de confiance des OR se chevauchent

Question 10 – QCM

Les arguments en faveur d'une relation dose-effet sont :

A l'augmentation des OR avec le type d'allaitement
B l'augmentation des OR avec la durée de l'allaitement
C la diminution des OR avec la prise en compte de plusieurs facteurs de confusion
D le maintien d'OR significatifs avec la prise en compte de plus de facteurs de confusion
E l'existence d'une tendance significative ($p < 0{,}001$) associée au type et à la durée de l'allaitement

Question 11 – QCM

Les auteurs annonçaient en introduction que ce type d'étude devrait satisfaire à douze critères. Parmi ceux qui sont satisfaits, on retiendra :

A des critères diagnostiques stricts de la dermatite atopique
B une puissance statistique suffisante
C la mesure de l'effet chez les enfants à risque élevé
D la limitation de l'effet de mémoire chez la mère
E la sévérité de la dermatite atopique

Question 12 – QCM

Quels sont les arguments en faveur d'une généralisation des résultats de cette étude menée au Japon au cours de deux semaines calendaires de janvier et de juillet 2001 ?

A l'inclusion proche de l'exhaustivité des cas dans chaque période
B une prévalence de la maladie similaire à d'autres études au Japon
C une étude prospective
D un échantillon de grande taille
E l'existence de résultats similaires dans une autre étude

Question 13 – QCM

Les arguments en faveur du rôle du poisson comme hypothèse explicative du phénomène sont :

A la proximité de la mer au Japon
B l'alimentation mixte précoce des jeunes enfants avec de la bouillie de poisson
C le passage des nutriments issus du poisson dans le lait maternel
D le fait que l'on consomme plus de poisson au Japon que dans beaucoup d'autres pays
E le fait que le poisson contient du PCB ayant un effet sur le système immunitaire

Question 14 – QCM

Les arguments en faveur du rôle de l'hygiène comme élément explicatif sont :

A l'allaitement réduit l'exposition aux bactéries et aux toxines, empêchant la maturation du système immunitaire
B les enfants de familles nombreuses sont plus exposés à ces bactéries et toxines
C les auteurs ne disposaient pas d'information sur les infections à l'âge de 6 mois
D l'ajustement sur le nombre d'enfants dans la fratrie ne modifie pas la relation observée
E l'allaitement peut modifier la flore intestinale

Question 15 – QCM

Les auteurs indiquent cependant un certain nombre de limites à cette étude. Elles concernent :

A la puissance statistique de l'étude
B un biais de sélection
C un biais de mesure de l'exposition
D un biais de mesure du critère de jugement
E un biais de confusion non pris en compte

Annals of Epidemiology 24 (2014) 267–272

Contents lists available at ScienceDirect

Annals of Epidemiology

ELSEVIER

journal homepage: www.annalsofepidemiology.org

Original article

Breastfeeding and risk of atopic dermatitis up to the age 42 months: a birth cohort study in Japan

Jun Ito MD [a,b], Takeo Fujiwara PhD [a,b,*]

[a] Department of Social Medicine, National Research Institute for Child Health and Development, Setagaya-ku, Tokyo, Japan
[b] Division of Developmental Social Medicine, Department of Public Health and Occupational Medicine, Mie University Graduate School of Medicine, Tsu, Mie, Japan

ARTICLE INFO

Article history:
Received 29 July 2013
Accepted 14 November 2013
Available online 21 November 2013

Keywords:
Breastfeeding
Infant formula
Atopic dermatitis
Allergy
Cohort study

ABSTRACT

Purpose: The purpose of this study was to investigate the association between breastfeeding and atopic dermatitis (AD) up to the age 42 months.
Methods: Data from a nationally representative population-based birth cohort study in Japan were used ($N = 38,757$). Feeding pattern and breastfeeding duration were investigated via questionnaires when infants were aged 6 months. Physician-diagnosed AD during the previous 1 year was ascertained via questionnaires when the children were aged 18, 30, and 42 months. The associations between feeding patterns or breastfeeding duration and physician-diagnosed AD from the age 6 to 42 months, categorized by AD status (no history of AD, episodic AD, and persistent AD), were analyzed using ordered logistic regression adjusted for covariates.
Results: Breastfeeding was positively associated with AD, with dose-response association (P for trend < .001). Exclusively breastfed infants were 1.26 times more likely to have AD (95% confidence interval, 1.12 –1.41) than infants fed formula alone. Furthermore, children with a longer breastfeeding duration were also significantly more likely to have AD (P for trend < .001).
Conclusions: Breastfeeding is associated with an increased risk of AD up to the age 42 months. Further study is needed to elucidate the mechanism underlying the association between breastfeeding and AD.

Introduction

Atopic dermatitis (AD) is one of the most common chronic skin disorders among infants and young children, which is characterized by itchy skin with eczematous changes [1]. The association between breastfeeding and AD has been studied for more than 70 years [2], but the results have been controversial. Although some epidemiology studies including meta-analysis [3] showed that breastfeeding had a protective effect on AD [4–6], other studies suggested that breastfeeding increased the risk of AD [7–9] or that there was no relationship [10–12]. These differences may stem from differences in study design, the definitions of exposure and outcome, sample size, or adjustment for confounders [13–15]. Kramer [14] proposed 12 criteria to assess study designs addressing the relationship between breastfeeding and atopic disease. Those criteria included nonreliance on prolonged maternal recall, strict diagnostic criteria, severity of outcome, assessment of effect in children at high risk, and adequate statistical power. No studies have completely fulfilled these standards thus far [16]. Furthermore, the location of the study may be relevant. Studies in Finland, Denmark, New Zealand, or Japan—countries in which people eat relatively large quantities of fish—showed a positive association between breastfeeding and AD using a prospective study design [8–10,17], suggesting that the contents of the breast milk may be associated with the risk of AD.

The Longitudinal Survey of Babies in the 21st century is a nationwide large birth cohort study implemented by the Ministry of Health, Labour, and Welfare in Japan. It investigated feeding patterns and breastfeeding duration for infants at the age 6 months, and physician-diagnosed AD during the previous 1 year was queried for children at the age 18, 30, and 42 months. Using the data, the association between breastfeeding and AD can be investigated by adopting a prospective design with sufficient statistical power. The purpose of the present study was, therefore, to investigate the association between breastfeeding and the duration of breastfeeding on the development of AD in young children from the age 6 to 42 months in Japan.

Author contribution: Dr J.I. analyzed the data and wrote the first draft. Dr T.F. conceived the study design, acquired data, and finalized the manuscript.

Conflict of interest statement: The authors have no conflicts of interest to disclose.

* Corresponding author. Department of Social Medicine, National Research Institute for Child Health and Development, 2-10-1 Okura, Setagaya-ku, Tokyo 157-8535, Japan. Tel./fax: +81-3-3417-2647.
E-mail address: fujiwara-tk@ncchd.go.jp (T. Fujiwara).

1047-2797/$ – see front matter © 2014 Elsevier Inc. All rights reserved.
http://dx.doi.org/10.1016/j.annepidem.2013.11.007

Table 1
Characteristics of study population ($N = 38,757$)

Characteristics	No history of AD ($n = 28,568$, 73.7%)	Episodic AD ($n = 8787$, 22.7%)*	Persistent AD ($n = 1402$, 3.6%)†	P (χ^2 test)
	n (%)	n (%)	n (%)	
Feeding pattern				
Formula only	1715 (6.0)	433 (4.9)	69 (4.9)	<.001
Partial breastfeeding	20,648 (72.3)	6244 (71.1)	969 (69.1)	
Exclusive breastfeeding	6,205 (21.7)	2110 (24.0)	364 (26.0)	
Breastfeeding duration (mo)				
Never	1715 (6.0)	433 (4.9)	69 (4.9)	<.001
1–2	5484 (19.2)	1474 (16.8)	200 (14.3)	
3–5	5652 (19.8)	1600 (18.2)	260 (18.5)	
6+	15,717 (55.0)	5280 (60.1)	873 (62.3)	
Sex				
Male	14,643 (51.3)	4653 (53.0)	809 (57.7)	<.001
Female	13,925 (48.7)	4134 (47.1)	593 (42.3)	
Birth weight (g)				
<2500	2100 (7.4)	595 (6.8)	85 (6.1)	.15
2500–4000	26,132 (91.5)	8096 (92.2)	1303 (92.9)	
4000+	329 (1.2)	95 (1.1)	14 (1.0)	
Gestational age (wk)				
<37	1181 (4.1)	317 (3.6)	46 (3.3)	.11
37–42	27,123 (95.0)	8386 (95.5)	1341 (95.7)	
42+	246 (0.9)	82 (0.9)	15 (1.1)	
Maternal age (when the child was aged 6 mo)				
<30	12,416 (43.5)	3759 (42.8)	568 (40.5)	.03
30–39	15,530 (54.4)	4860 (55.3)	794 (56.6)	
40+	622 (2.2)	168 (1.9)	40 (2.9)	
Paternal age (when the child was aged 6 mo)				
<30	8621 (30.2)	2637 (30.0)	432 (30.8)	.52
30–39	16,818 (58.9)	5217 (59.4)	835 (59.6)	
40+	3129 (11.0)	933 (10.6)	135 (9.6)	
Mother's smoking habits (when the child was aged 6 mo)				
No	24,154 (84.9)	7494 (85.7)	1205 (86.4)	.09
Yes	4285 (15.1)	1254 (14.3)	189 (13.6)	
Father's smoking habits (when the child was aged 6 mo)				
No	10,659 (38.0)	3431 (39.7)	544 (39.7)	.01
Yes	17,417 (62.0)	5206 (60.3)	828 (60.4)	
Living with grandparents (when the child was aged 6 mo)				
No	22,356 (78.3)	6983 (79.5)	1083 (77.3)	.03
Yes	6212 (21.7)	1804 (20.5)	319 (22.8)	
Older siblings				
0	14,168 (49.6)	4485 (51.0)	649 (46.3)	.002
1	10,457 (36.6)	3188 (36.3)	553 (39.4)	
2+	3943 (13.8)	1114 (12.7)	200 (14.3)	
Maternal anxiety during child rearing (when the child was aged 6 mo)				
Scarcely not	11,095 (38.9)	2994 (34.1)	426 (30.4)	<.001
Some	15,658 (54.9)	5169 (59.0)	838 (59.8)	
Very much	1750 (6.1)	606 (6.9)	137 (9.8)	
Maternal education				
<High school	1396 (4.9)	370 (4.2)	58 (4.2)	<.001
High school	11,270 (39.7)	3098 (35.4)	477 (34.3)	
Some college	11,845 (41.7)	3829 (43.8)	611 (43.9)	
College+	3899 (13.7)	1449 (16.6)	246 (17.7)	
Paternal education				
<High school	2174 (7.7)	586 (6.8)	98 (7.1)	<.001
High school	11,162 (39.7)	3254 (37.5)	553 (40.0)	
Some college	4439 (15.8)	1407 (16.2)	201 (14.6)	
College+	10,358 (36.8)	3420 (39.5)	529 (38.3)	
Maternal work status (when the child was aged 6 mo)				
Not working	21,070 (74.6)	6484 (74.5)	994 (71.5)	.01
Full-time work, with childcare leave	2892 (10.2)	976 (11.2)	169 (12.2)	
Full-time work, without childcare leave	1546 (5.5)	427 (4.9)	79 (5.7)	
Other	2752 (9.7)	819 (9.4)	149 (10.7)	
Average income per year (the first, second, and fourth survey); million yen				
<2.5	2505 (8.8)	602 (6.9)	135 (9.6)	<.001
2.5–5.0	12,030 (42.1)	3648 (41.5)	576 (41.1)	
5.0–7.5	9444 (33.1)	3028 (34.5)	451 (32.2)	
7.5–10	3047 (10.7)	1029 (11.7)	153 (10.9)	
10+	1542 (5.4)	480 (5.5)	87 (6.2)	

* Episodic AD cases were defined as those diagnosed with AD at least once from the age 6 to 42 mo.
† Persistent AD cases were defined as those diagnosed with AD every year from the age 6 to 42 mo.

The present study is consistent with the findings from Japan that used cross-sectional design [19,20] and prospective design [9]. Because the previous prospective study in Japan [9] was based on a relatively small sample size ($N = 763$) and a low follow-up rate (76.1%), they concluded a null association between breastfeeding and AD, although the point estimate of OR was positive and similar

Table 2
ORs for breastfeeding patterns during the first 6 mo with respect to AD from the age 6 to 42 mo using ordered logistic regression analysis ($N = 38{,}757$)

Feeding pattern	Model 1	Model 2	Model 3
	OR (95% CI)	OR (95% CI)	OR (95% CI)
Formula only	Reference	Reference	Reference
Partial breastfeeding	1.18 (1.07–1.31)*	1.16 (1.05–1.29)*	1.11 (1.00–1.24)
Exclusive breastfeeding	1.35 (1.21–1.51)†	1.33 (1.19–1.49)†	1.26 (1.12–1.41)†
P for trend	<.001	<.001	<.001

Model 1: adjusted for child's sex, birth weight, and gestational age. Model 2: adjusted for variables used in model 1 plus maternal age, paternal age, maternal smoking habit, paternal smoking habit, living with grandparent(s), older siblings, and maternal anxiety during child rearing. Model 3: adjusted for variables used in model 2 plus maternal education, paternal education, maternal work status at 6 mo postpartum, and average household income.
* $P < .01$.
† $P < .001$.

Table 4
ORs for feeding pattern with respect to AD from the age 18 to 42 mo among children without allergic symptoms from the age 6 to 18 mo using logistic regression ($N = 31{,}322$)

Feeding pattern	Model 1	Model 2	Model 3
	OR (95% CI)	OR (95% CI)	OR (95% CI)
Formula only	Reference	Reference	Reference
Partial breastfeeding	1.20 (1.02–1.42)*	1.20 (1.01–1.41)*	1.15 (0.97–1.36)
Exclusive breastfeeding	1.35 (1.13–1.60)†	1.35 (1.13–1.61)†	1.29 (1.08–1.55)†
P for trend	<.001	<.001	.001

Model 1: adjusted for child's sex, birth weight, and gestational age. Model 2: adjusted for variables used in model 1 plus maternal age, paternal age, maternal smoking habit, paternal smoking habit, living with grandparent(s), older siblings, and maternal anxiety during child rearing. Model 3: adjusted for variables used in model 2 plus maternal education, paternal education, maternal work status at 6 mo postpartum, and average household income.
* $P < .05$.
† $P < .01$.

to our study (OR, 1.27; 95% CI, 0.83–1.95) [9]. Furthermore, the prevalence of AD in the present study (26.3% up to the age 42 months) is similar to that of the previous study in Japan [9] (18.6% up to the age 24 months), although there were differences in the follow-up period and diagnostic criteria (our study used physician diagnosis, whereas previous study [9] used the International Study of Asthma and Allergies in Childhood [ISAAC] questionnaire). Therefore, because our study is a larger prospective study, we add to the literature that the association between breastfeeding and AD is generalizable in Japan.

Another study also discovered positive association between breastfeeding and AD among children without atopic heredity in Finland [17], in Denmark [10], and in a case-control study in New Zealand [8], where fish consumption is relatively high as in Japan [21], suggesting that maternal fish intake may explain the association between breastfeeding and AD, especially among children without allergic heredity. A previous study reported that maternal fish intake during pregnancy was associated with AD and asthma in infants [22]. Fish contains polychlorinated biphenyls (PCBs), and PCBs are transferred to human milk [23,24]. A study in Netherland showed that breastfed infants showed 3.6 times higher plasma PCB levels than formula-fed infants [25]. Because PCB influence the immune system [26,27], breastfeeding may play a role in inducing AD through exposure to PCB.

Alternatively, the hygiene hypothesis [28] may explain the association between breastfeeding and AD. That is, breastfeeding may be a risk factor for AD because it reduces the effect of exposure to bacteria or endotoxins [29] on the immune system, such that the infant does not fully develop mature immune response mechanisms such as the shift from Th-2 dominance in infants to Th-1 in later childhood. Because we have adjusted for the number of siblings as a proxy of the hygiene situation in the house and the association remains significant, the hygiene hypothesis is not likely to explain the association. However, because we do not have information regarding infections at the age 6 months, it is not possible to adjust for infection at the age 6 months to confirm an independent effect of breastfeeding on AD. In addition, breastfeeding may affect the balance of gut flora, which is associated with the development of AD [30–32]. Further study is needed to elucidate the mechanism underlying how breastfeeding is associated with the development of AD.

Other studies have reported a protective effect of breastfeeding on AD [4–6]. A previous study that reported a protective effect of breastfeeding on AD, assessed at 12 months [4], precluding a longer protective effect of breastfeeding on AD. Another observational study reported that a protective effect of breastfeeding on AD was found for the early onset of AD (age < 2 years) but not for a later onset of AD [5]. Furthermore, a longer follow-up study reported that breastfeeding is no longer protective for AD in subjects aged 9–21 years [29].

Several limitations need to be addressed. First, because AD was assessed as doctor-diagnosed AD (which is not always based on the same criteria), misclassification might occur. Previous studies ascertaining AD prevalence use the ISAAC questionnaire

Table 3
ORs for breastfeeding duration during the first 6 mo with respect to AD from the age 6 to 42 mo using ordered logistic regression analysis ($N = 38{,}757$)

Breastfeeding duration (mo)	Model 1	Model 2	Model 3
	OR (95% CI)	OR (95% CI)	OR (95% CI)
Never	Reference	Reference	Reference
1–2	1.03 (0.92–1.16)	1.02 (0.91–1.14)	0.99 (0.88–1.12)
3–5	1.12 (1.00–1.25)	1.10 (0.98–1.24)	1.06 (0.95–1.19)
6+	1.32 (1.19–1.47)*	1.30 (1.17–1.45)*	1.24 (1.11–1.38)*
P for trend	<.001	<.001	<.001

Model 1: adjusted for child's sex, birth weight, and gestational age. Model 2: adjusted for variables used in model 1 plus maternal age, paternal age, maternal smoking habit, paternal smoking habit, living with grandparent(s), older siblings, and maternal anxiety during child rearing. Model 3: adjusted for variables used in model 2 plus maternal education, paternal education, maternal work status at 6 mo postpartum, and average household income.
* $P < .001$.

Table 5
ORs for breastfeeding duration with respect to AD from the age 18 to 42 mo among children without allergic symptoms from the age 6 to 18 mo using logistic regression ($N = 31{,}322$)

Breastfeeding duration (mo)	Model 1	Model 2	Model 3
	OR (95% CI)	OR (95% CI)	OR (95% CI)
Never	Reference	Reference	Reference
1–2	1.06 (0.89–1.27)	1.06 (0.88–1.27)	1.03 (0.85–1.24)
3–5	1.13 (0.95–1.35)	1.14 (0.95–1.36)	1.09 (0.91–1.31)
6+	1.33 (1.13–1.57)*	1.33 (1.13–1.58)*	1.28 (1.08–1.52)*
P for trend	<.001	<.001	<.001

Model 1: adjusted for child's sex, birth weight, and gestational age. Model 2: adjusted for variables used in model 1 plus maternal age, paternal age, maternal smoking habit, paternal smoking habit, living with grandparent(s), older siblings, and maternal anxiety during child rearing. Model 3: adjusted for variables used in model 2 plus maternal education, paternal education, maternal work status at 6 mo postpartum, and average household income.
* $P < .01$.

[33], which reports higher prevalence than physician-diagnosed prevalence [34]. Thus, our AD classification may capture more severe cases than the ISAAC assessment, suggesting our OR would be an underestimate of the association. Second, because we did not have data regarding parental allergic history, it was not possible to adjust or stratify the data for parental allergic history in this investigation of the association between breastfeeding and AD. The Longitudinal Survey of Babies in the 21st century is aiming to investigate the status of children born in 2001 to develop countermeasures to the falling birth rate. Parental allergic history was not included in the survey questionnaire. Third, the definition of exclusive breastfeeding in this survey differs from the World Health Organization definition [35]. We are not collecting data on the use of solid foods, water, or other liquids, so the number of infants in the exclusive breastfeeding category may be overestimated. Fourth, although the sample size was large, it was not a representative sample of the Japanese population because it included only infants born in January and July, and the months of birth were not adjusted due to the lack of data. Thus, possible differences related to seasonal variation of birth may have been missed.

Conclusions

In conclusion, breastfeeding is associated with an increased risk of AD up to the age 42 months, using a nationwide, population-based, prospective large birth cohort study in Japan. Moreover, among children without allergic symptoms from the age 6 to 18 months, we found positive associations between breastfeeding and occurrences of AD after the age 18 months. Further study is needed to elucidate the mechanism by which breastfeeding was associated with the development of AD.

Acknowledgments

Funding Source: This study was supported by grants from a Grant-in-aid for Scientific Research on Innovative Areas, Ministry of Education, Culture, Sports, Science, and Technology KAKENHI (21119003).

Financial disclosure: The authors have no financial relationship relevant to this article to disclose.

References

[1] Spergel JM, Paller AS. Atopic dermatitis and the atopic march. J Allergy Clin Immunol 2003;112(6 Suppl):S118–27.
[2] Grulee CG, Sanford HN. The influence of breast and artificial feeding on infantile eczema. J Pediatr 1936;9(2):223–5.
[3] Yang YW, Tsai CL, Lu CY. Exclusive breastfeeding and incident atopic dermatitis in childhood: a systematic review and meta-analysis of prospective cohort studies. Br J Dermatol 2009;161(2):373–83.
[4] Kramer MS, Chalmers B, Hodnett ED, Sevkovskaya Z, Dzikovich I, Shapiro S, et al. Promotion of Breastfeeding Intervention Trial (PROBIT): a randomized trial in the Republic of Belarus. JAMA 2001;285(4):413–20.
[5] Kull I, Bohme M, Wahlgren CF, Nordvall L, Pershagen G, Wickman M. Breast-feeding reduces the risk for childhood eczema. J Allergy Clin Immunol 2005;116(3):657–61.
[6] Laubereau B, Brockow I, Zirngibl A, Koletzko S, Gruebl A, von Berg A, et al. Effect of breast-feeding on the development of atopic dermatitis during the first 3 years of life–results from the GINI-birth cohort study. J Pediatr 2004;144(5):602–7.
[7] Bergmann RL, Diepgen TL, Kuss O, Bergmann KE, Kujat J, Dudenhausen JW, et al. Breastfeeding duration is a risk factor for atopic eczema. Clin Exp Allergy 2002;32(2):205–9.
[8] Purvis DJ, Thompson JM, Clark PM, Robinson E, Black PN, Wild CJ, et al. Risk factors for atopic dermatitis in New Zealand children at 3.5 years of age. Br J Dermatol 2005;152(4):742–9.
[9] Miyake Y, Tanaka K, Sasaki S, Kiyohara C, Ohya Y, Fukushima W, et al. Breastfeeding and atopic eczema in Japanese infants: The Osaka Maternal and Child Health Study. Pediatr Allergy Immunol 2009;20(3):234–41.
[10] Benn CS, Wohlfahrt J, Aaby P, Westergaard T, Benfeldt E, Michaelsen KF, et al. Breastfeeding and risk of atopic dermatitis, by parental history of allergy, during the first 18 months of life. Am J Epidemiol 2004;160(3):217–23.
[11] Ludvigsson JF, Mostrom M, Ludvigsson J, Duchen K. Exclusive breastfeeding and risk of atopic dermatitis in some 8300 infants. Pediatr Allergy Immunol 2005;16(3):201–8.
[12] Snijders BE, Thijs C, Dagnelie PC, Stelma FF, Mommers M, Kummeling I, et al. Breast-feeding duration and infant atopic manifestations, by maternal allergic status, in the first 2 years of life (KOALA study). J Pediatr 2007;151(4):347–51. 351.e1–2.
[13] Muraro A, Dreborg S, Halken S, Host A, Niggemann B, Aalberse R, et al. Dietary prevention of allergic diseases in infants and small children. Part III: Critical review of published peer-reviewed observational and interventional studies and final recommendations. Pediatr Allergy Immunol 2004;15(4):291–307.
[14] Kramer MS. Does breast feeding help protect against atopic disease? Biology, methodology, and a golden jubilee of controversy. J Pediatr 1988;112(2):181–90.
[15] Lowe AJ, Carlin JB, Bennett CM, Abramson MJ, Hosking CS, Hill DJ, et al. Atopic disease and breast-feeding—cause or consequence? J Allergy Clin Immunol 2006;117(3):682–7.
[16] Greer FR, Sicherer SH, Burks AW. Effects of early nutritional interventions on the development of atopic disease in infants and children: the role of maternal dietary restriction, breastfeeding, timing of introduction of complementary foods, and hydrolyzed formulas. Pediatrics 2008;121(1):183–91.
[17] Siltanen M, Kajosaari M, Poussa T, Saarinen KM, Savilahti E. A dual long-term effect of breastfeeding on atopy in relation to heredity in children at 4 years of age. Allergy 2003;58(6):524–30.
[18] Kusunoki T, Morimoto T, Nishikomori R, Yasumi T, Heike T, Mukaida K, et al. Breastfeeding and the prevalence of allergic diseases in schoolchildren: Does reverse causation matter? Pediatr Allergy Immunol 2010;21:60–6.
[19] Miyake Y, Arakawa M, Tanaka K, Sasaki S, Ohya Y. Cross-sectional study of allergic disorders associated with breastfeeding in Japan: the Ryukyus Child Health Study. Pediatr Allergy Immunol 2007;18(5):433–40.
[20] Miyake Y, Yura A, Iki M. Breastfeeding and the prevalence of symptoms of allergic disorders in Japanese adolescents. Clin Exp Allergy 2003;33(3):312–6.
[21] The State of World Fisheries and Aquaculture - 2012. Food and Agriculture Organization of the United Nations (FAO); 2012.
[22] Romieu I, Torrent M, Garcia-Esteban R, Ferrer C, Ribas-Fito N, Anto JM, et al. Maternal fish intake during pregnancy and atopy and asthma in infancy. Clin Exp Allergy 2007;37(4):518–25.
[23] Vigh E, Colombo A, Benfenati E, Hakansson H, Berglund M, Bodis J, et al. Individual breast milk consumption and exposure to PCBs and PCDD/Fs in Hungarian infants: a time-course analysis of the first three months of lactation. Sci Total Environ 2013;449:336–44.
[24] Vartiainen T, Saarikoski S, Jaakkola JJ, Tuomisto J. PCDD, PCDF, and PCB concentrations in human milk from two areas in Finland. Chemosphere 1997;34(12):2571–83.
[25] Patandin S, Weisglas-Kuperus N, de Ridder MA, Koopman-Esseboom C, van Staveren WA, van der Paauw CG, et al. Plasma polychlorinated biphenyl levels in Dutch preschool children either breast-fed or formula-fed during infancy. Am J Public Health 1997;87(10):1711–4.
[26] Weisglas-Kuperus N, Patandin S, Berbers GA, Sas TC, Mulder PG, Sauer PJ, et al. Immunologic effects of background exposure to polychlorinated biphenyls and dioxins in Dutch preschool children. Environ Health Perspect 2000;108(12):1203–7.
[27] Nagayama J, Tsuji H, Iida T, Nakagawa R, Matsueda T, Hirakawa H, et al. Immunologic effects of perinatal exposure to dioxins, PCBs and organochlorine pesticides in Japanese infants. Chemosphere 2007;67(9):S393–8.
[28] Strachan DP. Hay fever, hygiene, and household size. BMJ 1989;299(6710):1259–60.
[29] Sears MR, Greene JM, Willan AR, Taylor DR, Flannery EM, Cowan JO, et al. Long-term relation between breastfeeding and development of atopy and asthma in children and young adults: a longitudinal study. Lancet 2002;360(9337):901–7.
[30] Sepp E, Julge K, Vasar M, Naaber P, Bjorksten B, Mikelsaar M. Intestinal microflora of Estonian and Swedish infants. Acta Paediatr 1997;86(9):956–61.
[31] Kalliomaki M, Kirjavainen P, Eerola E, Kero P, Salminen S, Isolauri E. Distinct patterns of neonatal gut microflora in infants in whom atopy was and was not developing. J Allergy Clin Immunol 2001;107(1):129–34.
[32] Rubaltelli FF, Biadaioli R, Pecile P, Nicoletti P. Intestinal flora in breast- and bottle-fed infants. J Perinat Med 1998;26(3):186–91.
[33] Asher MI, Keil U, Anderson HR, Beasley R, Crane J, Martinez F, et al. International Study of Asthma and Allergies in Childhood (ISAAC): rationale and methods. Eur Respir J 1995;8(3):483–91.
[34] Miyake Y, Ohya Y, Sasaki S, Miyamoto S, Matsunaga I, Yoshida T, et al. Was the prevalence of Japanese childhood atopic eczema symptoms overestimated in the ISAAC study? J Allergy Clin Immunol 2004;113(3):571. author reply -2.
[35] Indicators for assessing breastfeeding practices. Report of an informal meeting in June 1991. Geneva: World Health Organization, Division of Child Health and Development.

CHAPITRE 16

Corrigés

Article 1

Association of family history with cancer recurrence and survival among patients with stage III colon cancer

Question 1 – QCM

Réponses vraies : A, C, E.
Réponses fausses : B et D.

Commentaires de correction :

A 1er paragraphe du texte, appuyé par une référence bibliographique dont le premier auteur a donné son nom au syndrome…

B Finalement, c'est une notion générale bien connue dans beaucoup de cancers : des antécédents dans la famille proche, parents ou collatéraux augmentent le risque de survenue du CCR par un facteur 2 (et non un facteur 3), cité dans le texte et appuyé par deux références.

C Milieu du 1er paragraphe, 1re colonne, page 1, « *reste incertain* ».

D Il est affirmé dans le texte, que l'effet est incertain…

E Paragraphe de la 2e colonne, page 1, « *améliorait le pronostic* ».

Question 2 – QCM

Réponses vraies : A, B, C, E.
Réponse fausse : D.

Commentaires de correction :

A Il s'agit bien d'une étude épidémiologique, pour étudier les facteurs influençant la survie et la récidive de CCR.

B La population ayant été suivie dans un essai thérapeutique, on est donc bien en longitudinal prospectif.

C C'est finalement une sous-étude faite sur une sous-population initialement destinée à autre chose (cf. définition d'ancillaire : qualifie les opérations préparatoires ou annexes).

D La population est bien issue d'un essai thérapeutique mais l'étude présentée est une étude de cohorte.

E Cohorte des patients inclus dans un large essai thérapeutique sur la chimiothérapie adjudante, mené par le NCI.

Question 3 – QCM

Réponses vraies : A, B, C, E.
Réponse fausse : D.

Commentaires de correction :

A On ne peut pas « attribuer » de manière expérimentale des antécédents familiaux.

B C'est un gain de temps et d'argent ; de plus, les données sont en général de qualité car elles ont été monitorées.

C On a utilisé des modèles de survie donc on a estimé des équivalents de risque relatifs, *hazard ratios*, traduit en français par rapport à des risques instantanés.

D Pas du tout, c'est une cohorte donc un niveau 2.

E C'est la définition des avantages d'une cohorte prospective sur une étude cas-témoins, rétrospective.

Question 4 – QCM

Réponses vraies : B, C, D, E.
Réponse fausse : A.

Commentaires de correction :

A Seulement 1 095 patients qui complétèrent le questionnaire sur le régime et les antécédents familiaux sur 1 264 patients originaux de l'essai thérapeutique.

B Car on s'intéresse à cette population spécifique mais l'échantillon n'est pas représentatif car biais de sélections liés aux critères d'inclusion et de non-inclusion de l'essai et aux exclusions des 87 patients inclus avant l'amendement au protocole ajoutant ce questionnaire et à l'exclusion des 59 patients morts.

C Les essais thérapeutiques disposent en règle de recueil et de contrôle des données, permettant de disposer de donnés de qualité.

D Oui, celle de l'essai CALGB 89803.

E Évidemment, du fait même des critères d'inclusion, de non-inclusion et d'exclusion.

Question 5 – QCM

Réponses vraies : A, B, C, D, E.

Commentaires de correction :

A Cf. texte page 2516 colonne 21, 2e paragraphe.

B Cf. texte page 2516 colonne 21, 2e paragraphe.

C Cf. *flow chart*, 4e pavé en partant du haut.

D Cf. *tableau 1*, ligne 1 colonne de gauche.

E Cf. *tableau 2*, 195 à risque, 57 événements = 138 suivis sans survenue de l'événement.

Question 6 – QCM

Réponses vraies : B, C, E.
Réponses fausses : A, D.

Commentaires de correction :

A Non, les intervalles de confiance se recouvrent largement et les deux valeurs estimées sont très proches l'une de l'autre.

B Le test du log-rank correspond à une analyse univariée donc, non ajusté, il teste la différence à 1 donc HR non ajusté… Pour répondre, il faudrait regarder l'IC 95 % du HRa.

C 1 – 0,72 = 28 %.

D L'IC donné, ici, correspond à l'IC 95 % du HR non ajusté et pas à celui du HRa.

E Une valeur en dessous de 1 s'interprète bien comme une diminution du risque donc comme un effet protecteur.

Question 7 – QCM

Réponses vraies : A, B, D, E.
Réponse fausse : C.

Commentaires de correction :

A Recueillie sur un auto-questionnaire.

B Oui, cf. texte ligne 7 colonne 2 page 2516.

C Pas d'enquêteur pour interroger et valider les questionnaires.

D Par décennie d'âge pour chaque membre de la famille atteint, colonne trois, 2e paragraphe, 2e phrase.

E Sous-estimé, car oublis possibles, patients avec antécédent dont les parents décédés d'autres causes avant la survenue du cancer, ce qui diminue l'incidence chez les patients avec antécédent et l'augmente chez les patients sans antécédent, donc minimise l'écart à 1 en sous-estimant l'effet protecteur.

Question 8 – QCM

Réponses vraies : A, C, D.
Réponses fausses : B, E.

Commentaires de correction :

A *Overall survival* : temps entre l'inclusion et la survenue du décès.

B Non, pas calculée : cf. « Méthode », « *study endpoints* ».

C RFS : temps jusqu'à récidive de la tumeur, décès avec signes de récidive ou survenue d'une nouvelle tumeur primitive du côlon.

D DFS : temps jusqu'à récidive, survenue d'un nouveau cancer ou décès.

E Distracteur inventé qui n'a pas beaucoup de sens.

Question 9 – QCM

Réponses vraies : A, C, D, E.
Réponse fausse : B.

Commentaires de correction :

A Chez les femmes, le HR est proche de 1 et son IC 95 % contient la valeur 1 ; l'effet protecteur des antécédents familiaux ne serait marqué que chez les hommes.

B L'effet des antécédents familiaux estimé chez les plus de 50 ans est une augmentation du risque de décès, alors que chez les moins de 50 ans, c'est un effet protecteur ; l'effet change de sens en fonction du sous-groupe, évoquant donc bien une interaction qualitative, mais les IC 95 % se recouvrent et les deux estimations ne sont donc pas différentes, éliminant l'effet d'interaction qui pourrait jouer un rôle.

C Les HR estimés dans chacun des sous-groupes ne sont ni l'un ni l'autre différents de 1, la présence d' antécédents ne semblant pas être influencée par le statut ganglionnaire.

D Raisonnement identique à la question C.

E Seul l'IC à 95 % des côlons droits ne recouvre pas la valeur théorique de 1.

Question 10 – QCM

Réponses vraies : A, B, C, E.
Réponse fausse : D.

Commentaires de correction :

Cette question reprend les arguments proposés en faveur de la causalité d'un facteur de risque par Richard Doll et Austin Bradford Hill…

A Temporalité ; les antécédents sont bien antérieurs à l'apparition de la maladie.

B Force de l'association.

C Relation dose-effet ; les tests de tendance présentés dans le *tableau 3* sont bien significatifs ; plus il y a d'antécédents, plus l'effet protecteur est marqué.

D Non ; le sujet reste débattu comme le montre le rationnel en introduction, une étude ne suffit pas…

E Un certain nombre d'arguments sont proposés sur le rôle des marqueurs génétiques MSI et MSR, étudiés dans cette étude, page 2522, 2e colonne, milieu du 2e paragraphe.

Question 11 – QCM

Réponses vraies : A, B, E.
Réponses fausses : C, D.

Commentaires de correction :

A La connaissance des antécédents peut engendrer une conscience plus grande de la participation aux dépistages organisés.

B Donc à des diagnostics plus précoces de tumeurs ayant au final un meilleur pronostic.

C Non ; le *tableau 1* décrivant ces caractéristiques montre qu'il n'y a pas de différence entre les deux sous-groupes avec ou sans antécédents familiaux.

D Non ; on a vu dans la *figure 4* qu'il n'y avait pas de différence d'effets des traitements testés dans l'essai thérapeutique contenant cette étude ancillaire.

E Une évidence…

Question 12 – QCM

Réponses vraies : A, B, C, E.
Réponse fausse : D.

Commentaires de correction :

A Dernières lignes des résultats, juste avant la discussion.

B Page 2521, colonne de gauche, c'est dit.

C Page 2521, colonne de gauche, c'est dit.

D Page 2519, colonne de gauche, en haut.

E Page 2518, colonne de droite, 3e paragraphe.

Question 13 – QCM
Réponses vraies : D, E.
Réponses fausses : A, B, C.

Commentaires de correction :
Résultats généralisables à la population source de l'essai.
- **A** Condition insuffisante.
- **B** Condition insuffisante.
- **C** Condition insuffisante.
- **D** C'est la population visée par l'essai.
- **E** La cohorte en est issue.

Question 14 – QCM
Réponse vraie : B.
Réponses fausses : A, C, D, E.

Commentaires de correction :
- **A** Non; ce n'est pas un essai de forte puissance.
- **B** Cohorte, donc niveau 2.
- **C** C'est plus qu'une enquête cas-témoins en niveau de preuve.
- **D** Non, c'est quand même une étude de cohorte prospective…
- **E** Distracteur.

Question 15 – QCM
Réponses vraies : B, C.
Réponses fausses : A, D, E.

Commentaires de correction :
- **A** Non, car l'effet est modeste, ne semble vrai que chez les hommes de plus de 50 et devrait surtout être confirmé par d'autres études donnant le même résultat.
- **B** La prise en charge ou le traitement ne dépend pas de la présence ou non de cet antécédent.
- **C** Il s'agit d'une étude de niveau de preuve 2 mais c'est, pour l'instant, la seule étude avec l'étude japonaise évoquée dans le rationnel allant dans ce sens.
- **D** Car pas assez solide pour le dire.
- **E** C'est un distracteur; comment peut-on penser qu'avoir eu un proche malade est une bonne chose…

Article 2

Silver-coated endotracheal tubes and incidence of ventilator-associated pneumonia: the NASCENT randomized trial

Question 1 – QCM
Réponses vraies : A, B, C, D.
Réponse fausse : E.

Commentaire de correction :
Voir début du texte, en introduction jusque 1re colonne en page 806; la proposition E est un distracteur.

Question 2 – QCM
Réponse vraie : D.
Réponses fausses : A, B, C et E.

Commentaire de correction :
L'objectif primaire était d'estimer et de comparer les incidences des pneumonies associées à la ventilation, documentées par un taux de colonies supérieur à 10^4 par mL dans la culture du lavage broncho-alvéolaire, chez les patients intubés plus de 24 heures, au sein des deux groupes de patients traités.
Donc seule la D est exacte, les autres sont considérées comme fausses car ne correspondant pas à l'analyse du critère de jugement principal.

Question 3 – QCM
Réponses vraies : B, D, E.
Réponses fausses : A et C.

Commentaire de correction :
Il s'agit d'un essai clinique avec une intervention spécifique : l'utilisation de sonde recouverte d'Argent. Même si, bien sûr, on va observer la survenue des infections, cette étude n'est pas uniquement observationnelle, donc ne peut être classée comme observationnelle descriptive. Les patients ignoraient quel type de sonde était utilisé, il s'agit donc d'un simple aveugle (cf. 3e ligne en partant de la fin du dernier paragraphe de « Introduction »). Le reste des affirmations sont exactes cf. « Méthodes ».

Question 4 – QCM
Réponses vraies : A, B et C.
Réponses fausses : D et E.

Commentaire de correction :
- **A** Quand on décide de l'intubation, on ne sait pas quelle en sera la durée réelle… « *expected to require* » (1re phrase de « Méthodes »).
- **B** Il ne peut être inclus s'il a été intubé plus de 12 heures dans les 30 jours précédents.
- **C** La grossesse étant un critère d'exclusion, comme très souvent dans les essais thérapeutiques, le seul moyen d'être certain est le test de grossesse.
- **D** Car un proche n'est pas obligatoirement le représentant légal.
- **E** Ce n'est dit nulle part dans le texte; c'est un distracteur car c'est souvent le cas dans des essais thérapeutiques.

Question 5 – QCM
Réponses vraies : A et D.
Réponses fausses : B, C, E.

Commentaire de correction :
C'est juste une question de cours sur ce qu'est la clause d'ambivalence… Définition donnée en D, donc rendant ainsi la randomisation éthique.

Question 6 – QCM
Réponse vraie : C.
Réponses fausses : A, B, D et E.

Commentaire de correction :
Cf. paragraphe 2, 2e colonne, page 806… Le fait que la sonde soit facilement identifiable et que

l'équilibre soit de 4, pourrait entraîner un biais de non-inclusion plus facilement que si l'équilibre du tirage au sort était de 6 ou de 8…
E Le tirage par centre a bien eu lieu avant la constitution du lot d'enveloppes numérotées séquentiellement destiné à chaque centre.

Question 7 – QCM

Réponses vraies : B, C, E.
Réponses fausses : A et D.

Commentaire de correction :
A Cf. B.
B Juste (cf. texte en haut de la 3e colonne, page 806) ; cela implique donc que la proposition A est fausse : elle risquerait de créer ou de majorer un éventuel effet « centre ». Ils n'étaient pas encouragés, juste autorisés.
C Les données concernant les radiographies de poumons journalières et les signes cliniques de pneumonies étaient définis au protocole (3e paragraphe colonne du milieu, page 806).
D Certains échantillons étaient obtenus par « *non bronchoscopic protected catheter* ».
E Se doit d'être vraie, car sinon cela pourrait entraîner un effet « centre ». S'agissant du critère de jugement principal, sa mesure se doit d'avoir été standardisée.

Question 8 – QCM

Réponses vraies : A et E.
Réponses fausses : B, C, D.

Commentaire de correction :
Cf. 1er paragraphe dans « *Statistical analysis* » :
- le taux de pneumonie escompté était de 15 % ;
- bêta était de 10 % et la puissance de 90 % ;
- alpha était fixé à 5 %, donc 2,5 % de chaque côté en bilatéral ;
- le « *drop-out* » était escompté à 20 % ;
- donc seules les propositions A et E sont justes.

Question 9 – QCM

Réponses vraies : B et D.
Réponses fausses : A, C, E.

Commentaire de correction :
A Distracteur ; les différences observées sur les effectifs sont liées au nombre de patients finalement non intubés…
B On a juste exclu les patients non intubés, non soumis au risque de pneumonie sous ventilation.
C Il n'y a référence qu'à une analyse d'efficacité.
D Elle correspond à l'objectif primaire de l'étude.
E L'absence de perdus de vus est un gage de qualité ; aucun rapport avec l'analyse en intention de traiter *a priori*.

Question 10 – QCM

Réponse vraie : A.
Réponses fausses : B, C, D, E.

Commentaire de correction :
A C'est le tableau montrant la comparabilité des groupes de tirage au sort.
B Ces variables sont recueillies à l'inclusion, donc sur une forte probabilité d'intubation, mais certains patients inclus ne seront pas intubés ou seront intubés pour moins de 24 heures.
C C'est la moyenne et l'écart-type.
D Non, c'est l'inverse : 11,6 % *versus* 16,4 %, $p < 0,007$.
E Pas d'autre différence significative entre les deux groupes au risque 5 %.

Question 11 – QCM

Réponses vraies : A, C, D, E.
Réponse fausse : B.

Commentaire de correction :
A C'est ce qui est dit dans le texte pour les variables catégorielles (cf. « *Statistical analysis* », 2e paragraphe).
B Un risque relatif à 30 % n'a pas de sens ; il s'agirait plutôt d'une réduction de risque.
C L'incidence maximum est de 9,7 % ; elle avait été estimée à 15 % dans le calcul du nombre de sujets nécessaires.
D C'est la juste interprétation de la notion d'intervalle de confiance à 95 %.
E Les numérateurs restent constants 37/766 et 37/968 et 56/743 et 56/964, donc pas PAV en plus…

Question 12 – QCM

Réponses vraies : A, C, D.
Réponses fausses : B et E.

Commentaire de correction :
A Sur la représentation des courbes d'incidence cumulée de PAV, c'est bien à partir de J3 qu'on a l'impression qu'elles se séparent.
B 359 dans le groupe sonde classique.
C C'est la définition d'une courbe de type Kaplan-Meier.
D On voit que les VAP surviennent plus tardivement et en plus petit nombre dans le groupe sondes couvertes d'Argent et qu'il existe bien une différence entre ces deux courbes au risque $p < 0,005$; on a donc plus d'information qu'avec le *tableau 2*.
E 75 est juste, mais ce ne sont pas des patients dits « vivants » mais des patients exposés au risque de survenue d'une PAV.

Question 13 – QCM

Réponses vraies : B, D, E.
Réponses fausses : A et C.

Commentaire de correction :
A Non ; pas associé à la mortalité mais à la survenue d'une pneumonie associée à la ventilation.
B Les résultats sont donnés dans un modèle incluant le score Apache II dichotomisé et sont donc ajustés sur le score Apache II.
C Tous les indicateurs de risque, quel que soit le modèle, montrent une augmentation du risque avec des risques estimés supérieurs à 1 et significativement différents de 1.

D Un OR, calculé pour une variable quantitative, donne une estimation du risque pour une variation de la variable d'une unité. Globalement, le *hazard ratio* de PAV des patients intubés plus de 24 heures est multiplié par 1,05 par jour d'intubation supplémentaire et prend en compte le délai de survenue de l'infection.
E Le HR est 0,55, à rapprocher de la question 12.

Question 14 – QCM

Réponses vraies : A, B, E.
Réponses fausses : C et D.

Commentaire de correction :

A C'est vrai que cela pourra gêner dans la validité externe de l'étude.
B 1 sur 37 peut sembler faible mais ces infections sont graves, donc c'est non négligeable.
C Tous les intervalles de confiances en analyse multivariée, que ce soit en logistique ou en Cox, montrent l'effet protecteur de l'Argent. La borne supérieure la plus haute des estimations du risque est à 0,74.
D Elle est définie comme un simple aveugle…
E Oui, dans 54 centres en Amérique du Nord.

Question 15 – QCM

Réponses vraies : A, C, E.
Réponses fausses : B et D.

Commentaire de correction :

A Si c'est possible, ce serait bien.
B Non; cela poserait la question de changer la sonde d'intubation chez la moitié des patients, éthiquement…
C Pour ne pas laisser passer des infections peu graves relativement asymptomatiques.
D C'est déjà fait dans cette étude.
E Pour éviter toute tricherie possible dans l'ouverture des enveloppes dans un centre.

Article 3

Amoxicillin plus clavulanic acid *versus* appendicectomy for treatment of acute uncomplicated appendicitis: an open-label, non-inferiority, randomised controlled trial

Question 1 – QCM

Réponse vraie : C.
Réponses fausses : A, B, D et E.

Commentaires de correction :

A La puissance statistique d'une étude quantifie la probabilité de mettre en évidence une différence entre deux groupes comparés, sachant que cette différence existe entre les deux populations. Le fait de tirer au sort permet de dire que la différence significative, que l'on a pu mettre en évidence grâce à une puissance suffisamment importante, n'est pas entachée par de nombreux facteurs de confusions.
B Les fluctuations d'échantillonnage correspondent aux écarts entre le paramètre observé sur des échantillons constitués aléatoirement et la vraie valeur de ce paramètre dans la population cible. Les fluctuations d'échantillonnage constituent un phénomène aléatoire incontournable des enquêtes sur échantillon. Seule l'augmentation du nombre de sujets de l'échantillon permet de minimiser les fluctuations d'échantillonnage; la randomisation n'a pas d'impact.
C La randomisation est le meilleur moyen simple d'avoir des groupes comparables. Elle n'évite pas, cependant, un déséquilibre ponctuel sur un ou plusieurs facteurs, lié au seul hasard de répartition des malades entre les deux bras thérapeutiques, et ce, *d'autant plus que l'essai est de petite taille*.
D La randomisation ne permet pas de maintenir en aveugle; de plus, ici, l'essai est en ouvert.
E Randomiser est un critère de qualité méthodologique, pas un critère de qualité éthique de l'étude. Ce n'est pas parce qu'une étude est randomisée qu'elle est automatiquement plus correcte au niveau éthique. Randomiser peut être non éthique si la clause d'ambivalence n'est pas respectée par exemple.

Question 2 – QCM

Réponses vraies : B et C.
Réponses fausses : A, D et E.

Commentaires de correction :

A Pour les études réalisées en ouvert, on évite l'utilisation de blocs de taille standard comme les blocs de 4, car l'investigateur pourra anticiper le traitement du dernier ou des deux derniers patients du bloc. Or, si l'investigateur sait quel traitement va recevoir le prochain patient, cela peut modifier sa décision de l'inclure ou non dans l'étude (biais de non-inclusion qui appartient aux biais de sélection).
B Le fait de stratifier par centre permet de limiter l'effet « centre » — malgré un protocole commun, il est possible que les patients pris en charge diffèrent légèrement d'un centre à l'autre— et que dans chaque centre il y ait le même ratio de patient recevant le traitement A ou le traitement B.
C Ici, 120 patients sont randomisés dans le groupe appendicectomie et 123 dans le groupe antibiotique (*figure : trial profile*) : les listes de randomisation étaient donc équilibrées. La puissance statistique de la comparaison des groupes sur le critère de jugement principal est maximum lorsque les effectifs dans les deux groupes sont égaux, c'est pour cette raison que des listes de randomisation équilibrées constituent un point fort.
D La randomisation est aujourd'hui toujours centralisée. Ceci ne peut donc constituer un point fort… Les procédures non centralisées présentent l'inconvénient d'être délocalisées dans chaque centre et de permettre la prise de connaissance anticipée de la nature du traitement que devrait recevoir le ou les prochain(s) patient(s). Il devient alors possible d'arranger le moment où un patient sera inclus afin qu'il reçoive le traitement souhaité.
E La randomisation par minimisation est un procédé utilisé pour assurer une distribution équilibrée de

plusieurs facteurs simultanément. Elle permet d'attribuer à chaque nouveau patient éligible, compte tenu de son « profil » et de celui des sujets déjà inclus, le traitement qui minimise le déséquilibre global des variables entre les deux groupes de traitement. Dans cette étude, les auteurs ne parlent pas d'allocation par minimisation.

Question 3 – QCM

Réponse vraie : D.
Réponses fausses : A, B, C et E.

Commentaires de correction :

A et C Ce sont des critères de non-inclusion (*exclusion criterion*, en anglais). Cf. dans le paragraphe « Patients » page 1574, « *Patients were excludes if one of the following criterie* [...] *allergy to β-lactam antibiotics* [...]; *pregnancy* ».

B L'étude porte sur les appendicites non compliquées et le scanner d'inclusion permettait d'exclure les personnes présentant une appendicite compliquée (page 1574, 3e paragraphe, « *A final diagnosis of uncomplicated acute appendicitis required* [...] *absence of any of the three following criteria of complicated appendicitis with peritonitis* »).

E L'allocation à un groupe ou à l'autre a été réalisée par randomisation, pas selon les préférences des patients.

Question 4 – QCM

Réponses vraies : B, C et E.
Réponses fausses : A et D.

Commentaires de correction :

Page 1575, dernier paragraphe : « *The primary binary endpoint* [...] *right iliac fossa.* »

A Il fallait que la péritonite soit constatée après l'opération (« *postoperative peritonitis* »).

B La péritonite est bien dans les 30 jours du traitement initial ; qu'elle soit résolutive ou non ne rentre pas en compte.

C Les péritonites localisées avec ou sans abcès rentrent en compte (« *localized postoperative peritonitis* [...] *organised fluid collection (abscess) of the right iliac fossa* »).

D Il faut que ce soit dans les 30 jours.

E « *Postoperative peritonitis was made with CT scan findings for patients with fever,* [...] *high concentrations of white-blood cells.* »

Question 5 – QCM

Réponses vraies : A, C et E.
Réponses fausses : B et D.

Commentaires de correction :

A Dernier paragraphe, page 1575, « *In the antibiotic group, diagnosis of peritonitis was done [...] by appendicectomy* », et la péritonite est bien dans les 30 jours du traitement initial.

B S'il n'y a pas de péritonite, le patient ne remplit pas le critère de jugement principal.

C Dernier paragraphe, page 1575, « *In the antibiotic group, diagnosis of peritonitis was done* [...] *postoperatively by CT scan* ».

D Il faut que ce soit dans les 30 jours du traitement initial.

E Le patient remplit le critère de jugement ; le fait qu'il ait été ou non été observant ne rentre pas en compte. Cela pourra être pris en compte ou non lors de l'analyse.

Question 6 – QCM

Réponse vraie : A.
Réponses fausses : B, C, D et E.

Commentaires de correction :

A Péritonite ou pas péritonite dans les 30 jours suivant le traitement initial.

B Dans le cas où le critère de jugement est subjectif et/ou que l'essai a été réalisé en ouvert, il est intéressant qu'un comité d'adjudication (comité composé d'experts cliniques dans le domaine médical concerné dont le but est d'harmoniser et de standardiser l'évaluation des critères de jugement) analyse le critère de jugement pour chaque patient de l'étude. Ici, ce n'est pas le cas.

C C'est une étude ouverte (titre de l'étude, « *open-label* »). Le schéma de l'étude l'imposait (chirurgie *versus* traitement médical).

D L'évaluation de la présence ou non d'une péritonite est subjective (analyse d'image ou exploration chirurgicale) : il n'est pas exclu que l'investigateur passe à côté d'une péritonite localisée ou au contraire interprète une anomalie comme une péritonite localisée alors qu'elle n'en n'est pas une.

E Dans le groupe « antibiotique », le diagnostic de péritonite pouvait être fait lors de la chirurgie ou à l'imagerie, tandis que pour le groupe « appendicectomie », le diagnostic de péritonite ne pouvait être fait qu'à l'imagerie.

Question 7 – QCM

Réponses vraies : B et C.
Réponses fausses : A, D et E.

Commentaires de correction :

A, D et E Le calcul du nombre de sujets nécessaires ne repose pas sur ces critères.

B et C Le calcul du nombre de sujets nécessaire dépend du risque alpha, de la puissance souhaitée (C), de la fréquence de l'événement dans le groupe « témoin » (B) (quand c'est une variable qualitative) et de la différence que l'on souhaite mettre en évidence (page 1576, paragraphe 2 de « Statistical analysis », « *a power of 80 %* », « *an expected 30-day incidence of peritonitis after appendicectomy for uncomplicacted appendicitis of 2 %* »).

Question 8 – QCM

Réponse vraie : C.
Réponses fausses : A, B, D et E.

Commentaires de correction :

A L'examen clinique a été fait avant allocation du groupe de traitement (page 1574, 1re phrase, « *All adults examined in the emergency department and suspected to have an acute appendicitis were assessed for possible inclusion in the study* »).

B Dans un essai, il est interdit de ne pas respecter le tirage au sort. Il est plus vraisemblable que cette différence de prévalence soit due aux fluctuations d'échantillonnage.

C En effet, la différence observée est vraisemblablement due au hasard — plus de patients avec ce signe ont, aléatoirement, été assignés au groupe « appendicectomie ».

D Les patients ont été assignés dans chaque groupe de manière aléatoire.

E Même si les chirurgiens avaient eu une préférence, l'allocation dans chaque groupe était aléatoire.

Question 9 – QCM

Réponses vraies : A, B et C.
Réponses fausses : D et E.

Commentaires de correction :

> **Data are mean (SD), p value Wilcoxon test). Duration in days. "Pain as assessed with the visual analogue score ≥ 4**
>
> ***Table 3*: Duration of post-therapeutic pain, hospital stay, and disability (intenion-to-treat population)**

SD = *standard deviation* = écart-type.

Question 10 – QCM

Réponses vraies : A et D.
Réponses fausses : B, C et E.

Commentaires de correction :

A, B, C et E Dans le *tableau 2*, on peut lire que, pour le critère de jugement principal, la différence est de 5,8 %. Les deux autres lignes détaillent le moment de survenue des péritonites.

D Page 1577, 3e paragraphe, « *We did a sensitivity analysis to establish the effect of missing cases, excluding patients with missing data from the analysis.* [...] (*difference 6,0 percentage points* [...]) ».

Question 11 – QCM

Réponse vraie : D.
Réponses fausses : A, B, C et E.

Commentaires de correction :

D Lorsque l'on a affaire à une différence de risque, on regarde si l'intervalle de confiance comprend 0 ; lorsque l'on a affaire à un risque relatif, on regarde si l'intervalle de confiance comprend 1. Ce sont les valeurs neutres. Si la différence de risque peut être égale à 0, il n'y a pas de risque ou de protection significatif(ve). Si le risque relatif peut être égal à 1, il n'y a pas de risque ou de protection significatif(ve).

Question 12 – QCM

Réponses vraies : A, C et D.
Réponses fausses : B et E.

Commentaires de correction :

A et C La différence observée peut être réelle ou faire partie des 5 cas sur 100 (= risque alpha), où les auteurs vont conclure à tort à une différence statistique alors que cette différence n'existe pas.

B Un défaut de puissance statistique équivaut à un grand risque bêta de ne pas mettre en évidence de différence alors que cette différence existe. Or, ici, une différence a été mise en évidence, on n'est donc pas dans ce cas.

D Les patients du groupe « antibiotique » étaient revus le jour 8 (2e paragraphe de « *Procedures* », « *were seen on day 8* ») et pas ceux du groupe « appendicectomie ». Le fait que les patients du groupe « antibiotiques » étaient plus revus peut faire que les péritonites dans ce groupe étaient plus susceptibles d'être diagnostiquées.

E 3e paragraphe page 1577, « *Primary endpoint data were missing for nine patients (four in the antibiotic group and five in the appendicectomy group)* ». Cela donne une proportion de 5/120 dans le groupe « appendicetomie » et de 4/123 dans le groupe « antibiotique », ce qui est à peu près identique.

Question 13 – QCM

Réponses vraies : A, B, C et E.
Réponse fausse : D.

Commentaires de correction :

A 1er paragraphe de la page 1579 : « *the inferiority of antibiotic treatment versus appendicectomy could be also related to appendicitis resistant to amoxicillin plus clavulanic acid.* »

B Contrairement à ce qui était prévu dans le protocole (cf. page 1575, 2e paragraphe de « Procedures », « *a sustained high white-blood-cell [...] resulted in extension of antibiotic treatment for a further 8 day* »).

C C'est une évidence... (cf. définition de l'observance).

D Le traitement ne va pas permettre de traiter l'infection urinaire mais, si les germes responsables de la péritonite sont sensibles, le traitement traitera l'appendicite et évitera la péritonite.

E Page 1578, avant-dernière phrase : « *Additionnaly, in our trial* [...] *failure in the antibiotic group.* »

Question 14 – QCM

Réponses vraies : B, D et E.
Réponses fausses : A et C.

Commentaires de correction :

- **A** Le caractère expérimental de l'étude permet un jugement de causalité : en effet, toute différence observée après traitement pourra être imputée à la seule différence des traitements, bien sûr sous réserve supplémentaire que l'essai soit bien conduit afin qu'aucune source de biais secondaire n'ait été introduite en cours d'essai[2]. Mais, ici, l'essai n'a pas été randomisé sur la présence ou non d'un stercolithe à la TDM et le critère de jugement n'était pas l'échec de l'antibiothérapie au cours des 30 premiers jours. De plus, cela n'aurait pas été possible de randomiser sur la présence ou non d'un stercolithe car on ne contrôle pas ce facteur.
- **B** Une association forte fait partie des critères de causalité de Hill. Page 1577, paragraphe 6, « *In the antibiotic group, the presence of a stercolith was also the only factor associated with failure of antibiotic treatment for appendicitis* ([…], *p = 0,0072*) ».
- **C** Page 1576 dernier paragraphe de « *Statistical analysis* » (« *univariate logistic-regression* ») : ce n'est pas une analyse multivariée qui a été réalisée et donc il n'y a pas eu d'ajustement sur les facteurs de confusion.
- **D** Comme l'étude était prospective (par opposition à rétrospectif), l'exposition (présence d'un stercolithe) a été recueillie avant l'événement (l'échec de l'antibiothérapie au cours des 30 premiers jours de suivi) ce qui permet de respecter la temporalité de l'association (la cause précède l'effet) qui est un autre critère de causalité de Hill.
- **E** Page 1578, avant-dernière phrase « *Additionnaly, in our trial and other report* […] *failure in the antibiotic group* ».

Question 15 – QCM

Réponses vraies : A, B, C, D et E.

Commentaires de correction :

- **A** Cf. page 1577, dernière phrase du paragraphe 5, « *81 (68 %) of 120 patients did not need ans appendicectomy for acute appendicitis in the antibiotic group during the 1-year follow-up* » : on compare à la chirurgie systématique où 100 % des patients ont une appendicectomie.
- **B** Dans le *tableau 2*, la différence d'incidence d'appendicites compliquées par une péritonite découverte pendant la chirurgie est de 10,1 % en faveur du groupe « antibiotiques ». Il n'y a pas de différence pour les péritonites postopératoires donc, lorsque l'on regroupe les péritonites de diagnostic per- ou postopératoire, la différence reste de 10,1 %.
- **C** Dans le *tableau 4*, on peut voir que sur les 102 patients qui n'avaient pas eu d'appendicectomie le premier mois — donc pour qui l'appendicite initiale avait été résolutive sous antibiotiques sinon ils auraient eu une appendicite au jour 15, cf. 2e paragraphe de « *Procedure* » —, 30 on eut une appendicectomie et, sur ces 30 appendicectomies, 26 étaient des appendicites (25 %).
- **D** Page 1577, 7e paragraphe, « *In the subgroup of patients without visualisation of stercolith on initial CT scan, we identified no significant difference in the incidence of 30-day postintervention peritonitis between the two groups* ».
- **E** Page 1578, 2e paragraphe, « *in our trial […] some were successfully treated with amoxicillin plus clavulanic acid* ».

[2] Chevret S. Pourquoi et comment randomiser un essai thérapeutique ? Rev Mal Respir. 2003; 20:753-6. http://www.em-consulte.com/rmr/article/143633.

Article 4

Breastfeeding is associated with improved child cognitive development: a population-based cohort study

Question 1 – QCM

Réponses vraies : A, C, D et E.
Réponse fausse : B.

Commentaires de correction :

- **A** Cf. page 25, 2e paragraphe, « *two large and rigorous studies […] conflicting results* ».
- **B** Cf. page 25, 2e paragraphe, les auteurs citent une étude de cohorte : « *In a US national cohort study* […] *ever being breastfed was associated with almost a 5-point higher child IQ.* »
- **C** Cf. page 27 : « *Second adjustement was made for these potential mediators related to parenting and early years learning.* » Lorsque, dans une étude, les auteurs font un premier ajustement sur certains facteurs puis un second ajustement en prenant en plus d'autres facteurs, le premier ajustement correspond à l'ajustement sur les facteurs « classiques » et le second ajustement va plus loin en ajustant en plus sur de nouveaux facteurs de confusion potentiels.
- **D** Cf. page 25, avant-dernière phrase : « *Our study is unique in that we stratified the population according to prematurity at birth.* »
- **E** Cf. page 25 : « *Few studies of cognitive development* […]. *Here we present data for the association between the duration of any breastfeeding* […] *11 879 children.* »

Question 2 – QCM

Réponses vraies : A, B, C et E.
Réponse fausse : D.

Commentaires de correction :

- **A** Cf. page 25, dans « *Methods* », « *The Millennium Cohort Study is a nationally representative UK longitudinal study.* »
- **B** Cf. page 26, dans le paragraphe précédant « *Infant feeding* », « *Children were recruited at approximately age 9 months (sweep1), and detailed information was collected.* »
- **C** Cf. page 26, dans le paragraphe précédant « *Infant feeding* », « *Parents were interviewed again when the children were 3, 5, and 7 years of age.* »

D Une étude exposés-non exposés est une étude pour laquelle on commence par définir un groupe exposé et un groupe non exposé. Dans cette étude, les enfants inclus ont été tirés au sort parmi tous les enfants « *born in England* [...] *drawn from Child Benefit registers* » (page 25, paragraphe « *Millennium Cohort Study* » dans « *Methods* ») et le recueil de l'exposition (modalité et durée de l'allaitement) a été réalisé de manière rétrospective.

E Cf. page 25, avant-dernière phrase : « *Our study is unique in that we stratified the population according to prematurity at birth.* » Les résultats sont donnés séparément pour les enfants nés à terme (*tableau I*) ou prématurés (*tableau II*).

Question 3 – QCM

Réponses vraies : A, B, D et E.
Réponse fausse : C.

Commentaires de correction :

A Dans le paragraphe « *Millennium Cohort Study* » page 25, « *random two-stage sample* » (tirage au sort à deux niveaux) signifie que les enfants ont été tirés au sort en deux temps parmi « *all infants born in England* [...] *drawn from Child Benefit registers* ».

B et E Paragraphe « *Millennium Cohort Study* » dans « *Methods* », « *all infants born in England [...] drawn from Child Benefit registers* ».

C Pas la même période. La période s'étend de septembre 2000 à août 2001 en Angleterre et au pays de Galles et de novembre 2000 à janvier 2002 en Irlande du Nord et en Écosse (paragraphe « *Millennium Cohort Study* » page 25).

D Cf. page 25, paragraphe « *Millennium Cohort Study* », « *alive and living in the United Kingdom at age 9 months* ».

Question 4 – QCM

Réponses vraies : A et B.
Réponses fausses : C, D et E.

Commentaires de correction :

A Cf. page 26, la 1re phrase du paragraphe « *Cognitive Development* ».

B Cf. page 26, dans le paragraphe « *Cognitive Development* » : « *Three BAS subscales were used in the MCS (naming vocabulary, picture similarities, and pattern construction).* »

C Cf. page 26, dans le paragraphe « *Cognitive Development* » : « *Trained interviewers measured the subscales* » (il n'est pas dit si ce sont des psychologues ou pas).

D et E Non ; juste à 5 ans. Page 26 dans le paragraphe « *Cognitive Development* », « *Cognitive development was assessed at sweep 3* » ; or, dans le paragraphe « *Millennium Cohort Study* » (page 25), « *Parents were intervieweed again when the children were 3, 5 and 7 years age (sweep 2-4)* » ; par conséquent, sweep 3 correspond à l'âge de 5 ans.

Question 5 – QCM

Réponses vraies : A, C et E.
Réponses fausses : B et D.

Commentaires de correction :

A Cf. page 26, dans le paragraphe « *Cognitive Development* » : « *Three BAS subscales were used in the MCS* [...]. *The subscales are robust and individually interpretable.* »

B et D Cf. page 26, dans le paragraphe « *Exclusions and Loss to follow-up* », « *the BAS assessments were only available in English or Welsh* » ; le BAS est disponible pour les enfants parlant anglais et gallois.

C Dans le paragraphe « *Cognitive Development* » de « *Methods* », « *suitable for use from ages 2 years 6 months to 17 years 11 months* ».

E Dans le paragraphe « *Cognitive Development* » de « *Methods* » : « *The tests have been validated by comparing the results of the tests with the original version of BAS, the Weschler intelligence scale, and Wechsler Objective Reading Dimensions.* » La validité d'un test est sa capacité à mesurer effectivement ce qu'il est censé mesurer.

Question 6 – QCM

Réponses vraies : A, B, D et E.
Réponse fausse : C.

Commentaires de correction :

A Oui, car « *Prematurity is strongly associated with infant feeding and cognitive development* » (page 25, dernière phrase de l'introduction).

B et E Page 25, dernière phrase de l'introduction : « *Earlier studies have observed a larger effect of breastfeeding on cognitive development in children born pretern than in children born at term.* »

C Une fois qu'un critère a été utilisé pour stratifier une population, on ne peut plus l'étudier pour savoir s'il constitue ou non un facteur de confusion.

D C'est pour cette raison qu'ils ont choisi de stratifier sur la prématurité. L'étude en strate va permettre de faire les mesures dans chaque groupe ; si les résultats sont significativement différents dans chacune des strates, cela signifiera qu'il y a une interaction entre allaitement et prématurité.

Question 7 – QCM

Réponses vraies : D et E.
Réponses fausses : A, B et C.

Commentaires de correction :

A Cf. paragraphe « *Millenium Cohort Study* » page 25–26) : les enfants ont été tirés au sort parmi « *all infants born in England and Wales* [...] *and Scotland and Northern Ireland* [...] *drawn from Child Benefit registers* ». Le « *Child Benefit claims* [...] *cover virtually all children* ». Les enfants auraient pu être représentatifs de la population d'enfants du Royaume-Uni et non de la Grande-Bretagne. De plus, les auteurs ont fait en sorte que les minorités ethniques et les zones défavorisées soient surreprésentées (« *over-sampling of ethnic minority and disavantaged areas* »).

B Non, car les 18818 enfants tirés au sort n'étaient déjà pas représentatifs et, ensuite, les enfants qui ont été non inclus sur les 18818 enfants ont été retirés de manière non aléatoire.

C Non, pas un biais de classement car les enfants ne seront pas mal classés, mais un biais de sélection car les sujets ainsi regroupés ne seront pas représentatifs de la population d'enfants de Grande-Bretagne.

D Les parents d'enfants avec un déficit cognitif pourraient être moins participants du fait de l'existence de ce déficit.

E Si les enfants de l'étude ne sont plus représentatifs des enfants de Grande-Bretagne, les résultats seront moins généralisables et donc la validité externe sera entachée.

Question 8 – QCM

Réponses vraies : A, B, C, D et E.

Commentaires de correction :

A et B Les résultats bruts sont les résultats obtenus après analyse univariée — il n'y a qu'une seule variable explicative qui rentre en jeu pour expliquer la variable à expliquer —; les résultats ajustés sont les résultats obtenus après prise en compte des facteurs potentiels de confusion *via* une analyse multivariée — plusieurs variables explicatives rentrent en jeu pour expliquer la variable dépendante.

C Car ils ont été ajustés sur les facteurs « classiques » relevés dans la littérature.

D Oui, car ce sont ceux qui prennent en compte tous les facteurs potentiels de confusion identifiés par les auteurs.

E Cf. la 1re phrase de la « *Discussion* » : « *Our results suggest* [...] *better cognitive development* » et les résultats présentés dans les *tableaux I et II*.

Question 9 – QCM

Réponses vraies : A, B, C, D et E.

Commentaires de correction :

A et B Cf. *tableaux I et II* plus page 26, paragraphe « *Statistical Methods* » : « *The mean BAS score for each subscale was estimated in each breastfeeding group.* » et le score BAS a été évalué à l'âge de 5 ans comme vu plus haut (proposition E de la question 4).

C Cf. page 26, le 1er paragraphe de « *Statistical Methods* » : « *Linear regression was used [...] after adjustement for* [...] *mediator.* » Les modèles de régression sont des modèles mathématiques qui permettent de représenter une variable à expliquer (ou variable dépendante) Y, en fonction d'une ou plusieurs variables X1, X2... Xp (dites variables indépendantes ou variables explicatives ou covariables) correspondant à des facteurs de risque et/ou de confusion potentiels. Le modèle de régression est dit simple s'il n'inclut qu'une seule variable explicative, et multiple s'il inclut plusieurs variables explicatives. Dans cette étude, pour l'analyse multivariée (« *after adjustement* »), c'est un modèle de régression multiple qui a été utilisé.

D Une comparaison de plusieurs moyennes se fait par une analyse de variance à un facteur. Ces analyses de variance sont des équivalents de régression linéaire multiple.

E Cf. les *tableaux I et II* et leur titre « *difference in BAS scores for breastfed compared with never breastfed children* ».

Question 10 – QCM

Réponses vraies : A, C et E.
Réponses fausses : B et D.

Commentaires de correction :

A, B, C et E Les critères de causalité de Hill comprennent :

- l'existence d'une relation dose-effet. La proposition A est donc vraie (cf. la 1re phrase de « Discussion » : « *Our results suggest* [...] *particularly when it is prolonged* [...] *better cognitive development.* »). La proposition B est fausse car il est dit le contraire dans le texte (cf. avant-dernière phrase du 3e paragraphe de « *Discussion* », page 30 : « *In our study, [any breastfeeding and exclusive breastfeeding] had a similar association with the study outcome.* »);
- l'existence d'une plausibilité biologique et d'une cohérence biologique. La proposition C est donc vraie (cf. page 30, dernier paragraphe « *One potential mechanism* [...] *essential long-chain polyunsaturated fatty acids than formula milk.* »);
- l'existence d'une association forte (risque relatif important). La proposition E est donc vraie (cf. page 29, le 1er paragraphe de « *Discussion* », « *in preterm children, the effects were more striking* », effet plus marqué chez les prématurés...);
- le respect de la temporalité de l'association (la cause précède l'effet);
- le fait que l'association soit spécifique (une exposition conduit à une seule maladie);
- la reproductibilité des résultats;
- la présence de données expérimentales;
- l'existence d'une analogie par rapport à d'autres relations causales et à leurs mécanismes.

D Ce n'est pas dit dans le texte.

Question 11 – QCM

Réponses vraies : A, B, C et D.
Réponse fausse : E.

Commentaires de correction :

A

Duration of breastfeeding	Mean (n)
BAS naming vocabulary scale	
Never	106.5 3825

B 10416 – 10944 = 528.

Duration of breastfeeding	Mean (n)	Crude Coefficient (95% CI)	Partially adjusted coefficient* (95% CI)	Fully adjusted coefficient† (95% CI)	Fully adjusted coefficient† (95% CI)
BAS naming vocabulary scale		n = 10 944	n = 10 929	n = 10 416	n = 10 416

C

Duration of breastfeeding	Mean (n)
BAS naming vocabulary scale	
Never	106.5 (3825)
<2.0 months	110.2 (2901)
2.0-3.9 months	111.8 (1047)
4.0-5.9 months‡	113.0 (889)
6.0-11.9 months	114.1 (1392)
≥12.0 months	114.2 (890)

D

Duration of breastfeeding	Mean (n)	Crude Coefficient (95% CI)
BAS naming vocabulary scale		n = 10 944
Never	106.5 (3825)	Reference
<2.0 months	110.2 (2901)	3.7 (2.8-4.6)
2.0-3.9 months	111.8 (1047)	5.4 (4.1-6.6)
4.0-5.9 months‡	113.0 (889)	6.5 (5.1-7.9)
6.0-11.9 months	114.1 (1392)	7.7 (6.5-8.8)
≥12.0 months	114.2 (890)	7.7 (6.6-8.9)

Page 27, dans le paragraphe précédant « *Results* » : « *Of the children included in the analysis, < 5 % had missing data on most of the most confounders and mediators.* »

E Le gain reste significatif puisque l'intervalle à 95 % ne contient pas 0.

Fully adjusted coefficient† (95% CI)
n = 10 416
Reference
0.7 (−0.1-1.5)
1.2 (0-2.4)
1.0 (−0.3-2.3)
2.0 (1.0-3.0)
2.4 (1.3-3.6)

Question 12 – QCM

Réponses vraies : A, B, C et E.
Réponse fausse : D.

Commentaires de correction :

A Cf. titre du *tableau I* : « *Regression coefficients* [...] *(born at term)* » et titre du *tableau II* « *Regression coefficients* [...] *(born preterm)* ».

B

Duration of breastfeeding	Mean (n)
BAS naming vocabulary scale	
Never	106.2 (292)
<2.0 months	108.2 (245)
2.0-3.9 months	111.4 (69)
≥4.0 months	115.5 (155)
BAS picture similarities scale	
Never	78.8 (295)
<2.0 months	80.8 (245)
2.0-3.9 months	84.5 (68)
≥4.0 months	84.2 (155)
BAS pattern construction scale	
Never	80.6 (289)
<2.0 months	85.1 (245)
2.0-3.9 months	89.2 (67)
≥4.0 months	89.3 (155)

C

BAS naming vocabulary scale		n = 761
Never	106.2 (292)	Reference
<2.0 months	108.2 (245)	2.0 (−1.0-4.9)
2.0-3.9 months	111.4 (69)	5.2 (1.8-8.7)
≥4.0 months	115.5 (155)	9.3 (6.3 to12.2)

D Les intervalles de confiance comprennent 0.

	Any breastfeeding (partial or exclusive)			
Duration of breastfeeding	Mean (n)	Crude coefficient (95% CI)	Partially adjusted coefficient* (95% CI)	Fully adjusted coefficient† (95% CI
BAS naming vocabulary scale		n = 761	n = 760	n = 745
Never	106.2 (292)	Reference	Reference	Reference
<2.0 months	108.2 (245)	2.0 (−1.0-4.9)	0.8 (−1.9-3.5)	0.6 (−2.2-3.3)
2.0-3.9 months	111.4 (69)	5.2 (1.8-8.7)	2.2 (−1.1-5.6)	1.9 (−1.4-5.3)
≥4.0 months	115.5 (155)	9.3 (6.3 to12.2)	5.0 (2.2-7.7)	4.6 (1.7-7.5)
BAS picture similarities scale		n = 763	n = 762	n = 758
Never	78.8 (295)	Reference	Reference	Reference
<2.0 months	80.8 (245)	2.0 (−0.4-4.4)	1.8 (−0.5-4.1)	2.0 (−0.3-4.4)

E Les intervalles de confiance ne contiennent pas 0.

Exclusive breastfeeding
Fully adjusted coefficient† (95% CI)
n = 745
Reference
1.6 (−1.0-4.3)
1.4 (−1.8-4.5)
4.2 (0.8-7.6)
n = 758
Reference
2.8 (0.6-4.9)
2.1 (−1.8-5.9)
4.9 (2.3-7.6)
n = 727
Reference
3.0 (−1.0-7.0)
7.3 (2.4-12.2)
7.2 (1.7-12.6)

Question 13 – QCM

Réponses vraies : A, D et E.
Réponses fausses : B et C.

Commentaires de correction :

A :

	Any breastfeeding	Exclusive breastfeeding	Any breastfeeding
Duration of breastfeeding	**Months ahead**	**Months ahead**	**Months ahead**
BAS naming vocabulary scale	n = 10 414	n = 10 414	n = 745
Never	Reference	Reference	Reference
<2.0 months	•	1-2	•
2.0-3.9 months	1-2	•	•
4.0-5.9 months†	•		
6.0-11.9 months	2-3	2	5-6

B Non; le nombre 7–8 correspond aux enfants allaités de 2 à 4 mois.
C Non; 3 mois.
D La différence de moyenne était non significative à chaque fois (cf. commentaire sous le *tableau IV* : « **Note* [...] *was not statistically significant* »).
E une avance de 7–8 mois en similarité d'images et de 3 mois sur la construction de formes.

Question 14 – QCM

Réponses vraies : B, C, D et E.
Réponse fausse : A.

Commentaires de correction :

A Cf. le 2e paragraphe de « *Discussion* », « *Maternal IQ was not measured in the MCS* ».
B Page 27, 1er paragraphe, « *mother's perceived parenting competence.* »
C Page 26 2e paragraphe de « *Statistical Methods* », « *adjustement was made for* [...] *maternal education* [...]; *social class* ».
D et E Page 27, 1er paragraphe, « *frequency of mother* [...] *doing activities with the child* ».

Question 15 – QCM

Réponses vraies : A, B, C, D et E.

Commentaires de correction :

A Les études de cohorte sont des études apportant un niveau de preuve de 2 selon la HAS.
B 2e paragraphe de « *Discussion* » : « *The main strenghts of our study ar the large sample size.* » et 1re phrase de « *Discussion* » : « *Our results suggest that breastfeeding, particularly when it is prolonged, is associated with better child cognitive development.* »
C 1er paragraphe « *Discussion* » : « *In preterm children, these effects were more stricking.* »
D Cf. question 10.
E Le caractère expérimental permet un jugement de causalité. En effet, toute différence observée après traitement (ici l'allaitement) pourra être imputée à la seule différence des traitements, bien sûr sous réserve supplémentaire que l'essai soit bien conduit afin qu'aucune source de biais secondaire n'ait été introduite en cours d'essai[3] et que d'autres études viennent confirmer ces résultats.

Article 5

Radiation dose to the pancreas and risk of diabetes mellitus in childhood cancer survivors: a retrospective cohort study

Question 1 – QCM

Réponses vraies : B et C.
Réponses fausses : A, D et E.

3 Chevret S. Pourquoi et comment randomiser un essai thérapeutique ? Rev Mal Respir. 2003; 20 : 753-6. http://www.em-consulte.com/rmr/article/143633.

Commentaires de correction :

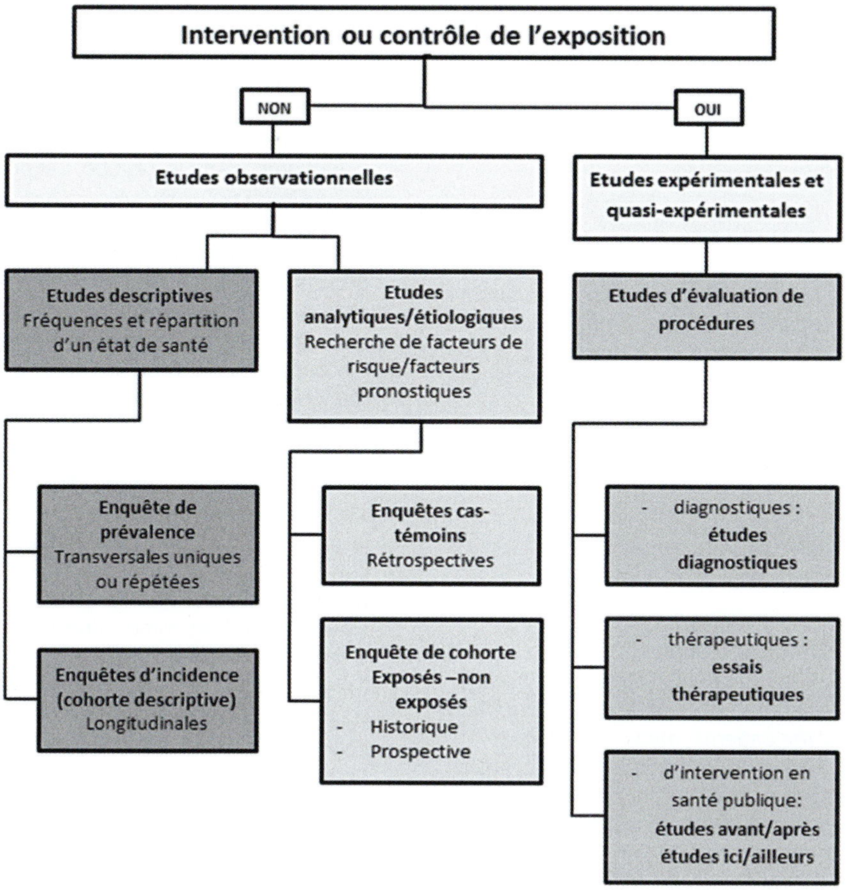

Une étude de cohorte est une étude observationnelle étiologique. « Observationnelle » car on ne contrôle pas l'exposition et que l'on n'intervient pas (par opposition à expérimentale ou quasi expérimentale). « Étiologique » car on ne se contente pas de décrire, on recherche un ou des facteur(s) de risque de survenue d'une ou de maladie(s) définie(s). Une étude de cohorte est longitudinale (donc avec un suivi dans le temps) et non transversale. Les études dans lesquelles les patients sont randomisés sont des études expérimentales, c'est-à-dire où l'on contrôle l'exposition.

Question 2 – QCM

Réponse vraie : A.
Réponses fausses : B, C, D et E.

Commentaires de correction :

Dans une étude de cohorte, le critère de jugement est la survenue ou non de(s) événement(s) considéré(s) (ici, le diabète sucré). Le diabète insulino-dépendant est étudié mais le critère de jugement principal est la survenue ou non de l'ensemble des diabètes sucrés.

Question 3 – QCM

Réponse vraie : B.
Réponses fausses : A, C, D et E.

Commentaires de correction :

A Un critère de jugement secondaire est un critère analysé à côté du critère de jugement principal.

B Le critère de jugement principal est la survenue d'un diabète sucré. Les auteurs ont également étudié le type de diabète. Le surpoids est un facteur de risque connu de survenue de diabète de type 2. C'est donc un facteur de confusion potentiel. Un facteur de confusion potentiel est un facteur qui peut biaiser les résultats. Si on a connaissance d'un facteur de confusion potentiel, on essaie de voir, au moment des analyses statistiques, si l'effet que l'on observe n'est pas biaisé pas ce facteur de confusion — c'est le rôle de l'analyse multivariée. Dans notre cas, on sait que les personnes obèses sont à risque de diabète de type 2. Ici, s'il y avait plus de personnes en surpoids dans le groupe exposé à la radiothérapie que dans le groupe non exposé à la radiothérapie, le risque relatif de diabète dans le groupe exposé aurait, très probablement, été augmenté, mais, avant d'ajuster sur le BMI, on ne sait pas si cette augmentation est uniquement due à la radiothérapie, uniquement due au surpoids ou si les deux entrent en compte.

C Un critère intérimaire de jugement n'existe pas (distracteur).

D L'exposition étudiée était la radiothérapie au niveau du pancréas.

E Un critère d'inclusion est un critère que les patients doivent présenter pour être sélectionné pour entrer dans une étude.

Question 4 – QCM

Réponses vraies : A, B, C et E.
Réponse fausse : D.

Commentaires de correction :

A, B, C et E Cf. le paragraphe « *Procedures* » des « *Methods* » : « *To calculate the dose to anatomical sites, [...] according to details from the patient's record (dossier patient) and information [...], guidelines used at the time ot treatment.* », « *Radiation dose was estimated to the tail, body and head of prancreas for each patient who received external radiotherapy.* »

Question 5 – QCM

Réponses vraies : B et E.
Réponses fausses : A, C et D.

Commentaires de correction :

B et E Cf. le paragraphe « *Patients* » de « *Methods* ». Dans l'abstract, dans « *Methods* » : « *Each self-declaration of diabetes was confirmed by contacting the patients' medical doctors.* »

D Ce n'est pas une étude expérimentale : la notion d'aveugle n'a pas sa place ici. Le patient est diabétique ou ne l'est pas. De plus, les médecins étaient ou non au courant de la radiothérapie (non précisé dans le texte). L'utilisation du mot « aveugle » est donc abusive.

Question 6 – QCM

Réponse vraie : B.
Réponses fausses : A, C, D et E.

Commentaires de correction :

Il existe trois grandes catégories de biais : les biais de sélection, de classement et de confusion.

A Un biais de sélection est une erreur systématique induite dans une étude à cause des méthodes adoptées pour choisir les participants à l'étude. Dans la question, les patients ont déjà été sélectionnés. Les patients inclus sont les 4 196 patients qui ont été traités de 1985 à 1995 pour un cancer solide ou un lymphome, qui étaient vivants au moment de l'étude et qui ont reçu et répondu au questionnaire en France et en Angleterre.

B Un biais de classement est une erreur systématique dans la façon de « classer » les malades ou les expositions. Pour information, le biais de mesure et le biais d'information sont souvent considérés comme des synonymes de « biais de classement ». Si l'on veut être exact, le biais d'information appartient à la famille des biais de mesure qui eux-mêmes appartiennent à la famille des biais de classement. Dans cette question, il s'agit d'un biais de classement. En effet, les patients qui n'auront pas déclaré être diabétiques alors qu'ils sont diabétiques seront classés dans les non diabétiques. Pour aller plus loin, ce classement erroné sera à l'origine d'une estimation biaisée du risque relatif uniquement si l'erreur de classification est différentielle, c'est-à-dire s'il y a une plus grande proportion de patients diabétiques dans le groupe « exposés » que dans le groupe « non exposés » qui n'ont pas déclaré être diabétiques alors qu'ils l'étaient. S'il y a la même proportion de patients diabétiques dans le groupe « exposés » et dans le groupe « non exposés » qui n'ont pas déclaré être diabétiques alors qu'ils l'étaient, le risque relatif ne sera pas modifié.

C Un biais de confusion désigne une erreur systématique dans l'estimation d'une mesure d'association (*odds ratio*, ou risque relatif, par exemple) entre le facteur étudié et la maladie, du fait d'un défaut de prise en compte d'un facteur de confusion. Un facteur de confusion est un facteur lié à la fois à l'exposition et à la maladie étudiée. Dans cette question, on ne parle pas d'un troisième paramètre pouvant perturber la mesure de l'association entre l'exposition (irradiation du pancréas) et la maladie (diabète).

D Il y aurait une interaction entre les facteurs A et B si, en fonction de l'exposition ou non à B (strates), les risques d'être malade (par exemple) lié au facteur A étaient différents entre les différentes strates de B. Par exemple, si A = fumer et B = être dépendant à l'alcool, le risque d'avoir un cancer de l'œsophage est différent pour les personnes A+/B+ et pour les personnes A+/B–. Dans cette question, il n'y a pas d'interaction car on s'intéresse au mode de recueil de la maladie et non à un autre facteur d'exposition.

E La synergie est un type d'interaction médicamenteuse (distracteur).

Question 7 – QCM

Réponses vraies : A et D.
Réponses fausses : B, C et E.

Commentaires de correction :

A Si, par exemple, le seuil de glycémie était plus haut au début de l'étude, certains patients classés dans « non diabétiques » au début de l'étude, auraient été classés comme « diabétiques » en fin d'étude. L'estimation du risque relatif sera biaisée uniquement si l'erreur de classification est différentielle (cf. question 6).

D Ici, c'est un biais de mesure car la mesure du paramètre biologique permettant de définir la maladie est variable selon la période où elle a été réalisée.

E Ici, ce n'est pas un biais d'information car ce n'est pas un problème dans le recueil d'informations.

Question 8 – QCM

Réponses vraies : B, D, E.
Réponses fausses : A et C.

Commentaires de correction :

A Dans une étude cas-témoins, l'estimation de la dose de rayonnement reçue aurait été rétrospective.

B Dans une étude cas-témoins, on ne peut pas calculer de risque relatif.

C Le délai long entre exposition et événement est un argument pour choisir de réaliser une étude cas-témoins plutôt qu'une étude de cohorte prospective car plus longtemps dure une étude de cohorte, plus le coût est important. Dans cette étude, les auteurs ont choisi de réaliser une étude de cohorte rétrospective plutôt que prospective pour, notamment, en limiter le coût.

D C'est lorsque la fréquence de l'événement (= la fréquence des cas) est faible que l'on choisit plutôt une étude cas-témoins — on peut ainsi prendre tous les cas existants. Si l'on réalisait une étude de cohorte, il faudrait un nombre très important de sujets pour espérer observer quelques cas.

E Dans une étude cas-témoins, il est plus difficile d'affirmer que l'exposition a précédé l'apparition de la maladie. En effet, on part des cas et des témoins et on va recueillir leurs expositions mais il est difficile de savoir si la (les) exposition(s) précède(nt) ou suive(nt) l'apparition de la maladie. Or, le respect de la séquence temporelle est intéressant car le fait que l'exposition précède bien l'apparition de la maladie fait partie des critères de causalité définis par Doll et Hill.

Question 9 – QCM

Réponses vraies : D et E.
Réponses fausses : A, B et C.

Commentaires de correction :

A Elle correspond à la définition du risque alpha. Il est fixé *a priori* (classiquement 5 %) et ne varie donc pas en fonction du nombre de sujets.

B Elle correspond à la définition de la puissance. Elle va diminuer car le nombre de sujets diminue.

C Cf. réponse A.

D Si la structure de la population des 1676 sujets exclus n'a pas la même structure que les 2520 sujets retenus, notamment en termes d'exposition et de fréquence de diabète, l'estimation sur les 2520 patients sera biaisée.

E Lorsque le nombre de sujets diminue, la puissance diminue.

Question 10 – QCM

Réponses vraies : B et E.
Réponses fausses : A, C et D.

Commentaires de correction :

A Un risque relatif ne s'exprime pas en pourcentage.

B C'est la signification du risque relatif.

C Le risque de diabète dans ce cas est de 2/252.

D Ce n'est pas le risque relatif mais le risque absolu.

E Car l'intervalle de confiance à 95 % = [0,7 ; 20,4] comprend 1.

Question 11 – QCM

Réponses vraies : A, B.
Réponses fausses : C, D et E.

Commentaires de correction :

Page 1006 de l'article, dernier paragraphe : « *These variations were explained by differences in age at radiotherapy and in radiation dose to pancreas tail. Indeed, the excess of diabetes risk after nephroblastoma did not remain significant [...] after adjustement [...] pancreas.* »

Question 12 – QCM

Réponse vraie : A.
Réponses fausses : B, C, D et E.

Commentaires de correction :

A Dans le *tableau 4*, pour l'ensemble des diabètes, les risques relatifs ajustés sont significativement augmentés à partir d'une dose de 1 à 9,9 Gy.

B Page 1007, 1er paragraphe : « *We noted no evidence of a significant role for chemotherapy overall in calculation of the risk of diabetes.* »

C Page 1006, 3e paragraphe : « *When controlling for such a linear effect of radiation dose received by the tail of the pancreas, we detected no evidence that radiation received to the body [...] of the pancreas [was] related to the risk of diabetes.* »

D Page 1006, dernier paragraphe : « *The excess of diabetes risk after nephroblastoma did not remain significant [...] after adjustement.* »

E Page 1008, 1er paragraphe : « [...] *patients treated in the UK were at similar risk of diabetes as those treated in French centres.* »

Question 13 – QCM

Réponses vraies : A, D, E.
Réponses fausses : B et C.

Commentaires de correction :

A et D Page 1009, 3e paragraphe en partant de la fin : « *To our knowledge, this study provides the* ***first estimation of a dose-response*** *between radiation to* ***the tail of the pancreas and the risk*** *of subsequent diabetes mellitus.* »

B Ce n'est pas une étude expérimentale : la notion d'aveugle n'a pas sa place ici (cf. question 5, réponse D). De plus, la mesure de la présence du diabète n'a pas été faite en aveugle puisque c'est un médecin compétent qui confirme la présence de diabète, or celui-ci peut se souvenir ou relire dans le dossier du patient l'irradiation reçue par son patient.

C Il y a une forte proportion d'exclusion (2/5) : page 1008, dernier paragraphe : « *About two-fifth of the patients from the initial cohort of 4285 childhoof cancer survivors were not included in the analysis.* »

E Comme dit plus haut, c'est un des points forts d'une étude de cohorte.

Question 14 – QCM

Réponses vraies : A, B, C, E.
Réponse fausse : D.

Commentaires de correction :
Les critères de causalité de Hill sont :

- le respect de la temporalité de l'association (la cause précède l'effet). Dans une étude de cohorte, la séquence temporelle entre l'exposition aux rayonnements et le diagnostic de diabète est respectée; la proposition A est donc vraie;
- l'existence d'une relation dose-effet; la proposition B est donc vraie (cf. 1re phrase de la discussion : « *This study indicated that the risk of diabetes in adulthood strongly increased with rising radiation dose to the tail of the pancreas.* »);
- l'existence d'une plausibilité biologique et d'une cohérence biologique; la proposition C est donc vraie (cf. 1re phrase de « *Discussion* » : « *where the islests of Langerhans are principally located* »);
- la présence de données expérimentales; la proposition D correspond à ce critère mais les auteurs n'en parlent pas;
- la reproductibilité des résultats; la proposition E est donc vraie (cf. page 1009, 6e paragraphe : « *The role of abdominal radiotherapy in the risk of diabetes has previously been assessed* [...] *abdominal irradiation.* »);
- l'existence d'une association forte (risque relatif important);
- le fait que l'association soit spécifique (une exposition conduit à une seule maladie);
- l'existence d'une analogie par rapport à d'autres relations causales et à leurs mécanismes.

Question 15 – QCM

Réponse vraie : D.
Réponses fausses : A, B, C et E.

Commentaires de correction :

A, B et E C'est la validité interne — on a bien identifié cause et effet, il n'existe pas d'explication rivale, les variations de la variable à expliquer sont causées uniquement par les variables explicatives — qui est limitée, dans ces cas-là, car A, B et E peuvent induire des biais de classement : A induira un mauvais classement des patients sur l'exposition, B et E induiront un mauvais classement des patients sur la maladie.

C améliore la validité interne.

D page 1009, avant-dernier paragraphe avant la fin : « *Radiation therapy techniques have change since 1986* [...] *may not be applied to children treated more recently.* »

Article 6

A randomized trial of laparoscopic *versus* open surgery for rectal cancer

Question 1 – QCM

Réponses vraies : A, B, et E.
Réponses fausses : C et D.

Commentaires de correction :

A Cf. « *Introduction* », 2e paragraphe, 13e ligne, « *However...* ».

B Cf. « *Introduction* », tête du 2e paragraphe, « *Laparasopic surgery has progressively...* ».

C Cf. CLASSICC trial, 2e paragraphe de « *Discussion* », « *the first multicenter* ».

D pas de mention dans l'article.

E Cf. « *Introduction* », 2e paragraphe, 13e ligne, « *evidence is lacking...* ».

Question 2 – QCM

Réponse vraie : B.
Réponses fausses : A, C, D et E.

Commentaires de correction :

A Un essai thérapeutique est toujours interventionnel.

B Avec un tirage au sort de l'appartenance au groupe.

C Le chirurgien sait toujours quelle technique il utilise, le double aveugle serait impossible.

D C'est un essai de non-infériorité.

E Un essai clinique est toujours prospectif.

Question 3 – QCM

Réponses vraies : A, B, C, D et E.

Commentaires de correction :

A 4e ligne du paragraphe « *Randomization* », « *in a 2/1 ratio* ».

B Avant-dernière phrase du paragraphe « *Randomization* », « *with stratification... on tumor location* ».

C Avant-dernière ligne et dernière ligne du paragraphe « *Randomization* », « *allowed central randomization* ».

D Avant-dernière phrase du paragraphe « *Randomization* », « *with stratification... according to hospital* ».

E On a eu au final 739 patients contre 364 (le double est 728), donc une différence de 11 patients au final, repartis sur 30×2×2 sous-groupes de tirage au sort...

Les blocs équilibrés devaient être petits pour arriver à cela et, vraisemblablement, assez complets dans les différents sous-groupes.

Question 4 – QCM

Réponses vraies : B et D.
Réponses fausses : A, C et E.

Commentaires de correction :

A « *The primary endpoint was locoregional recurrence three years after the index surgery.* » Ce critère est unique.

B Intermédiaire dans les sens qu'il n'est pas aussi solide que la survie globale mais qu'il est, vraisemblablement, lié à celle-ci et qu'il sera plus rapidement disponible que ce critère de mortalité toutes causes...

C Objectif; il est objectivé par des examens paracliniques et des explorations biologiques, même s'il fait intervenir un jugement humain, celui du radiologue et/ou du cancérologue et que cet avis peut varier dans le temps, voire être erroné (erreur de classement).

D Indispensable, sinon la comparaison n'aurait aucun sens.

E Pas dit dans l'article, l'étude est présentée comme un essai ouvert…

Question 5 – QCM

Réponses vraies : A, B, C et D.
Réponse fausse : E.

Commentaires de correction :

A Le papier parle de la borne de l'intervalle de confiance unilatéral à 95 %, c'est simplement ne s'intéresser à cet IC 90 % que d'un seul côté.

B Au début du 2e paragraphe de « *Statistical analysis* ».

C Dernière phrase du 1er paragraphe de « *Statistical analysis* ».

D Cf. 2e phrase du 1er paragraphe de « *Statistical analysis* ».

E Faux; c'est une analyse en traitement reçu… « *as treated analyses…* » 2e ligne, 2e colonne page 1326.

Question 6 – QCM

Réponses vraies : A, D et E.
Réponses fausses : B et C.

Commentaires de correction :

A Cf. 1re ligne du paragraphe « *Patients* » dans « *Results* ».

B Distracteur à peu près dénué d'intérêt.

C Non : 699, cf. *figure 1*.

D Cf. les deux cases les plus basses de la *figure 1* : 699 – 7 + 5 = 697.

E Cf. 2e ligne du 2e paragraphe de « *Results* » : 771/1 044 = 0,7385.

Question 7 – QCM

Réponses vraies : A, C et D.
Réponses fausses : B et E.

Commentaires de correction :

A 2/364 contre 12/739… pas réellement identique mais pas de différence significative.

B Proposition idiote… problème de timing impossible.

C Oui, ce n'est pas une règle d'exclusion, ces patients ont été inclus en méconnaissance de leur réel état mais pas de raison de les exclure de l'analyse en intention de traiter.

D Pas de mention dans l'article.

E On ne peut pas le dire avec l'article, mais c'est une idée reçue; de plus, les données de la *figure 1* sont plutôt en faveur du contraire…

Question 8 – QCM

Réponse vraie : C.
Réponses fausses : A, B, D et E.

Commentaires de correction :

A Il n'a jamais été question d'appariement — c'est plutôt dans les enquêtes cas-témoins pour lesquelles on a recours à cette procédure.

B Il y a effectivement de légères différences mais non statistiquement significatives.

C Oui, il suffit de regarder les données et les répartitions des variables au sein de chacun des groupes.

D Cela n'a rien à voir; le tirage au sort était de 2/1.

E Non; 10 est la borne inférieure de l'intervalle de confiance de la médiane [Q1; Q3] autour de M = Q2… il a donc forcément environ 25 % des patients qui ont eu moins de 10 ganglions prélevés.

Question 9 – QCM

Réponses vraies : A, B et E.
Réponses fausses : C et D.

Commentaires de correction :

A Une évidence…

B Cf. page 1326, 2e colonne, paragraphe « *Short term outcomes* », avant-dernière phrase : « *The operative time was 52 "longer".* »

C Cf. page 1326, 2e colonne, paragraphe « *Short term outcomes* », avant-dernière phrase : « *The hospital stay was 1 day shorter.* »

D Cf. page 1326, 2e colonne, paragraphe « *Short term outcomes* », dernière phrase : « *There was no significant difference in the rates of anastomotic leaking.* »

E Cf. page 1326, 2e colonne, paragraphe « *Short term outcomes* », phrase antépénultième : « *The conversion rate from laparoscopic surgery to open surgery was 16 %.* »

Question 10 – QCM

Réponses vraies : A, B, C et D.
Réponse fausse : E.

Commentaires de correction :

A Cf. *tableau 2*, 2e colonne, sous-colonne de droite (*between group difference*), 2e ligne et 3e ligne 5 % *versus* 5 %.

B Cf. *tableau 2*, 2e colonne, sous-colonne de droite (*between group difference*), 2e ligne : différence 0,0.

C Cf. *tableau 2*, 2e colonne, sous-colonne de droite (*between group difference*), 2e ligne : IC = [– 2,6 %; 2,6 %].

D L'incidence cumulée de la récidive locorégionale est de 5 % et la marge de non-infériorité a été fixée à une différence entre les incidences observées de moins de 5 %.

E En effectif patient, on a bien 31 *versus* 15, mais le ratio était de 2 pour 1 donc en % quasi identique, on ne parle ici que du numérateur de l'incidence…

Question 11 – QCM

Réponses vraies : A, C, D et E.
Réponse fausse : B.

Commentaires de correction :

A Courbes en marches d'escalier de longueurs et de hauteurs variables.

B Forcément supérieure à 3 ans, car les taux de survie à 3 ans sont autour de 75 %.

C Comparaison des traitements chirurgicaux pour les stades I, II ou III.

D *Desease free survival* = survie sans récidive (sans maladie) locale ou à distance.

E Oui; l'information fournie par le suivi d'un sujet n'est plus prise en compte soit parce qu'un événement péjoratif est survenu (décès, récidive locale, métastase), soit parce que le sujet est censuré à droite (perdu de vue à une date donnée [date des dernières nouvelles] ou bien données postérieures à la date de point).

Question 12 – QCM

Réponse vraie : A.
Réponses fausses : B, C, D et E.

Commentaires de correction :

A Page 1327, paragraphe « *Disease free survival and overall survival* », 2e sous paragraphe : « *difference* = 3,1 », IC 95 % = [– 1,6; 7,8]; cet IC contient la valeur zéro.

B Les traits verticaux représentent les censures…

C, D et E Page 1327, paragraphe « *Disease free survival and overall survival* », dernière phrase 2e sous paragraphe : « *Overall survival rates according to disease stage were also similar in the two groups.* »

E Pas d'interaction entre efficacité du traitement et stade évolutif du cancer.

Question 13 – QCM

Réponses vraies : A, B, C et D.
Réponse fausse : E.

Commentaires de correction :

A Cf. référence 17 dans la bibliographie (attention à ne pas confondre avec la référence 19).

B Page 1328, deux dernières phrases du 2e de « *Discussion* ».

C C'est une tautologie… Plus on apprend, mieux on sait !

D Page 1328, 2e paragraphe de « *Discussion* », milieu du paragraphe : « *Recently…* ».

E Page 1329 de « *Discussion* », 1re colonne, avant-dernière phrase du 1er paragraphe, « *during the past decade…* ».

Question 14 – QCM

Réponses vraies : A, B, C, D et E.

Commentaires de correction :

A Étude ouverte toujours moins bien qu'un essai à l'aveugle.

B La standardisation des procédures en particulier d'imagerie, si elle est possible, est toujours une bonne chose, cf. page 1321 1re colonne « *Another limitation is the use of different imaging methods…* ».

C Un observateur unique empêche la variabilité inter-observateurs, cf. page 1321 1re colonne « *A limitation is the absence of centralized macrospic and microscopic evaluation…* ».

D Janvier 2004 à mai 2010 est une période longue, où on peut imaginer des changements dans les pratiques…

E Ici Ethicon… toujours vrai.

Question 15 – QCM

Réponses vraies : B et E.
Réponses fausses : A, C et D.

Commentaires de correction :

A Pas de différence significative donc conclusion hasardeuse.

B Juste du bon sens dans l'intérêt du patient.

C Pas de différence significative donc conclusion hasardeuse.

D La chirurgie cœlioscopique est un réel progrès non inférieur à la chirurgie ouverte, qui permet une sortie plus précoce des patients donc, au contraire, il faut la proposer.

E Le patient reste juge de ses préférences…

Article 7

Rivaroxaban or aspirin for extended treatment of venous thromboembolism

Question 1 – QCM

Réponses vraies : A, D, E.
Réponses fausses : B, C.

Commentaire de correction :

Réponses dans « *Introduction* » : les auteurs affirment l'absence de recommandation consensuelle pour l'arrêt (qui augmente le risque de récidive) ou la poursuite (qui augmente le risque hémorragique) du traitement anticoagulant. L'aspirine n'est pas présentée comme un traitement de référence mais comme un traitement qui a été « essayé » pour diminuer le risque hémorragique, comme les anticoagulants à plus faible dose.

Question 2 – QCM

Réponses vraies : A, D, E.
Réponses fausses : B, C.

Commentaire de correction :

L'étude est randomisée, en double aveugle, et il y a deux placebos différents. On retrouve trois groupes parallèles et c'est bien sûr un essai thérapeutique…

Question 3 – QCM

Réponses vraies : A, C.
Réponses fausses : B, D, E.

Commentaire de correction :

Seuls des analyses de supériorité sont réalisées, quel que soit le critère analysé.

Il y a bien trois comparaisons différentes prévues, en intention de traiter. Il n'y a pas de plan d'analyse hiérarchique — qui prévoit de poursuivre les analyses prévues selon un ordre prédéfini tant que la valeur de p est inférieure au seuil de significativité et d'arrêter les analyses dans le cas contraire.

Question 4 – QCM

Réponses vraies : A, C, D.
Réponses fausses : B, E.

Commentaire de correction :

C'est un critère composite qui inclut la mortalité due à une récidive thromboembolique ou les décès inexpliqués pour lesquels la récidive ne peut être exclue, et la récidive thromboembolique symptomatique : ce n'est pas un critère de substitution ; il correspond à la survenue d'un événement pathologique. Un comité indépendant est bien chargé de valider l'attribution de l'événement.

Question 5 – QCM

Réponses vraies : B, C, D.
Réponses fausses : A, E.

Commentaire de correction :

Le critère est unique (saignement répondant à certaines conditions de gravité), il a bien été publié en 2005 (référence 25) avec une définition précise. Dans le texte et le *tableau 4*, il apparaît bien que seuls les critères de saignement qui apparaissent dans la méthodologie ont été analysés de façon comparative (pas les saignements mineurs). La définition d'un critère de risque n'est pas le seul élément nécessaire pour apprécier de façon adaptée un rapport bénéfice-risque ; dans cet essai, par exemple, la puissance n'est clairement pas suffisante !

Question 6 – QCM

Réponses vraies : A, B, C, D, E.

Commentaire de correction :

Il y a une stratification sur l'événement initial motivant le traitement anticoagulant (donc EP ou TVP) ; à partir du moment où l'analyse est stratifiée, plusieurs facteurs seront pris en compte dans l'analyse : ici, le traitement et l'événement initial ; c'est tout l'intérêt d'utiliser un modèle de Cox pour l'analyse de survie. Enfin, des analyses sont réalisées en intention de traiter (objectif principal) mais aussi en per-protocole.

Question 7 – QCM

Réponses vraies : A, C, E.
Réponses fausses : B, D.

Commentaire de correction :

Pour rappel, C = risque bêta (1 – puissance) et E = risque alpha.

Le calcul du NSN n'a pris en compte que le critère d'efficacité, donc B et D sont faux.

Question 8 – QCM

Réponse vraie : D.
Réponses fausses : A, B, C, E.

Commentaire de correction :

Pour rappel, l'aveugle n'est pas levé au moment de la décision d'augmenter les inclusions, il est donc impossible de prendre en compte les événements dans un groupe particulier, seule l'incidence dans l'ensemble de la population peut être connue… et la décision a été prise sur le critère d'efficacité, comme l'a été le calcul du NSN : la réponse ne peut donc être que D.

Question 9 – QCM

Réponses vraies : B, D, E.
Réponses fausses : A, C.

Commentaire de correction :

A et C Il n'y a pas de groupe « abstention thérapeutique ».
B, D et E Correspondent bien aux résultats.

Question 10 – QCM

Réponses vraies : A, B.
Réponses fausses : C, D, E.

Commentaire de correction :

A et B les réponses sont facilement extraites à la lecture du *tableau 2*, ligne 1.
B Moins facile :
- 17 + 13 = 30 pour 1 107 + 1 127 PA.
- 50 pour 1 131 PA.
- Soit 0,0134 et 0,0442, soit une différence de 0,0307.
- Pour à peu près 1 000 PA traités, on évite environ 31 accidents.
- Donc il faut traiter environ 33 sujets pendant un an, pour éviter la survenue d'un cas d'événement thromboembolique.

C, D et E Il n'y a pas de groupe permettant de juger de l'opportunité de poursuite du traitement anticoagulant — le groupe aspirine n'est pas un groupe permettant de juger du risque de l'arrêt ! — et il n'y a pas de comparaison pour les événements spécifiques embolie pulmonaire ou infarctus du myocarde (seulement descriptif).

Question 11 – QCM

Réponses vraies : D, E.
Réponses fausses : A, B, C.

Commentaire de correction :

A 0,5 % par an et non 5 %.
Pas de différence significative entre les groupes — ce qui ne veut pas dire que les traitements sont équivalents ! (c'est une analyse de supériorité).

Question 12 – QCM

Réponse vraie : A.
Réponses fausses : B, C, D, E.

Commentaire de correction :

A *Idem* que question précédente.
B Entre 0,5 et 8 fois (IC 95 %).
C Les groupes n'ont pas été comparés.
D La relation n'a pas été testée.
E Saignement global = mineur + majeur + *clinically relevant* ≤ 14,5 + 3,3 = 17,8 % ; un même patient peut avoir présenté les deux types.

Question 13 – QCM

Réponses vraies : A, B, C.
Réponses fausses : D, E.

Commentaire de correction :

A et B Sont clairement indiqués.

C Les trois premiers auteurs ont écrit le premier « *draft* » (dans le texte) et le deuxième auteur est un salarié de l'entreprise (AWAL).

D Les données sont accessibles à tout moment par tous les auteurs sur demande au promoteur (dans le texte).

E Le promoteur de l'étude est responsable de la collecte des données ; ce n'est pas un élément pouvant donner lieu à un conflit d'intérêts.

Question 14 – QCM

Réponses vraies : A, B, C, D.
Réponse fausse : E.

Commentaire de correction :

L'étude ne permet que de comparer l'efficacité de trois schémas thérapeutiques actifs sur le risque de récidive thromboembolique : elle ne permet pas de valider l'un des schémas par rapport à l'arrêt du traitement antithrombotique, ni de comparer le rapport bénéfice-risque des trois schémas (donc de choisir…).

L'absence de différence sur le risque hémorragique ne permet pas d'affirmer qu'un traitement n'est pas différent d'un autre…, d'autant moins que la puissance de l'étude pour ce critère n'est pas bonne (peu d'événements hémorragiques).

Article 8

Prostate-specific antigen (PSA) testing of men in UK general practice: a 10-year longitudinal cohort study

Question 1 – QCM

Réponses vraies : B, D, E.
Réponses fausses : A et C.

Commentaire de correction :

A L'évaluation d'un test de dépistage sous-entend une intervention sur la population. Ici, on ne fait que recueillir le nombre de dosages de PSA réalisés en pratique courante.

B On étudiait, notamment, une association entre l'âge et le risque cumulé d'avoir un dosage de PSA sur 10 ans ou, encore, l'association entre l'âge et le nombre de cancers de la prostate diagnostiqués sur une durée de 10 ans.

C Il n'est pas question, ici, de comparer un nouveau test diagnostique à un test de référence.

D Dans cette étude, il n'y a pas d'intervention. C'est une observation sur la pratique du dosage de PSA au Royaume-Uni.

E Synonyme d'une étude de cohorte rétrospective.

Question 2 – QCM

Réponses vraies : A, C, D, E.
Réponse fausse : B.

Commentaire de correction :

A Cf. « *Introduction* », 1er paragraphe, 3e ligne.

B Cf. « *Introduction* », 1er paragraphe, 3e ligne.

C Cf. « *Introduction* », « *A PSA-based screening programme will reduce mortality due to PCA.* »

D Cf. « *Introduction* », « *The balance of benefits and harms of the test has not been established.* »

E Cf. « *Introduction* », 2e paragraphe.

Question 3 – QCM

Réponses vraies : A, C, D, E.
Réponse fausse : B.

Commentaire de correction :

A Cf. page 1, « *Introduction* », dernier paragraphe.

B le nombre de tests ayant conduit à une biopsie et/ou au diagnostic de cancer de la prostate était comparé avec les résultats de l'étude ProtecT, afin de juger si le dosage de PSA prescrit par les médecins généralistes au Royaume-Uni se pratiquait dans un but de dépistage du cancer de la prostate. Mais ce n'est pas l'objectif principal de cette étude.

C Cf. page 1, « *Introduction* », dernier paragraphe.

D C'est le risque cumulé de dosage de PSA au Royaume-Uni sur une durée de 10 ans et non le risque de mortalité par cancer de la prostate à 10 ans.

E Uniquement les tests ayant conduit à une biopsie prostatique et/ou au diagnostic de cancer de la prostate.

Question 4 – QCM

Réponse vraie : A.
Réponses fausses : B, C, D, E.

Commentaire de correction :

A Cf. page 2, « *Study population* », 1er paragraphe.

B Âgés de 45 à 69 ans, cf. « Study *population* », 1er paragraphe.

C Patients issus de la cohorte CPRD, recrutant des cabinets de médecine générale au Royaume-Uni.

D Cf. page 2, « *Study population* », 2e paragraphe.

E Cf. page 2, « *Design* », 1er paragraphe « *However the data do not include prisoners, private patients, some residential homes and the homeless.* »

Question 5 – QCM

Réponses vraies : A, E.
Réponses fausses : B, C, D.

Commentaire de correction :

A Cf. page 2, « *Design* », 1er paragraphe, 1re ligne.

B 450 000 patients issus de la cohorte CPRD étaient initialement inclus, mais l'analyse portait sur 434 236 patients, cf. « *Final cohort* » de « *Results* ».

C Du 1er janvier 2002 au 31 décembre 2011.

D 2 184 avaient un cancer de la prostate avant 2002, cf. « *Final cohort* » de « *Results* ».

E Cf. page 2, « *Design* », 2e paragraphe, 1re ligne.

Question 6 – QCM

Réponses vraies : A, B, E.
Réponses fausses : C, D.

Commentaire de correction :

A L'analyse de survie de Kaplan-Meier était utilisée pour estimer le risque cumulé de dosage de PSA au Royaume-Uni sur une durée de 10 ans, par groupes d'âge.
B Cf. page 3, « *Statistical analysis* », 1er paragraphe.
C Le critère de jugement n'était pas la survenue d'un décès à 10 ans mais le risque cumulé de dosage de PSA sur une durée de 10 ans.
D La régression logistique était utilisée pour étudier les relations entre le groupe d'âge et le nombre de tests réalisés sur chaque patient.
E Cf. page 2, « *Introduction* », 2e colonne, dernier paragraphe.

Question 7 – QCM

Réponses vraies : C, D, E.
Réponses fausses : A, B.

Commentaire de correction :

A La survie n'est pas étudiée ici ; c'est le risque cumulé de dosage de PSA et de diagnostic de cancer de la prostate sur 10 ans.
B On ne peut pas visualiser la médiane du risque cumulé sur la courbe (B).
C Cf. courbe (A), la courbe de risque pour le groupe des 60–64 ans se trouve au-dessus de celle des 55–59 ans.
D Cf. courbe (B), lecture à partir de la courbe « *overall* », à 8 ans, le risque de cancer de la prostate est de 0,02, soit 2 %.
E Cf. courbe (B), la courbe de risque pour le groupe des 65–69 ans se trouve au-dessus de celle des 50–54 ans.

Question 8 – QCM

Réponses vraies : A, C, D.
Réponses fausses : B, E.

Commentaire de correction :

A C'est l'intitulé de la 1re colonne.
B 104782 (24 %) patients de 45–49 ans et 97224 (22 %) patients de 55–59 ans.
C Cf. colonne 5 en fonction de l'IMD (*index of multiple deprivation*).
D Cf. colonne 3 en fonction de l'IMD. Les patients les moins précaires semblent avoir un risque cumulé de dosage de PSA sur 10 ans supérieurs à celui des patients les plus précaires.
E Cf. colonne 2. Parmi les 35277 patients du pays de Galle, 12119 avaient au moins un dosage de PSA, soit 34 %.

Question 9 – QCM

Réponse vraie : C.
Réponses fausses : A, B, D, E.

Commentaire de correction :

A 17 % ont effectivement reçu le diagnostic de cancer de la prostate, mais pas forcément suite à la réalisation d'une biopsie prostatique, cf. intitulé de la ligne : « *Number diagnosed within 1 year of their first PSA test-with or without biopsy* ».
B 4633 patients âgés de 65–69 ans avec un PSA <3 ng/L ne présentaient pas de symptômes du bas appareil urinaire (« *No LUTS* »).
C Cf. bas du tableau, 1re phrase située à la suite de l'astérisque.
D Les patients ayant eu un (des) dosage(s) de PSA en 2011 ne figuraient pas dans ce tableau, puisqu'un suivi d'au moins 1 an était nécessaire pour connaître le nombre de patients retestés dans l'année suivant leur premier dosage de PSA.
E Dans l'année suivant le premier dosage, et non dans les 2 ans.

Question 10 – QCM

Réponses vraies : A, C, D.
Réponses fausses : B, E.

Commentaire de correction :

A Cf. page 3, « *Risk of PSA testing and PCa diagnosis* », 3e paragraphe.
B Cf. page 4, 1re colonne, 1er paragraphe.
C Cf. page 3, « *Final cohort* », 161478 patients avaient un suivi complet sur 10 ans. Et cf. page 4, « *Number of tests* », 157586 patients avaient un suivi complet sur 10 ans et n'avaient pas de cancer de la prostate. Par soustraction, on en déduit les 3892 patients ayant présenté un cancer de la prostate au cours des 10 ans de suivi.
D Cf. page 4, 2e colonne, 2e paragraphe.
E Cf. page 4, « *PSA levels and retesting* », 1re ligne ; on parle de la médiane et non de la moyenne.

Question 11 – QCM

Réponses vraies : A, B, C, D, E.

Commentaire de correction :

A Cf. page 4, « *Subsequent biopsy and diagnoses* », « *For men in CPRD cohort, a lower proportion underwent biopsy than were subsequently diagnosed.* »
B Cf. page 4, « *PSA levels and retesting* », « *Undergoing a second PSA test within a year of the first test was strongly associated with a higher PSA level at the first test.* »
C Cf. page 3, « *Risk of PSA testing and PCa diagnosis* », 1er paragraphe.
D Cf. page 3, « *Risk of PSA testing and PCa diagnosis* », 1er paragraphe.
E Cf. page 4, 2e colonne, 2e paragraphe.

Question 12 – QCM

Réponses vraies : A, C, E.
Réponses fausses : B, D.

Commentaire de correction :

A Cf. page 8, « *Discussion* », 1re colonne, 4e paragraphe.
B Cf. page 6–8, « *Discussion* », « *These findings suggest that interest in PCa screening is not concentrated in the older age groups, and that the greater incidence of testing in older mens is likely to arise due to other diagnostic indications for the PSA test.* »
C Cf. page 8, 1re colonne, 2e paragraphe, 1re ligne.
D Non; les dosages de PSA sont souvent réalisés en présence de symptômes urinaires. Or, au stade initial, un cancer de la prostate est rarement symptomatique. D'autre part, le dosage de PSA manque de spécificité pour le dépistage de cancer de la prostate puisqu'ils peuvent également être augmentés notamment avec l'âge, en cas d'HBP, de prostatite…
E Cf. page 8, « *Discussion* », 1re colonne, 1er paragraphe.

Question 13 – QCM

Réponses vraies : A, C.
Réponses fausses : B, D, E.

Commentaire de correction :

A Il s'agit d'une étude de cohorte rétrospective qu'on peut assimiler à une cohorte prospective dans le passé. De plus, cette étude apporte des arguments qui semblent remettre en cause le dosage des PSA comme outil de dépistage du cancer de la prostate.
B Ce n'est pas une étude cas-témoins.
C Une étude de niveau de preuve 2 fait partie du grade B.
D Ce serait le cas d'une étude de niveau de preuve 3 ou 4.
E Niveau 2.

Question 14 – QCM

Réponses vraies : A, B, D.
Réponses fausses : C, E.

Commentaire de correction :

A Cf. « *Strengths and limitations* », 2e paragraphe.
B Une cohorte prospective aurait été préférable.
C Tous les objectifs présents dans l'introduction ont été traités dans cette étude.
D Cf. texte « *Strengths and limitations* », « *The completeness of some data is uncertain.* »
E La durée de suivi de 10 ans représente au contraire une des forces de cette étude.

Question 15 – QCM

Réponses vraies : A, E.
Réponses fausses : B, C, D.

Commentaire de correction :

A Cf. page 2, « *Design* », 1re ligne, les données étaient issues de la cohorte CPRD, représentant 450 000 hommes sélectionnés à partir de 674 cabinets médicaux du Royaume-Uni.
B Cf. page 8, 1re colonne, 5e paragraphe, 1re ligne, il s'agit du *cut off* utilisé par les médecins généralistes en pratique pour compléter les investigations diagnostiques par une biopsie prostatique. Cependant, ni l'intérêt de ce seuil ni sa validation n'étaient étudiés.
C Il existe de nombreux critères de non-inclusions et d'exclusions. De plus, on ne sait pas si la cohorte CPRD est initialement représentative de la population du Royaume-Uni.
D Il ne s'agissait pas de l'évaluation d'une procédure de dépistage.
E Il s'agit de faire un état des lieux des pratiques du dosage de PSA, sous-tendu par l'objectif de l'étude.

Article 9

Symptomatic treatment of uncomplicated lower urinary tract infections in the ambulatory setting: randomised double blind trial

Question 1 – QCM

Réponses vraies : A et E.
Réponses fausses : B, C et D.

Commentaires de correction :

A Cf. 1er paragraphe de « *Introduction* ».
B Ils voulaient comparer les AINS par rapport aux antibiotiques.
C Ce n'est pas un problème majeur de santé publique, c'est surtout l'antibiorésistance que les auteurs cherchent à endiguer.
D Dans l'étude pilote, l'ibuprofène était comparé à la ciprofloxacine contrairement à cette étude où le diclofénac est comparé à la norfloxacine.
E C'est le principe des essais de non-infériorité : on accepte une différence d'efficacité fixée à l'avance car le traitement testé présente d'autre(s) intérêt(s) par ailleurs.

Question 2 – QCM

Réponses vraies : B et C.
Réponses fausses : A, D et E.

Commentaires de correction :

A Des critères de non-inclusion. Les critères de non-inclusion sont des caractères que les sujets ne doivent pas présenter pour être inclus. Il ne faut pas confondre les critères de non-inclusion avec les critères d'exclusion, qui sont des éléments, eux aussi définis au préalable, qui conduisent à exclure un patient d'une étude en cours.

Petite subtilité :

- *inclusion criteria* : expression anglaise pour désigner les critères d'inclusion;
- *exclusion criteria* : expression anglaise pour désigner les critères de non-inclusion et les critères d'exclusion.

B La randomisation simple consiste à tirer au sort, pour chaque individu inclus, le traitement qui lui sera attribué. Son principal inconvénient tient à ce que, à un instant quelconque de la période d'inclusion, les effectifs des deux groupes puissent être déséquilibrés. Pour éviter ces déséquilibres, une randomisation par bloc peut être proposée. Elle consiste à réaliser un tirage au sort sur des blocs de malades (dont la taille doit être paire), assurant à la fin de chaque bloc l'équipartition des malades entre les deux groupes de traitement. Par exemple, si la randomisation est réalisée par bloc de 6, l'investigateur ne peut avoir de déséquilibre d'inclusions entre les deux traitements de plus de 3 patients. De plus, stratifier sur le centre permet un équilibre dans les centres.

C Pour les études réalisées en ouvert, on évite l'utilisation de blocs de taille standard comme les blocs de 4, car au bout du 3e patient du bloc (ou du 2e, si les deux précédents sont identiques), le traitement à venir sera anticipé par l'investigateur. En effet, il correspond à celui qui équilibre les 3 (ou les 2) précédents. Il n'y aurait plus de tirage au sort pour certains patients. Pour ce type d'études, on a recours à des permutations de blocs de taille variable (blocs de 4, 6 et 8) ou à des blocs incomplets.

D Le biais de confusion.

E Cela modifie la validité externe — les résultats sont-ils généralisables à la vie réelle ?

Question 3 – QCM

Réponses vraies : B, C et D.
Réponses fausses : A et E.

Commentaires de correction :

A Les patients ayant mal suivi le traitement de référence, inclus dans l'analyse en intention de traiter, diminuent généralement l'effet du traitement en rapprochant les deux groupes de traitement, ce qui pourrait amener à conclure à tort à la non-infériorité. Dans un essai de non-infériorité, on préfère une analyse per-protocole car c'est celle qui défavorise le plus l'hypothèse que l'on cherche à démontrer à savoir « le traitement A est non inférieur au traitement B ». Dans ce cas, l'analyse per-protocole est l'hypothèse de biais maximum.

B Cf. définitions au chapitre 3 de cet ouvrage — si la formulation des hypothèses était bilatérale, il s'agirait d'un essai d'équivalence.

C Cf. page 3, paragraphe 1 de « *Statistical analysis* », « *a power of 84 %* » ; or, « risque bêta » = 1 – puissance = 1 – 0,84 = 0,16.

D C'est la définition du risque alpha ou de première espèce *(type I error)*; or, page 3, paragraphe 1 de « *Statistical analysis* », le « *type I error* » est de 5 %.

E Par imputation multiple; cf. dernière phrase de la 1re colonne, page 3, « *missing values accounted for by multiple imputation* ». L'imputation multiple consiste à calculer la valeur manquante à partir d'un ensemble d'autres variables reconnues comme liées à la variable dont la valeur est manquante. L'imputation par la moyenne d'une valeur manquante pour une variable donnée consiste à lui attribuer la valeur de la moyenne observée pour cette variable.

Question 4 – QCM

Réponses vraies : B et E.
Réponses fausses : A, C et D.

Commentaires de correction :

A Le diclofénac sera moins efficace que la norfloxacine mais cette perte d'efficacité sera tolérée car, en contrepartie, le diclofénac a d'autre avantage — il génère moins de résistance antibiotique.

B C'est la définition du seuil de non-infériorité.

C Un peu moins ; cf. 1er paragraphe de « *Statistical analysis* », « *The selected non-inferiority margin of 15 % was less than half of the pooled risk difference between antibiotics and placebo of 35 %.* »

D La perte consentie ne peut être supérieure à l'efficacité du traitement de référence, sinon cela revient à accepter de perdre la totalité du bénéfice qu'apporte ce traitement.

Question 5 – QCM

Réponses vraies : A, B, C et E.
Réponse fausse : D.

Commentaires de correction :

B Cf. page 2, 2e paragraphe de « *Patients, randomisation and treatment* », « *The randomisation sequence was computer generated, stratified by practice.* » Dans un cabinet, la différence d'effectif entre les deux groupes ne pouvait pas dépasser trois individus (randomisation par bloc de 6 maximum) mais il y a plusieurs cabinets et donc les différences s'additionnent.

C 118 dans le groupe norfloxacine et 8 dans le groupe diclofénac.

D 118 dans le groupe norfloxacine — l'analyse en per-protocole consiste à analyser les patients qui ont reçu le traitement qu'il était prévu qu'ils reçoivent. Si les 8 patients qui ont reçu des antibiotiques dans le groupe diclofénac avaient reçu de la norfloxacine (le traitement de l'autre groupe), le fait d'analyser 125 patients dans le groupe diclofénac et 128 dans le groupe norfloxacine correspondrait à l'analyse en « traitement reçu ».

E Dans les deux groupes, le nombre de « *lost to follow-up* » est le même à J3 et J30 : 4 pour le groupe diclofénac, 5 pour le groupe norfloxacine.

Question 6 – QCM

Réponses vraies : A, B, C et E.
Réponse fausse : D.

Commentaires de correction :

A Cf. page 4, 1re phrase, « *Groupe were similar.* » La présence d'un tableau comme celui-ci, présentant les caractéristiques démographiques et cliniques de chaque groupe, est un critère de fiabilité pour le lecteur et lui permet de vérifier la comparabilité des groupes.

B Cf. page 2, paragraphe « *Procedures and outcomes* », « *Women rated the severity of five UTI symptoms* [...] *join.* » Dans le tableau, la fréquence est divisée en fréquence la nuit et fréquence le jour.

C Cf. page 3, « *Streptococcus viridans group were considered a negative result.* »

D 72 est le pourcentage de positivité.

E Cf. note sous le tableau : « *two double mixed infections in the diclofénac group and* [...] *in the norfloxacin group* ».

Question 7 – QCM

Réponses vraies : A, B, C, D et E.

Commentaires de correction :

C Cf. page 4, 2e paragraphe, « *one sides p = 0,98 for non inferiority* ».

D 58 ont pris un antibiotique et, sur ces 58, 55 ont utilisé l'antibiotique de secours, la fosfomycine.

E Cf. page 2, avant-dernière phrase, « *Additional time points analysed, which were not prespecified in the protocol but specified before statistical analysis.* »

Question 8 – QCM

Réponses vraies : A, B, C et D.

Réponse fausse : E.

Commentaires de correction :

A Cf. page 2, 2e phrase de « *Procedures and outcomes* », « *The mean duration of symptoms* [...] *is three day*[11]. » La référence 11 renvoie à une étude de 2010.

B Cf. page 4, 2e paragraphe : « *one sides p = 0,98 for non inferiority* ».

C Cf. page 3, 2e paragraphe de « *Statistical analysis* », « *The primary outcome was evaluated using* [...] *a two sides chi*^{2} *test for superiority.* »

D Sous certaines conditions, notamment si on avait prévu de faire le switch *a priori*.

E 54 %. Cf. page 2, dans « *Procedures and outcomes* » : « *12 hours after intake of the last study drug* », « *Symptom resolution was defined as 2 or less points (slight, very slight, or no problems) on all five components.* »

Table 2 | Primary and secondary outcomes. Values are numbers (percentages)

Outcomes	Diclofenac group (n=133)	Norfloxac (n=120)
Resolution of symptoms:		
Day 3 (primary outcome)	72 (54)	96 (80)

Question 9 – QCM

Réponses vraies : C et D.

Réponses fausses : A, B et E.

Commentaires de correction :

A *p* <0,038, donc il est possible de conclure. L'intervalle de confiance comprend 0 car la valeur de la borne inférieure de l'intervalle de confiance a été arrondie à 0.

B Un test non significatif ne permet pas de conclure formellement à l'absence de différence bien que cette hypothèse fasse partie des possibles. Il est également possible que l'on n'ait pas assez de sujets pour mettre en évidence la différence (manque de puissance). Par abus de langage, il est souvent dit qu'il n'y a pas de différence lorsque le test est non significatif, mais ce n'est pas exact.

C SD = *standard deviation* = écart-type.

D C'est une évidence (cf. commentaire de la proposition B).

E 0 et non pas 1 : c'est une différence de risque, pas un risque relatif ou un *odds ratio*.

Question 10 – QCM

Réponses vraies : A, B et C.

Réponses fausses : D et E.

Commentaires de correction :

B Cf. page 3, 2e paragraphe de « *Statistical analysis* », « *hazard ratios from Cox models* ».

D J0, cf. page paragraphe « *Procedures and outcomes* », « *The day of randomisation* [...] *for the purposes of this report* [...] *was defined as day 0.* »

E 1.

Question 11 – QCM

Réponses vraies : A, C et D.

Réponses fausses : B et E.

Commentaires de correction :

A À J1, sur le graphique du bas, on observe une marche d'escalier.

B 5 femmes, cf. commentaire sous la *figure 2* : « *Six women in the diclofénac group and six in the norfloxacine group* [...] *did not provide enough information to derive the time point of definite resolution and where censored at day 0 (five in each group).* »

C Cf. commentaire sous la *figure 2* : « *Six women in the diclofénac group and six in the norfloxacine group* [...] *did not provide enough information to derive the time point of definite resolution.* »

D Cf. commentaire sous la *figure 2* : « *Nineteen women in the diclofénac group* [...] *who reached the primary outcome definition of symtpom resolution on day 3 subsequently reported a slight flare-up; there were considered to have experienced symptom resolution on day 3 (table 2), but reached definite symptoms later than day 3 (fig. 2).* »

E 2 jours, cf. page 5, 2e paragraphe, « *The median time until resolution of symptoms was four days in the diclofénac group compared with two days in the norfloxacin group.* »

Question 12 – QCM

Réponses vraies : A, B et D.

Réponses fausses : C et E.

Commentaires de correction :

B L'intervalle de confiance comprend 0.

C Les barres horizontales correspondent à l'intervalle de confiance à 95 % de la différence de risque.

D La *p-value* est de 0,39, donc il n'est pas raisonnable de rejeter H0.

E 11 (5 + 6).

Symptom score		
≤20	71/127 (56)	93/115 (81)
>20	1/6 (17)	3/5 (60)

Commentaires additionnels sur les analyses par sous-groupe :

Dans cet essai, le but des analyses de sous-groupes présentées dans la *figure 3* est de rechercher s'il y a des sous-groupes dans lesquels la différence de risque serait en faveur d'une non-infériorité ou d'une supériorité du diclofénac par rapport à la norfloxacine Ces analyses sont uniquement autorisées si elles étaient prévues dans le protocole. Un des principaux inconvénients de l'analyse de sous-groupes est un défaut de puissance des tests statistiques du fait d'effectifs de patients limités dans certains sous-groupes.

Dans la *figure 3*, sans même regarder la valeur des *p-values*, on peut dire qu'il n'y a pas d'interaction :

- s'il y avait eu une interaction quantitative, les intervalles de confiance (les barres horizontales bleues) auraient été du même côté de la barre verticale du 0 sans se recouper;
- s'il y avait eu une interaction qualitative, les intervalles de confiance auraient été de part et d'autre de la barre verticale du 0 et les barres ne se superposeraient pas.

Question 13 – QCM

Réponse vraie : C.

Réponses fausses : A, B, D et E.

Commentaires de correction :

A Placebo, pas AINS, cf. 2e paragraphe de « *Discussion* », page 6, « *A meta-analysis of five trial concluded that antibiotics are clinically superior to placebo in women with uncomplicated lower UTI.* »

B La puissance était suffisante, cf. 2e paragraphe de « *Discussion* », page 6, « *Both pivotal trials were adequately powered but failed to detect non inferiority.* » L'étude menée en Allemagne est décrite dans l'introduction, dernier paragraphe, page 1, « *Result of the German trial, which compared ibuprofen with fosfomycin in 49 women* ».

C C'est la définition du « *number needed to harm* ». Il se calcule de la manière suivante : 133/6. Il faut traiter 133 personnes par diclofénac pour qu'il y en ait 6 qui présentent une pyélonéphrite — dans le *tableau* 3, on peut lire qu'il y a eu 6 cas de pyélonéphrite dans le groupe diclofénac, il faut donc en traiter 23 pour qu'il y en ait une qui présente une pyélonéphrite (c'est un produit en croix).

D Supérieur sous AINS, cf. page 7, 1er paragraphe : « *The risk of clinically diagnosed pyelonephritis in patients allocated to NSAIDs appeared higher than the risk observed in patients allocated to placebo.* »

E Il faut plus d'études. Les auteurs proposent, page 8, dernière phrase du premier paragraphe : « *a shared decision making process, during which clinicians inquire about their patient's ideas and expectations about antibiotic treatment for uncomplicated UTI and also explore the option of delaying antibiotic use as a treatment strategy* », mais il est nécessaire que cette façon de faire soit évaluée avant d'être appliquée.

Question 14 – QCM

Réponses vraies : B et C.

Réponses fausses : A, D et E.

Commentaires de correction :

A Un traitement symptomatique; cf. page 8, avant-dernière phrase avant « *Strenghts and limitations of this study* », « *symptomatic treatment in meaning women* ».

B Cf. page 8 dans le paragraphe de « *Strenghts and limitations of this study* » : « *The resulting summary score from 0 to 30 used to assess symptom severity as one of the secondary outcomes was not psychometrically validated.* »

C Cf. page 9 : dernière phrase avant la conclusion : « *Our results are not generalisable to countries and clinical settings with lower rates of susceptibility, which could decrease the effectiveness of antibiotics and render symptomatic treament with NSAIDs less inferior.* »

D Cf. page 9 dans « *Fundings* » : « *The fundings bodies only had access to the data after finalisation of the statistical analysis plan and completion of all analysis.* » En général, il faut l'avis du financeur pour publier.

E Cf. page 9, dans « *Data sharing* » : « *Consent was not obtained for data sharing.* »

Question 15 – QCM

Réponse vraie : B.

Réponses fausses : A, C, D et E.

Commentaires de correction :

A Cf. page 9, « *approved by the local research ethics comittee* ».

C L'étude a débuté en février 2012 (cf. page 1, 2e paragraphe de l'introduction : « *initiated* [...] *in February 2012* ») et les études montrant que les AINS peuvent être dangereux chez les patients présentant des maladies infectieuses ont été publiées en 2013, 2017 et 2016 (cf. page 7, 2e paragraphe : « *recent evidence suggesting that NSAIDS may actually be harmful in patients with infectious deseases, 23–25* »).

D Niveau de preuve 1 et grade de recommandation A.

E Une preuve scientifique établie (= grade A).

Article 10

Treatment of hypertension in patients 80 years of age or older

Question 1 – QCM

Réponses vraies : A, B et C.
Réponses fausses : D et E.

Commentaires de correction :

A, B et C Cf. premier paragraphe de « *Introduction* ».
D Une étude pilote ne suffit pas à faire une preuve.
E Ils sont absents et/ou peu concluants.

Question 2 – QCM

Réponses vraies : A, C, D et E.
Réponse fausse : B.

Commentaires de correction :

Premier paragraphe de la partie « *Methods* ».

Question 3 – QCM

Réponses vraies : A, D et E.
Réponses fausses : B et C.

Commentaires de correction :

A Il s'agit d'un essai thérapeutique.
B On est ici contre placebo; la référence pour le traitement de l'hypertension chez la personne âgée de plus de 80 ans n'est pas évoquée dans cette étude.
C Il s'agit d'une étude en double aveugle.
D Est évalué, ici, l'effet de l'hypertenseur sur la prévention de l'AVC chez la personne âgée de plus de 80 ans.
E Il s'agit d'un essai thérapeutique.

Question 4 – QCM

Réponses vraies : C et D.
Réponses fausses : A, B et E.

Commentaires de correction :

L'obtention du consentement éclairé du patient ainsi que l'autorisation du « comité d'éthique » sont des obligations légales visant à protéger le patient. Les autres réponses sont d'ordre logistique ou méthodologique et non éthique.

Question 5 – QCM

Réponses vraies : A, C et D.
Réponses fausses : B et E.

Commentaires de correction :

B Cette étape fait partie du processus de publication de l'étude et non de sa conception.
E Ce n'est pas un gage de respect des bonnes pratiques en recherche clinique.

Question 6 – QCM

Réponses vraies : D et E.
Réponses fausses : A, B et C.

Commentaires de correction :

A Cela n'influe pas sur le processus de sélection des patients.
B Cela n'influe pas sur un facteur potentiellement confondant.
C Le risque de première espèce est toujours fixé *a priori* dans un essai thérapeutique.

Question 7 – QCM

Réponses vraies : B et C.
Réponses fausses : A, D et E.

Commentaires de correction :

A La variabilité biologique représente les variations physiologiques de la pression artérielle chez l'individu.
B Le fait d'avoir quatre mesures permet de diminuer l'éventuelle erreur de mesure.
C La pression artérielle mesurée une fois à un temps *t* quelconque pourrait ne pas être réellement représentative de la pression artérielle moyenne du patient. La répétition de la mesure permet en partie d'éviter cet écueil.
D Si C est juste alors D est fausse…
E Distracteur.

Question 8 – QCM

Réponses vraies : A, D et E.
Réponses fausses : B et C.

Commentaires de correction :

Cf. section « *End points* » de la partie « *Methods* ».

Question 9 – QCM

Réponses vraies : D et E.
Réponses fausses : A, B et C.

Commentaires de correction :

Il s'agit ici d'une étude de supériorité. En règle générale, un essai thérapeutique est toujours un essai de supériorité sauf si une précision supplémentaire est apportée, notamment dans le premier paragraphe de la partie méthode.

Question 10 – QCM

Réponses vraies : A, B, C, D et E.

Commentaires de correction :

C'est la définition de l'analyse en intention de traiter.

Question 11 – QCM

Réponses vraies : A et D.
Réponses fausses : B, C et E.

Commentaires de correction :

La *figure 3E* est une courbe de survie de Kaplan-Meier. Elle nous présente pour chaque groupe le taux des critères d'étude à chaque temps *t* rapporté à 100 patients. On voit bien que le rythme est bien plus élevé dans le groupe placebo que dans le groupe traitement.

Question 12 – QCM
Réponses vraies : B et C.
Réponses fausses : A, D et E.

Commentaires de correction :
Les 916 patients non randomisés peuvent laisser craindre un biais de confusion. Celui-ci nuirait à la validité externe de l'étude.

Question 13 – QCM
Réponse vraie : C.
Réponses fausses : A, B, D et E.

Commentaires de correction :
L'utilisation du placebo permet de mesurer plus finement l'effet réel du traitement. Ainsi, il réduit le biais de mesure.

Question 14 – QCM
Réponse vraie : B.
Réponses fausses : A, C, D et E.

Commentaires de correction :
L'insu permet d'éviter que la connaissance du traitement par le médecin ou le patient change l'efficacité perçue de ce dernier. Cela participe à réduire le biais de mesure.

Question 15 – QCM
Réponses vraies : B et D.
Réponses fausses : A, C, et E.

Commentaires de correction :
A Le p du test est à 0,06. Or, dans cette étude, le seuil de significativité est fixé à 0,05.
B Le *hazard ratio* (HR) est inférieur à 1 (0,79) et le p à 0,02.
C HR = 0,48 et $p = 0,14$.
D HR = 0,66 et $p < 0,001$.
E HR = 0,36 et $p < 0,001$.
Ces réponses sont lues dans le *tableau 2*.

Article 11

Rapid blood-pressure lowering in patients with acute intracerebral hemorrhage

Question 1 – QCM
Réponses vraies : A, B, D et E.
Réponse fausse : C.

Commentaires de correction :
A Cf. 3 premières lignes de « *Methods* ».
B Cf. 3 premières lignes de « *Methods* ».
C Un algorithme de minimisation des déséquilibres est utilisé. Ce n'est pas un tirage au sort simple.
D Cf. modalités d'inclusion et de tirage au sort de « *Methods* ».
E Cf. 3 premières lignes de « *Methods* ».

Question 2 – QCM
Réponses vraies : A, B, C et E.
Réponse fausse : D.

Commentaires de correction :
A Cf. 2e ligne de « *Outcome mesures* ».
B Cf. 4e ligne de « *Outcome mesures* », score de Rankin de 3 à 5, à 90 jours.
C Cf. 2e paragraphe de « *Outcome mesures* ».
D L'échelle utilisée est la EQ-5D.
E C'est la définition donnée du critère de jugement principal.

Question 3 – QCM
Réponses vraies : A, C, D et E.
Réponse fausse : B.

Commentaires de correction :
Les réponses sont dans la section « *Statistical analysis* » de la partie « *Methods* ».
D Car la puissance est de 90 % (la puissance est $1 - \beta$, risque de de seconde espèce).
E Car les tests sont faits en bilateral (« *two-sided significance test* »).

Question 4 – QCM
Réponses vraies : A, B et D.
Réponses fausses : C et E.

Commentaires de correction :
C Ceci relève de la vigilance de l'essai.
E Elles ont nécessité de réduire le seuil du p à 0,048 pour l'analyse principale car les tests sont faits en bilatéral (« *two-sided significance test* »).

Question 5 – QCM
Réponses vraies : A, B et D.
Réponses fausses : C et E.

Commentaires de correction :
A La mort ou le handicap grave sont des critères primordiaux du devenir.
C À 3 mois, on peut préjuger des séquelles définitives.
D Une évidence…
E C'est justement le but de cette étude de le rechercher…

Question 6 – QCM
Réponses vraies : A, B, C, D et E.

Commentaires de correction :
E Car les pourcentages d'arrêt de traitement diffèrent entre les deux groupes.

Question 7 – QCM
Réponses vraies : A, B, C et E.
Réponse fausse : D.

Commentaires de correction :
A La randomisation est là pour obtenir des groupes comparables donc l'ajustement ne sert plus à grand-chose.
D Distracteur.

Question 8 – QCM
Réponses vraies : B, D et E.
Réponses fausses : A et C.

Commentaires de correction :

B On aurait pu faire une régression log-linéaire et calculer des risques relatifs.
C C'est l'inverse.
D Avec un OR à 0,79 et $p = 0,006$.
E « *Comparaison primary outcome* » et premier « *secondary outcome* ». Même OR mais $p < 0,06$ sur l'objectif principal.

Question 9 – QCM

Réponses vraies : A, B, C et D.
Réponse fausse : E.

Commentaires de correction :

D Ils avaient sans doute été effectués pour s'assurer de la comparabilité des groupes.
E Si on fait les tests, on voit que ces fréquences ne diffèrent pas.

Question 10 – QCM

Réponses vraies : A, C, D et E.
Réponse fausse : B.

Commentaires de correction :

A 60,7 % *versus* 29,4 %.
B 38,6 % *versus* 37,8 %.
C 4,1 % *versus* 2,9 %.
D 4,0 heures *versus* 4,5 heures.
E 5,5 % *versus* 3,5 %.

Question 11 – QCM

Réponses vraies : A, B, C, D et E.

Commentaires de correction :

A On peut discuter l'arbitraire du choix du seuil de significativité à 5 %.
B OR = 0,87 $p = 0,04$.
C 0,6 *versus* 0,5.
D $p = 0,92$.

Question 12 – QCM

Réponses vraies : A, B, C, D et E.

Commentaires de correction :

B Lire la *figure 1* ; valeur de *p* pour l'homogénéité en tête de colonne.
C Ceux associés à l'absence d'hypertension artérielle connue et au score NIHSS inférieur à 15.
D La borne supérieure de l'IC 95 % est de 1,01, donc l'IC contient 1.

Question 13 – QCM

Réponses vraies : A, C et D.
Réponses fausses : B et E.

Commentaires de correction :

D La minimisation est un mécanisme sophistiqué d'allocation aléatoire.
E Ce n'est pas un point fort de l'étude ; cela montre que cette stratégie thérapeutique est réalisable en pratique.

Question 14 – QCM

Réponses vraies : B, C et D.
Réponses fausses : A et E.

Commentaires de correction :

Réponses dans la section « *Outcome mesures* » de la partie « *Methods* ».

A Cinq dimensions.
D Comme toutes les mesures de qualité de vie.
E C'est justement un point de vue différent.

Question 15 – QCM

Réponses vraies : A, B, C et E.
Réponse fausse : D.

Commentaires de correction :

A C'est un essai de forte puissance, donc de niveau 1.
B Près de 1 500 sujets par groupe donnent une puissance certaine à l'étude.
D Sûrement pas : en effet, les résultats ne permettent pas réellement de conclure et sont discutables, donc pas de changement de pratique.
E Pour les mêmes raisons que la réponse D.

Article 12

Breastfeeding and risk of atopic dermatitis up to the age 42 months: a birth cohort study in Japan

Question 1 – QCM

Réponses vraies : A, C, D et E.
Réponse fausse : B.

Commentaires de correction :

A Cf. page 271, 2e colonne, 2e paragraphe.
C, D, E Ces réponses sont discutées par les auteurs dans l'introduction. La constance de l'association fait partie des critères de causalité de Bradford Hill ; l'absence d'homogénéité pour cette association dans divers contextes permet d'émettre des hypothèses sur les mécanismes sous-jacents.
B Simple distracteur.

Question 2 – QCM

Réponses vraies : C et D.
Réponses fausses : A, B, E.

Commentaires de correction :

L'utilisation du questionnaire standardisé ISAAC aurait probablement donné des *odds ratios* plus élevés. La taille de l'échantillon augmente la puissance de l'étude. Une puissance très élevée permet de détecter des tailles d'effet faibles. L'ajustement permet d'obtenir des estimateurs de la force de l'association indépendamment de l'effet des facteurs de confusion. Ainsi, les facteurs de confusion sont pris en compte dans l'analyse.

Question 3 – QCM

Réponses vraies : C et D.
Réponses fausses : A, B, E.

Commentaires de correction :

C et D Les réponses justes sont définies par les auteurs au niveau des objectifs de l'étude.
A, B, et E Distracteurs.

Question 4 – QCM
Réponses vraies : A, C et D.
Réponses fausses : B, E.

Commentaires de correction :
A Juste (cf. article).
C Étant juste, B ne peut être que fausse.
E Faux : ils n'étaient pas inclus.

Question 5 – QCM
Réponses vraies : C et E.
Réponses fausses : A, B, D.

Commentaires de correction :
L'allaitement constitue le facteur d'exposition privilégié. Il est défini précisément dans l'article par les auteurs.

Question 6 – QCM
Réponses vraies : B et D.
Réponses fausses : A, C, E.

Commentaires de correction :
C'est le sujet de l'étude : sa présence est le critère de jugement permettant de classer les enfants en malades et non malades. Ce sont les médecins qui jugeaient de la présence de la maladie ou non, c'est donc plutôt déclaratif qu'objectif. E est fausse : il n'y a pas de mesure à 12 mois pour la dermatite atopique; les mesures pour la dermatite atopique sont réalisées à 18, 30 et 42 mois et la question concerne à chaque fois les 12 derniers mois.

Question 7 – QCM
Réponses vraies : A, C et D.
Réponses fausses : B et E.

Commentaires de correction :
Un facteur de confusion est associé à l'exposition et à la maladie. On n'a pas de différence significative pour le poids de naissance entre les enfants malades et non malades. Un test non significatif ne permet pas, en général, d'accepter l'hypothèse nulle mais, ici, étant donné le nombre de sujets inclus dans l'étude, on pourrait quand même dire que le poids de naissance n'est pas un facteur de confusion.

Question 8 – QCM
Réponse vraie : A.
Réponses fausses : B, C, D et E.

Commentaires de correction :

$$\text{Car OR} = \frac{364 \times 1715}{69 \times 6205} = 1{,}45$$

Les autres calculs représentent des valeurs avec allaitement partiel et/ou avec dermatite atopique non persistante.

Question 9 – QCM
Réponses vraies : A, B, C et D.
Réponse fausse : E.

Commentaires de correction :
Ce sont justement les interprétations d'un *odds ratio*.

Question 10 – QCM
Réponses vraies : A, B, D et E.
Réponse fausse : C.

Commentaires de correction :
Seule la réponse C est un distracteur. C'est une question classique sur les critères de causalité.

Question 11 – QCM
Réponses vraies : B, D et E.
Réponses fausses : A et C.

Commentaires de correction :
A Bien que les auteurs considèrent que ce critère est satisfait, il n'y a pas d'argument clair dans l'article pour étayer leur propos. On ne sait pas si les médecins qui ont posé un diagnostic d'eczéma avaient effectivement en face d'eux une dermatite atopique.
C N'a pas beaucoup de sens : c'est un distracteur.
B, D et E Sont bien cités dans le texte.

Question 12 – QCM
Réponses vraies : A, B, C et D.
Réponse fausse : E.

Commentaires de correction :
A, B, C, D Cette question porte sur la validité externe de l'étude. L'ensemble de ces affirmations sont bien en rapport avec cette validité.
E Seule cette affirmation n'a rien à voir avec l'étude présentée ici; ceci est en rapport avec des éléments de discussion confortant les résultats de l'étude.

Question 13 – QCM
Réponses vraies : C et E.
Réponses fausses : A, B et D.

Commentaires de correction :
A, B et D Distracteurs.

Question 14 – QCM
Réponses vraies : A et E.
Réponses fausses : B, C et D.

Commentaires de correction :
Cf. « *Discussion* », 2e paragraphe page 271.

Question 15 – QCM
Réponses vraies : B, C, D et E.
Réponse fausse : A.

Commentaires de correction :
Cf. « *Discussion* », dernier paragraphe page 271.

III

Compléments

Lexique anglais-français

A

Absolute benefit Bénéfice absolu
Absolute risk Risque absolu
Absolute Risk Reduction (ARR) Différence de risque (DR), réduction absolue du risque
Accuracy Exactitude
Accuracy Valeur globale d'un test
Adjustment Ajustement
Alpha risk Risque alpha
Analysis Analyse
Analysis of covariance Analyse de covariance
Analytical epidemiology Épidémiologie analytique (ou étiologique)
Association of variables Association de variables
Attributable risk fraction Fraction étiologique du risque chez les exposés
Attrition Attrition

B

Balanced Équilibré (tirage au sort/randomisation/allocation aléatoire)
Beta risk Risque bêta
Bias Biais
Bivariate analysis Analyse bivariée
Blind Aveugle, insu
Blind observer, blind assessment Observateur aveugle
Bonferroni procedure Procédure de Bonferroni

C

Carry-over effect Effet carry-over (anglicisme)
Case control study Étude (ou enquête) cas-témoins
Causality Causalité
Cause-effect relationship Causalité
Censor Censure
Censored Censuré
Censored patient Sujet censuré
Chi-square test of independence Test du Chi carré
Classification bias Biais de classement
Clinical epidemiology Épidémiologie clinique
Clinical trial Essai thérapeutique, essai clinique
Cohort Cohorte
Cohort study Étude (ou enquête) de cohorte
Commencement date Date d'origine de survie
Commencement date Date d'origine
Comparability of comparison groups Comparabilité des groupes
Comparison of survival distributions Comparaison de deux courbes de survie
Confidence interval Intervalle de confiance
Confounding bias Biais de confusion
Confounding variable Facteur de confusion
Control group Groupe témoin, groupe contrôle
Controlled trial Essai contrôlé
Correlation coefficient Coefficient de corrélation
Cost-benefit analysis Étude coût-bénéfice
Cost-effectiveness analysis Étude coût-efficacité
Cost-minimization study Étude de minimisation de coût
Cost-utility analysis Étude coût-utilité
Cox regression Modèle de Cox
Cross-over Essai croisé
Crude rate Taux brut

D

Date of last contact Date des dernières nouvelles
Descriptive epidemiology Épidémiologie descriptive
Direct standardization Standardisation directe
Dose-response relationship Relation dose-effet
Double blind Double aveugle, double insu
Double blind clinical trial Essai en double aveugle
Double placebo Double placebo

E

Effectiveness trial Essai d'efficacité
Eligibility Éligibilité
Eligible patients Sujets éligibles
Epidemiologic study Étude (ou enquête) épidémiologique
Epidemiology Épidémiologie
Epidemy Épidémie
Equivalence Équivalence
Estimate Estimation
Ethics committee Comité d'éthique
Evaluative epidemiology Épidémiologie évaluative
Event Événement
Exclusion criteria Critère d'exclusion
Exposed-unexposed cohort study Étude (ou enquête) exposés/non exposés
Exposition factor Facteur d'exposition
External validity Validité externe

F

Factorial design Plan factoriel
Flow chart Diagramme de flux

Follow-up Recul
Frequency Fréquence

G

Gold standard Examen de référence

H

Health indicator Indicateur de santé
Healthy worker effect Effet travailleur sain
Hypothesis Hypothèse

I

Ignorance of the treatment assignement Clause d'ignorance
Incidence density Densité d'incidence
Incidence rate Taux d'incidence
Inclusion criteria Critères d'inclusion
Independence Indépendance
Indirect standardization Standardisation indirecte
Inference Inférence
Informed consent Consentement éclairé
Intention to treat analysis Analyse en intention de traiter
Interaction Interaction
Interim analysis Analyse intermédiaire
Internal validity Validité interne
Inter-observer variability Variabilité inter-observateurs
Interventional (study) Étude interventionnelle
Interventional epidemiology Épidémiologie d'intervention
Intra-observer variability Variabilité intra-observateur

K

Kappa coefficient Coefficient Kappa

L

Life expectancy at a given age Espérance de vie à un âge donné
Life expectancy at birth Espérance de vie à la naissance
Life table curve Courbe de survie actuarielle
Likelihood ratio Rapport de vraisemblance d'un examen
Linear regression Régression linéaire
Link Liaison (entre variables)
Logistic regression Régression logistique
Log-rank test Test du log-rank
Longitudinal Longitudinal
Longitudinal study Étude longitudinale
Lost to follow-up Perdu de vue

M

Match (to) Apparier
Matching Appariement
Maximum bias hypothesis Hypothèse du biais maximum
Mean Moyenne arithmétique
Median Médiane
Median survival time Médiane de survie
Memorization bias Biais de mémorisation
Meta analysis Méta-analyse
Mode Mode
Model Modèle
Multicenter study Étude multicentrique
Multivariable Multivarié
Mutivariable analysis Analyse multivariée ou multifactorielle
Multivariate Multivarié
Mutivariate analysis Analyse multivariée (permettant de prendre en compte des mesures répétées du critère de jugement)
Multivariate survival analysis Analyse multivariée de survie

N

Nocebo effect Effet nocebo
Non-inferiority Non-infériorité
Number of patients needed Nombre de sujets nécessaire
Number needed to harm (NNH) Nombre de sujets nécessaires pour observer un effet délétère
Number needed to treat (NNT) Nombre de sujets nécessaires à traiter

O

Observance Observance
Observational study Étude observationnelle
Odds ratio Rapport des cotes
One-tailed test Test unilatéral
Open (label) trial Essai ouvert
Outcome Critère de jugement
Outlier Valeur aberrante

P

p-value *p* (valeur de)
Parallel groups Groupes parallèles
Per-protocol analysis Analyse per-protocole
Person-time Personne-temps
Phase I trial Essai de phase I
Phase II trial Essai de phase II
Phase III trial Essai de phase III
Phase IV trial Essai de phase IV
Placebo effect Effet placebo
Point date Date de point de survie
Point date Date de point
Population Population

Population attribuable risk percentage Fraction étiologique du risque dans la population générale (% de risque attribuable)
Posterior probability Probabilité *a posteriori* (d'une maladie)
Power Puissance
Precision Précision
Prediction model Modèle prédictif
Predictive negative value Valeur prédictive négative
Predictive positive value Valeur prédictive positive
Prevalence Prévalence
Prevention Prévention
Prevention trial Essai de prévention
Primary prevention Prévention primaire
Principle of equipoise Clause d'ambivalence
Prior probability Probabilité *a priori* (d'une maladie)
Probability Probabilité
Product limit estimate of survival Courbe de survie de Kaplan-Meier
Prognostic factor Facteur pronostique
Pronostic study Étude pronostique
Proportional hazard regression Modèle de Cox
Prospective randomized open blinded evaluation Méthode probe
Prospective recording Enregistrement prospectif
Protocol Protocole
Protocol deviation Écart au protocole

R

Random Aléatoire
Random error Erreur aléatoire
Randomization Randomisation, allocation aléatoire
Rate Taux
Ratio Ratio
Regression toward the mean Régression vers la moyenne
Relative risk Risque relatif
Relative risk reduction Réduction relative du risque (RRR)
Representative Représentatif
Retrospective Rétrospectif
Risk Risque
Risk difference Différence de risque
Risk factor Facteur de risque

S

Sample Échantillon
Sampling technique Technique d'échantillonnage
Screening Dépistage
Secondary prevention Prévention secondaire
Selection bias Biais de sélection
Sensitivity Sensibilité
Sequential trial Essai séquentiel
Significance level Degré de signification
Significance level Signification statistique
Simple blind Simple aveugle
Single blind trial Essai en simple aveugle
SIR (Standard Incidence Ratio) Ratio d'incidence standardisé
SMR (Standard Mortality Ratio) Ratio de mortalité standardisé
Source population Population source
Specific rate Taux spécifique
Specificity Spécificité
Standard deviation Écart-type
Standard error of mean Écart-type de la moyenne
Standardisation Standardisation
Standardized rate Taux standardisé
Stratification Stratification
Subgroup analysis Analyse par sous-groupe
Surrogate endpoint Critère de substitution
Survival curve Courbe de survie
Survival rate Taux de survie à un temps donné
Survival time Délai ou temps de participation
Survivor function Fonction de survie
Synergy Synergie
Systematic error Erreur systématique

T

Target population Population cible
Tertiary prevention Prévention tertiaire
Test hypothesis Hypothèse d'un test statistique
Tolerance Tolérance
Transversal study Étude transversale
Two-tailed test Test bilatéral
Type I error Risque de première espèce, risque alpha
Type II error Risque de seconde espèce, risque bêta

U

Unit of observation Unité statistique
Univariate analysis Analyse univariée

V

Variable Variable
Variance Variance
Variance analysis Analyse de variance

Glossaire

Le glossaire a été validé par le Collège Universitaire des Enseignants de Santé Publique (Professeur Damien Jolly, Dr Marion Albouy-Llaty, Professeur Joël Ankri, Professeur Pascal Auquier, Professeur Sylvie Bastuji-Garin, Docteur François Chapuis, Professeur Pierre Czernichow, Professeur Patrice François, Professeur Francis Guillemin, Professeur José Labarère, Professeur Pierre Lombrail).

Les termes suivis d'un # sont définis mais ne sont pas à retenir par l'étudiant en raison de leur complexité.

Les termes suivis d'une * renvoient à un mot du glossaire.

A

Ajustement

adjustment

Technique d'analyse dans une enquête épidémiologique, visant à prendre en compte *a posteriori* l'effet d'un facteur de confusion* potentiel dans la relation entre l'exposition et la maladie étudiée. L'ajustement consiste à estimer les relations brutes entre l'exposition et la maladie étudiées pour chaque niveau du facteur de confusion (analyse à niveau constant de ce facteur), puis à les analyser conjointement pour neutraliser l'effet du facteur de confusion.

Exemple : l'âge, le sexe, la catégorie socioprofessionnelle sont très souvent liés à la survenue de la plupart des maladies et représentent donc des facteurs de confusion potentiels.

Aléatoire

random

Dont la survenue dépend du hasard. Cette notion est utilisée dans deux contextes :

- dans une étude descriptive, un échantillon aléatoire est constitué par tirage au sort d'individus à partir de la population source ; ce tirage au sort doit permettre à l'échantillon d'être représentatif de cette population ;
- dans une étude expérimentale (essai clinique), l'allocation aléatoire d'un traitement ou d'une intervention est obtenue par tirage au sort et permet de constituer des groupes de caractéristiques similaires en moyenne, dont l'un reçoit le traitement ou l'action, et l'autre pas ; on admet que les groupes de sujets tirés au sort sont similaires pour tous les facteurs connus ou inconnus, qui pourraient influencer le critère de jugement que l'on mesure ; souvent, cette similitude des groupes est vérifiée lors de l'analyse des résultats, mais elle ne doit pas faire l'objet de test statistique.

Alpha : *voir* Risque alpha, risque d'erreur de première espèce

Analyse

analysis

Utilisation de données recueillies dans une étude et production de résultats pertinents permettant de répondre à l'objectif poursuivi. Le type d'analyse doit être prévu *a priori* dans le protocole de l'étude (plan d'analyse). Elle prendra en compte l'objectif poursuivi, les critères de jugement utilisés et d'autres variables, appelées covariables, en particulier les facteurs de confusion* qui peuvent interférer avec ces critères de jugement. Le plan expérimental et le type de variables analysées (qualitatives [nominales ou ordinales] ou quantitatives) conditionnent le choix des tests utilisés pour cette analyse.

Analyse bivariée

bivariate analysis

Cas particulier d'une analyse multivariée*, portant sur deux variables, l'une explicative, l'autre à expliquer.

Analyse de covariance (ANCOVA)

analysis of covariance

Famille d'analyse multivariée* qui concerne les situations dans lesquelles on cherche à expliquer une variable dépendante quantitative (continue, gaussienne) par des variables indépendantes (explicatives) dont certaines sont catégorielles (i.e. nominales ou ordinales) et d'autres quantitatives. Les tests statistiques sont fondés sur le calcul du ratio de la variance* entre groupes sur la variance intra-groupe.

Analyse de sensibilité

Sensitivity analysis

Analyse portant, en général, sur une sous-population particulière ou sur un critère de jugement plus sévère pour confirmer ou infirmer un résultat ou une conclusion. Ce genre d'analyse permet ainsi d'explorer aussi l'hétérogénéité de la population étudiée et la constance de l'association observée (i.e. la robustesse du résultat).

Analyse de variance (ANOVA)

variance analysis

Famille de tests statistiques unis ou multivariés* qui concerne les situations dans lesquelles on cherche à expliquer une variable dépendante quantitative (continue, gaussienne) par une ou plusieurs variables indépendantes (explicatives) catégorielles (i.e. nominales ou ordinales). Cette analyse est fondée sur le calcul du ratio de la variance entre groupes sur la variance intra-groupe.

Analyse en intention de traiter

intention to treat analysis

Dans une étude expérimentale, l'analyse en intention de traiter consiste à analyser tous les sujets inclus en fonction du groupe dans lequel ils ont été randomisés, quel que soit le traitement qu'ils aient effectivement reçu. Cela signifie que les sujets ayant arrêté le traitement en cours d'essai ou ayant reçu un autre traitement sont néanmoins analysés dans leur groupe de randomisation* initial. L'analyse en intention de traiter est la seule stratégie d'analyse non biaisée des critères d'efficacité dans les essais dits comparatifs ou de supériorité.

Analyse intermédiaire

interim analysis

Analyse effectuée en cours d'essai avant que tous les sujets prévus initialement dans le protocole aient été recrutés et/ou avant la fin de la période de suivi initialement prévue. Elle peut permettre d'interrompre l'essai avant son terme si une différence significative est observée entre les groupes. Les objectifs peuvent être de détecter, au plus tôt, le bénéfice (arrêt pour efficacité) ou un éventuel effet délétère (arrêt pour toxicité), ou encore de prédire que l'étude ne pourra pas aboutir (arrêt pour inefficacité ou futilité). Elles doivent être prévues dans le protocole initial et nécessitent une méthodologie spécifique avec, en particulier, des seuils de significativité plus petits pour tenir compte du nombre d'analyses réalisées et donc *a priori* un plus grand nombre de sujets à inclure.

Analyse multivariée (multifactorielle)

mutivariable analysis, mutivariate analysis

Dans les études épidémiologiques, méthode d'analyse réalisant un ajustement simultané sur plusieurs facteurs de confusion*.

Exemple : l'analyse multivariée est fondée sur l'utilisation de modèles statistiques dont les plus couramment utilisés sont la régression linéaire, ou l'analyse de variance, en cas de variable dépendante quantitative, la régression logistique en cas de variable dépendante qualitative (souvent binaire) ou le modèle de Cox en cas de variable à expliquer, une variable dépendante du temps (par exemple, un état [vivant, décédé ou censuré] pour un temps de participation donné).

Analyse par sous-groupe

subgroup analysis

Technique d'analyse consistant, dans un essai, à reproduire l'analyse globale, réalisée pour l'ensemble des sujets inclus, au sein de sous-ensembles de ces sujets pour y rechercher une éventuelle efficacité d'un traitement ou d'une intervention. Ce type d'analyse est erroné s'il n'a pas été prévu explicitement initialement dans le protocole ou bien s'il ne résulte pas de la mise en évidence préalable d'une interaction. En effet, la multiplication des tests statistiques peut conduire à trouver des différences significatives dans certains sous-groupes par le seul fait de la multiplication des tests qui ne respecte plus le seuil de risque alpha* fixé initialement pour l'interprétation, même s'il n'existe pas de différence entre traitements.

Analyse per-protocole

per-protocol analysis

Dans une étude expérimentale, l'analyse per-protocole consiste à analyser seulement les sujets ayant effectivement reçu le traitement selon les modalités prévues, correspondant au groupe dans lequel ils ont été randomisés. Cela signifie que les sujets ayant arrêté le traitement en cours d'essai ou ayant reçu un autre traitement sont exclus de l'analyse per-protocole. L'analyse per-protocole des critères d'efficacité doit être évitée dans les essais dits de supériorité : elle tend à biaiser les résultats de l'essai car la comparabilité initiale des groupes n'est plus assurée, en occultant le fait que les arrêts de traitement en cours d'essais peuvent être liés au traitement testé (effets indésirables), ce qui privilégie le traitement testé. En revanche, l'analyse per-protocole est la stratégie d'analyse à privilégier pour les critères de tolérance dans les essais dits de supériorité et pour les critères d'efficacité dans les essais d'équivalence et de non-infériorité.

Analyse univariée

univariate analysis

Analyse statistique consistant à tester successivement la relation entre une variable dépendante (à expliquer : la maladie étudiée) et plusieurs variables indépendantes (explicatives : les expositions étudiées) prises une à une. L'analyse univariée permet d'identifier parmi les expositions étudiées celles qui sont associées de manière brute avec la maladie et d'estimer les *odds ratios* (ou les risques relatifs) bruts correspondants.

Appariement, apparier

matching, to match

Dans une étude épidémiologique, technique qui consiste à contrôler *a priori* ou *a posteriori* un (ou plusieurs) facteur(s) de confusion potentiel(s) en formant des paires (ou des triplets ou des *n*-uplets) homogènes pour ce facteur de confusion.

Exemple : si l'on considère le tabac comme facteur de confusion dans une étude cas-témoins, on appariera à chaque cas fumeur un témoin fumeur. Inversement, on appariera à chaque cas non-fumeur un témoin non-fumeur. Au final, les deux groupes appariés sont identiques pour le ou les facteurs d'appariement. L'effet du facteur d'appariement ne peut plus être analysé.

Association (de variables)

association (of variables)

Lien statistique observé dans une étude entre deux variables telles que les variations des valeurs de l'une sont liées aux variations des valeurs de l'autre. Démontrer une association n'est pas suffisant pour conclure à la causalité*.

Attrition

attrition

Il s'agit d'un biais de sélection.

Dans les essais cliniques, l'attrition désigne le fait que des sujets randomisés aient été écartés de l'analyse. Les sujets inclus mais non analysés correspondent soit à des perdus de vue, soit à des données manquantes, ce qui rend dans les deux cas le critère de jugement manquant. Cette attrition peut être liée à l'un des traitements ou à l'une des interventions étudié(e)s, constituant ainsi un biais de sélection différentiel.

Aveugle, insu

blind

Technique qui permet de maintenir la comparabilité des groupes tout au long d'une étude expérimentale. L'essai est réalisé en double aveugle si le malade et le médecin ignorent tous deux la nature du traitement administré, en simple aveugle si seul le malade ignore la nature de son traitement. La réalisation d'un essai en aveugle nécessite que les stratégies ou traitements soient indiscernables. S'il s'avère impossible de réaliser une administration des traitements en aveugle, il est primordial que l'évaluation du critère de jugement soit effectuée par un tiers qui ignore le traitement administré à chaque sujet (observateur aveugle). Le biostatisticien qui fait l'analyse reste, le plus souvent possible, dans l'ignorance de la réalité des groupes de traitements, pour garder un maximum d'objectivité — dans ce cas, on ne parle pas de simple aveugle.

B

Bêta : *voir* Risque bêta, erreur de deuxième espèce

Biais

bias

Erreur systématique dans l'estimation d'un paramètre*, liée au mode de sélection des sujets inclus (biais de sélection), liée aux mesures (biais de classement, d'information, etc.) ou liée à l'interprétation (facteur de confusion, analyse, etc.), qui fausse les résultats par rapport à la réalité. Le biais est à distinguer des fluctuations aléatoires d'échantillonnage qui correspondent à des erreurs dues au hasard (imprécision) dans l'estimation d'un paramètre*. Contrairement aux erreurs aléatoires quasi inévitables — aucun outil de mesure n'est parfait —, les erreurs systématiques concentrées dans un groupe particulier doivent être évitées ou limitées, sans quoi elles se reproduiront à chaque fois que l'étude sera reproduite.

Biais de classement

classification bias

Il s'agit d'un biais de mesure.

Erreur différentielle dans la mesure d'une caractéristique (présence d'un facteur de risque potentiel) ou d'un état de santé (malade ou non) des sujets inclus dans une étude. Cette erreur ne se fait pas au hasard mais de façon systématique, c'est-à-dire toujours dans le sens d'une sur- ou d'une sous-estimation dans un groupe ou un sous-groupe de sujets.

Biais de confusion

confounding bias

Il s'agit d'un biais d'interprétation.

Situation définie par l'existence d'un facteur de confusion* dans une enquête étiologique (ou pronostique), c'est-à-dire un facteur lié à la fois avec le facteur de risque (ou pronostique) étudié et la maladie étudiée. Cette situation peut conduire à des conclusions erronées lorsque l'échantillonnage des groupes ou l'analyse des données n'en tient pas compte.

Exemple : lorsque l'on étudie le lien entre le sexe et la mortalité par cancer du sein, on trouve un plus mauvais pronostic chez les hommes. En fait le grade de ces cancers est plus souvent élevé chez les hommes, et le grade est évidemment lié à la mortalité. Le grade est donc un facteur de confusion dans l'étude de l'association sexe et mortalité par cancer du sein. La liaison apparente observée sans précaution entre sexe et mortalité s'explique par un biais de confusion (dû au grade).

Biais de mémorisation

memorization bias

Il s'agit d'un biais de mesure ou d'information.

Il apparaît notamment dans les études cas-témoins lorsque la qualité des données recueillies sur l'exposition varie selon le statut de cas ou de témoin. Les cas ont parfois des souvenirs plus (ou moins) précis que les témoins qui sur-estiment (ou sous-estiment) leur exposition.

Biais de sélection

selection bias

Dans les études descriptives, biais dans la constitution de l'échantillon, qui va se retrouver non représentatif de la population dont il est extrait, pour des facteurs liés au problème étudié. Dans les études étiologiques ou expérimentales, erreur différentielle survenant dans la constitution des groupes.

Exemple : biais lié « aux travailleurs sains » (*voir* Effet travailleur sain). Il s'agit d'un cas particulier de biais de sélection. Le biais lié « aux travailleurs sains » (*healthy worker effect*) désigne la réduction de risque de décès chez les travailleurs comparativement à celui estimé en population générale. En effet, une population de travailleurs a en moyenne un meilleur état de santé que la population générale. Cela résulte de mécanismes de sélection (inaptitude au poste à l'embauche ou changement de poste, voire départ de l'entreprise après l'embauche) ou d'auto-sélection (décision des sujets eux-mêmes).

Bilatéral (test)

two-tailed test

Qui prend comme hypothèse alternative l'existence d'une différence dont le sens n'est pas connu *a priori*. Un test statistique est bilatéral si l'on suppose qu'il existe une différence, dans un sens ou l'autre.

Exemple : si l'on teste un médicament A contre B, un test bilatéral recherchera une différence entre A et B dans un sens ou l'autre.

Bonferroni (procédure de)*

Bonferroni procedure

Lorsque, dans une étude, on multiplie les tests statistiques, on augmente le risque d'observer par hasard une différence significative au seuil de signification choisi, alors que cette différence n'existe pas (effet du hasard). La procédure (ou correction) de Bonferroni est une méthode de calcul qui permet de conclure avec un risque alpha maîtrisé. De nombreuses autres procédures ont été proposées.

C

Causalité

causality, cause-effect relationship

On parle de causalité lorsque l'effet observé résulte bien du facteur étudié.

Dans les études expérimentales bien conduites, on admet la causalité des liaisons observées au risque alpha consenti.

Dans les études non expérimentales, pour qu'un facteur soit considéré comme causal, il doit être significativement lié au phénomène de santé étudié (maladie) avec plusieurs des arguments suivants (critères de Hill) :

- arguments internes à l'étude : séquence temporelle (la cause précède l'effet), force de l'association (« grandeur » du risque), et maîtrise des biais de mesure, relation effet-dose (plus on est exposé au risque, plus la maladie est fréquente), et maîtrise des biais et facteurs de confusion ;
- arguments externes à l'étude : cohérence avec la littérature (la relation est retrouvée dans d'autres études), plausibilité biologique ou physiologique, et existence d'une preuve expérimentale (la relation a pu être mise en évidence dans des modèles expérimentaux).

Censure

censor

Absence d'information sur l'événement étudié, chez des sujets, dans une étude longitudinale. Ces sujets sont dits censurés lorsque l'événement n'est pas encore observé à la date de point. Cette situation s'observe en cas :

- de perdus de vue dont on connaît l'état à une certaine date antérieure à la date de point (date de fin d'étude) ;
- de sujets toujours suivis mais n'ayant pas présenté l'événement considéré comme critère de jugement (décès, rechute, complications…) à la fin de l'étude (exclus-vivants).

Elle entraîne donc un biais de mesure ou d'information.

Clause d'ambivalence

principle of equipoise

Tout sujet inclus dans une étude avec allocation aléatoire des traitements (ou des stratégies thérapeutiques, de dépistage) doit pouvoir recevoir indifféremment chacune des interventions étudiées (absence de contre-indication).

Exemple : le respect de la clause d'ambivalence évite d'exclure secondairement après randomisation* des sujets dont on sait qu'ils ne pourront pas recevoir l'un des deux traitements. Exclure des sujets après tirage au sort pourrait nuire à la comparabilité des groupes et introduire un biais dans la comparaison.

Clause d'ignorance

ignorance of the treatment assignement

Fait de ne pas révéler à un patient le médicament qu'il va recevoir dans un essai thérapeutique, et pour un médecin qui inclut un patient dans un essai, de ne pas savoir quel traitement ce patient va recevoir. Sinon l'inclusion des patients dans l'essai risque d'être influencée par la conviction intime du médecin de l'efficacité de l'un ou l'autre traitement réellement efficace. Le tirage au sort respecte la clause d'ignorance. Lorsque la clause d'ignorance n'est pas respectée, il peut y avoir un biais de non-inclusion (biais de sélection).

Coefficient de corrélation

correlation coefficient

Mesure de l'importance (la force) d'une association linéaire entre deux variables quantitatives différentes. Ce coefficient varie entre – 1 et + 1. Une valeur nulle signifie l'absence de lien.

Exemple : lien entre le poids et la taille.

Coefficient de détermination (multiple) (R^2)

coefficient of determination, denoted R^2 and pronounced « R-squared »

Dans une régression simple ou multiple, part de variance de la variable expliquée (dépendante) attribuable à la variable ou à l'ensemble des variables explicatives (indépendantes) comprises dans le modèle. Ce coefficient varie entre 0 et 1 et s'exprime souvent en %.

Coefficient de variation (CV)

Coefficient of variation

Indicateur de dispersion d'une variable, consistant en le rapport de l'écart-type observé sur la moyenne arithmétique observée. On l'exprime souvent en %.

Coefficient Kappa#

Kappa coefficient

Le coefficient Kappa mesure l'agrément (ou la concordance) entre deux observateurs pour un critère qualitatif en prenant en compte la concordance qui aurait été observée par le simple fait du hasard. La concordance est d'autant plus élevée que la valeur du coefficient Kappa se rapproche de 1.

Exemple : mesure la concordance entre deux observateurs différents interprétant les mêmes radiographies.

Cohorte : *voir* Étude épidémiologique

cohort

Groupe de sujets suivis dans le temps, ayant en commun initialement un événement ou une caractéristique semblable. Les cohortes peuvent servir de support à différents types d'études épidémiologiques.

Exemples :

- génération, définie par une même année de naissance ;
- corps de métier (les salariés d'une usine, cohorte des médecins britanniques) ;

- sujets ayant subi une exposition particulière (sujets greffés rénaux, sujets irradiés à Hiroshima ou Nagasaki);
- sujets porteurs d'une caractéristique génétique (trisomie 21);
- sujets réunis sur une base géographique (cohorte des habitants de Framingham suivis depuis 1948).

Comité d'éthique

ethics committee

Groupe composé de médecins, de juristes, de philosophes, d'usagers, etc. Il donne son avis sur des questions d'éthique d'ordre général ou particulier.

Exemples : peut-on faire de la recherche sur les embryons congelés surnuméraires ? une femme peut-elle commencer une grossesse avec les spermatozoïdes congelés de son mari défunt ? etc.

Comité de protection des personnes (CPP)

Comité regroupant des médecins, des personnes qualifiées dans le domaine social ou éthique ou juridique et des usagers. En France, les CPP donnent des avis motivés préalablement à toute recherche biomédicale. Ils s'assurent du respect de protection des participants (information, consentement, etc.), de la pertinence de la recherche et de la satisfaction requise de l'évaluation du rapport bénéfice-risque. Un avis défavorable interdit la mise en place de la recherche avec, toutefois, un recours possible.

Comparabilité des groupes

comparability of comparison groups

C'est la répartition homogène des caractéristiques des sujets à l'inclusion entre les groupes comparés. C'est un des critères de qualité dans les études comparatives.

Dans les études expérimentales, la randomisation* permet *a priori* de constituer des groupes comparables, et l'aveugle, de maintenir la comparabilité. Dans les études analytiques, l'appariement peut permettre de constituer des groupes comparables.

Consentement éclairé

informed consent

Document écrit spécifiant les modalités de la recherche et les risques encourus par un patient, signé par lui, et dans lequel il est impérativement spécifié que le malade a le droit d'arrêter à tout moment de participer à l'étude sans conséquence pour la poursuite des soins, dans le cadre d'une étude de recherche clinique soumise à la loi de recherche sur la personne humaine (Loi Jardet). Le médecin investigateur doit donc expliquer à chaque sujet éligible clairement et simplement les avantages et inconvénients de sa participation à l'essai, et garde le consentement signé dans le dossier du patient, les autres étant conservés dans le dossier de l'étude.

Courbe de survie : *voir* Survie (courbe de)

survival curve, survivor function

Courbe de survie actuarielle : *voir* Survie (courbe de)#

life table curve

Courbe de survie de Kaplan-Meier : *voir* Survie (courbe de)

product limit estimate of survival

Courbe ROC

receiver operating characteristic curve

Les courbes ROC permettent d'étudier les variations de la spécificité et de la sensibilité d'un test pour différentes valeurs du seuil de discrimination entre test positif et test négatif (i.e. entre présumés malades et présumés non malades). Le terme de courbe ROC peut être envisagé comme une courbe de caractéristiques d'efficacité.

Cox (modèle de)

Cox regression, or proportional hazard regression

Modèle d'analyse multivariée, employé pour l'étude des données de survie lorsque la variable dépendante est temporelle. Il permet, pour chacun des facteurs étudiés, d'estimer un équivalent de risque relatif de survenue de l'événement (*hazard ratio*, ou rapport des risques instantanés) — i.e. décès, rechute. Ce modèle est très utilisé, notamment en cancérologie.

Critère de jugement

outcome

Critère qui permet d'évaluer l'effet du traitement dans une étude expérimentale. Le critère de jugement principal doit être cohérent avec l'objectif de l'étude, et permet le calcul du nombre de sujets nécessaire.

Critère de jugement objectif

objective outcome

Un critère objectif est un critère dont la réalité s'impose à l'esprit indépendamment de toute interprétation, qui ne fait pas intervenir d'éléments affectifs ou de facteurs personnels dans le jugement (le dosage d'un élément biologique, par exemple).

Critère de jugement subjectif

subjective outcome

Un critère subjectif est un critère qui a trait au sujet (à la personne) étudié(e), qui relève du sujet défini comme être pensant, comme conscience individuelle, par opposition à objectif. Se dit d'une manifestation morbide qui n'est perçue que par le malade (la douleur, par exemple).

Critère de substitution#

surrogate endpoint

Un critère de substitution est un critère de jugement, davantage compatible avec les délais et les effectifs habituellement requis que ne le serait le critère d'intérêt principal — critère de jugement que l'on aurait aimé utiliser (mortalité, par exemple). Un critère de substitution n'est envisageable que s'il est fortement corrélé au critère d'intérêt principal et qu'il repose sur un rationnel physiopathologique; en cas de corrélation moindre, on parle de critère intermédiaire.

Exemple : dans les essais cliniques de cancérologie, les promoteurs sont parfois tentés de substituer à la durée de survie un critère de régression tumorale sous l'hypothèse que les sujets répondant bien au traitement (forte régression tumorale) auront des délais de survie en moyenne plus longs.

Cross-over

essai croisé

Étude expérimentale où le sujet est pris comme son propre témoin (par opposition à l'essai sur *groupes parallèles**). Un groupe de sujets reçoit le traitement A puis le traitement B ; l'autre groupe de sujets reçoit le traitement B puis le traitement A. La séquence d'allocation des traitements est déterminée par tirage au sort. Les méthodes d'analyses sont spécifiques. Ce type d'essai est indiqué lorsqu'il y a une forte variabilité individuelle (par exemple pour tester l'efficacité d'un somnifère, d'un antalgique, l'utilisation de crème solaire, etc.).

D

Date d'origine de survie : *voir* Survie (date d'origine)

commencement date

Date de point de survie : *voir* Survie (date de point)

point date

Date des dernières nouvelles de survie : *voir* Survie (date des dernières nouvelles)

date of last contact

Degré de signification : *voir* Signification statistique

significance level

Délai ou temps de participation : *voir* Survie (délai ou temps de participation)

survival time

Densité d'incidence

incidence density

Nombre de nouveaux cas d'une maladie, survenus au cours d'une période donnée, rapporté au nombre d'unités personne-temps exposées au risque dans la population.

Exemple : si trois patients ont été porteurs d'un cathéter pendant respectivement 12, 14 et 10 jours, et que seulement l'un d'entre eux a développé une infection sur cathéter au 9e jour (celui qui a gardé son cathéter 10 jours), la densité d'incidence est de 1 sur 36 (= 12 + 14 + 10) personne-jours.

Dépistage

screening

Identification présomptive d'une maladie pour laquelle il existe un traitement, chez des sujets asymptomatiques, chez qui il est licite de procéder à des explorations plus ou moins invasives et coûteuses qui confirmeront ou infirmeront le diagnostic.

Diagramme de flux

flow chart

Représentation graphique synthétique de la population de l'étude et de l'ensemble des sous-groupes de sujets soumis aux différentes analyses, ainsi que des perdus de vue et des exclus.

Différence de risque (DR) : *voir* Réduction absolue du risque

Dose-effet (relation dose-effet)

dose-response relationship

Il existe une relation dose-effet en épidémiologie lorsque le risque de survenue d'un phénomène de santé, lié à un facteur, varie en fonction de l'intensité de l'exposition — i.e. plus l'exposition est grande, plus l'incidence du phénomène étudié est élevée.

En ce qui concerne les médicaments, il existe une relation dose-effet lorsque l'effet du médicament augmente en fonction de la progression de la dose reçue, c'est-à-dire lorsque l'OR de la relation entre exposition et effet augmente avec la dose reçue. Cette tendance à l'augmentation est confirmée par un test de tendance significatif

Cette relation peut être de formes diverses : linéaire, exponentielle, etc.

Double aveugle (insu) : *voir* Essai en double aveugle

double blind

Double placebo : *voir* Effet placebo

double placebo

Dans un essai thérapeutique, les deux médicaments comparés (A et B) doivent être identiques sur le plan de la présentation galénique et du mode d'administration (nombre de prises, voie d'administration). Lorsque cela n'est pas possible, il faut prévoir que les patients recevant A prennent aussi un placebo de B ; et que les patients recevant B prennent aussi un placebo de A.

E

Écart au protocole

protocol deviation

Ensemble de situations où le protocole n'a pas été suivi scrupuleusement. Il faut les mentionner lors de la restitution des résultats et dire comment ils ont été pris en compte dans l'analyse, en expliquant quelles influences peuvent avoir eu ces écarts sur les résultats observés.

Écart-type

standard deviation

C'est une mesure de dispersion qui représente la différence entre deux valeurs dont l'une est la moyenne. La racine carrée de la variance.

Écart-type de la moyenne

standard error of mean

L'écart-type d'une distribution divisé par la racine carrée du nombre d'observations.

Échantillon

sample

Sous-ensemble d'une population source. L'échantillon est représentatif pour un caractère, si ce caractère se distribue de manière similaire dans l'échantillon et dans la population source. Un échantillon, de taille conséquente (loi des grands nombres), tiré au sort est supposé représentatif (on fait confiance au hasard). La difficulté d'identification de la population source, qui doit être la plus proche possible de la population cible*, rend difficile le tirage au sort d'un échantillon.

Effet carry-over (anglicisme)

carry-over effect

Poursuite de l'effet d'un médicament (ou d'une intervention) après son arrêt, et dépendant de la demi-vie du médicament (ou de la nature et de la durée d'effet de l'intervention).

Exemple : dans un essai thérapeutique, lorsqu'un sujet prend un médicament et qu'il n'interrompt pas assez tôt la prise du médicament, l'effet de celui-ci peut se poursuivre et interférer avec le nouveau médicament testé.

Effet nocebo

nocebo effect

Effet négatif de la prise d'un médicament (ou d'une intervention) qui n'est pas liée aux propriétés physicochimiques de la molécule, mais au fait même que l'on prend un traitement ou que l'on reçoit l'intervention (effet psychologique) : *voir aussi* Effet placebo.

Effet placebo

placebo effect

Effet positif de la prise d'un médicament (ou d'une intervention) qui n'est pas liée aux propriétés physicochimiques de la molécule, mais au fait même que l'on prend un traitement ou que l'on reçoit l'intervention (effet psychologique) : *voir aussi* Effet nocebo.

Effet travailleur sain

healthy worker effect

Les personnes qui travaillent doivent être en un relatif bon état de santé pour continuer à être capable de travailler; ils ont donc un risque de survenue de maladie ou de décès plus faible que la population générale. Cet effet peut masquer les résultats d'une enquête portant sur l'exposition à des risques professionnels : en effet, si l'exposition provoque une maladie aboutissant à l'arrêt du travail, ces personnes peuvent être exclues de la population de travailleurs étudiés.

Éligibilité : *voir* Sujets éligibles

Eligibility

Épidémie

epidemy

Augmentation de la fréquence d'une maladie dans une population donnée et à un moment donné, par rapport à ce qui serait attendu en situation normale.

Épidémiologie

epidemiology

Discipline scientifique qui étudie la distribution des problèmes de santé et leurs déterminants.

Cette discipline étudie la distribution dans le temps et dans l'espace, de problèmes de santé ou de leurs déterminants au sein des populations, et étudie les associations entre ces problèmes de santé et leurs déterminants potentiels.

Épidémiologie analytique (ou étiologique) : *voir* Étude épidémiologique

analytical epidemiology

Épidémiologie clinique : *voir* Épidémiologie

clinical epidemiology

Application des méthodes épidémiologiques aux populations de malades pour étudier les situations de pratique clinique courante : diagnostic, thérapeutique, pronostic, etc.

Épidémiologie descriptive : *voir* Étude épidémiologique

descriptive epidemiology

Épidémiologie évaluative : *voir* Épidémiologie

evaluative epidemiology

Domaine de l'épidémiologie cherchant à estimer et quantifier l'impact d'une action (programme d'éducation, campagne de dépistage, modalités thérapeutiques) sur l'état de santé d'une population. L'épidémiologie évaluative repose sur la mise en place d'étude épidémiologique pouvant répondre à différents schémas. Elle fait appel aux schémas d'études observationnels, expérimentaux ou quasi expérimentaux.

Épidémiologie d'intervention : *voir* Épidémiologie

interventional epidemiology

Épidémiologie tournée vers l'action de terrain, et pratiquée dans le domaine de la santé, touchant en particulier à la détection et la surveillance des phénomènes épidémiques. L'épidémiologie d'intervention repose sur la mise en place d'étude épidémiologique pouvant répondre à différents schémas.

Exemples : mise en place d'une campagne de vaccination, campagne de prévention, action d'éducation à la santé.

Équilibré (tirage au sort/randomisation/allocation aléatoire)

balanced

Modalité de randomisation définie dans le protocole d'un essai clinique, dont l'objectif est d'obtenir un équilibre entre les groupes de sujets inclus en termes d'effectifs ou de caractéristiques. La randomisation* par bloc permet d'équilibrer le nombre de sujets dans les différents groupes, une randomisation par bloc de six assure que, tous les six sujets, il y en aura trois dans chaque groupe. Cette randomisation par bloc permet d'obtenir une puissance statistique maximale pour un effectif donné. La stratification* permet d'équilibrer les groupes comparés au sein de strates. Dans les essais cliniques on réalise généralement une stratification sur le centre, ce qui permet d'avoir un nombre à peu près semblable de sujets dans chacun des groupes au sein de chaque centre.

Équivalence/non-infériorité

equivalence/non-inferiority

Stratégie d'étude permettant de démontrer que deux traitements sont équivalents ou qu'un des deux traitements n'est pas inférieur à l'autre. La méthodologie est différente des essais classiques dits « essais d'efficacité » — dans les essais classiques, on cherche à mettre en évidence une différence. Ces essais sont utilisés, par exemple, pour les désescalades thérapeutiques, lorsque l'on veut montrer que le nouveau traitement a moins d'effets secondaires, mais est presque aussi efficace que le traitement de référence. Ce type d'essais nécessite une stratégie adaptée, des hypothèses et des tests statistiques particuliers.

Erreur aléatoire

random error

Lors de l'observation d'une variable dans un échantillon de sujets issus d'une population, l'erreur aléatoire est l'écart observé entre chaque valeur observée et la vraie valeur (inconnue) de la variable dans la population. Cet écart est lié au hasard de l'échantillonnage. L'erreur aléatoire représente la dispersion des observations autour de la vraie valeur inconnue généralement estimée par la moyenne. Elle est prise en compte par les tests statistiques. Elle est opposée à l'erreur systématique*.

Erreur systématique : *voir* Biais

systematic error

Espérance de vie à la naissance#

life expectancy at birth

C'est la durée moyenne de vie qu'on observerait au sein d'une génération fictive à laquelle on applique les taux de mortalité spécifiques par tranche d'âge observés une année donnée. Ainsi, sur cette génération fictive, on calcule le nombre de personnes décédées avant un an, puis chez les survivants ceux décédés avant deux ans, etc. On obtient ainsi la durée de vie théorique qu'auraient eue les membres de cette génération fictive. La moyenne des durées de vie théoriques calculées ainsi est appelée l'espérance de vie.

Cet indicateur est souvent utilisé pour comparer des populations différentes ou pour suivre l'évolution de la mortalité dans le temps au sein d'une population.

Espérance de vie à un âge donné#

life expectancy at a given age

C'est l'âge moyen au décès qu'aurait une génération fictive de personnes ayant atteint ou dépassé un âge donné auxquelles on aurait appliqué les taux de mortalité spécifiques par tranches d'âge des personnes qui sont décédées une année donnée. Elle se calcule par la méthode des quotients de mortalité. C'est un indicateur de mortalité du moment. Elle est fréquemment et abusivement présentée comme le nombre d'années qui reste à vivre aux personnes d'un âge donné.

Essai contrôlé

controlled trial

Formulation équivalente à « essai thérapeutique* », soulignant le fait que dans ces études expérimentales, la répartition de l'intervention (par exemple, un traitement) à évaluer est déterminée par l'investigateur (qui la contrôle par la randomisation*). On utilise parfois la terminologie contrôlée en faisant référence à l'existence d'un comparateur (groupe témoin dit contrôle).

Essai d'efficacité

effectiveness trial

Type d'essai clinique* dont l'objectif est de démontrer que le traitement étudié donne des résultats supérieurs à ceux d'un placebo ou du traitement de référence. Le plus souvent ces essais s'intéressent également à la tolérance du traitement nouveau. Ce type d'essai contrôlé* se distingue des essais de non-infériorité* (ou équivalence).

Essai de phase I[4]

phase I

« Études de la première administration chez l'homme. » Études effectuées pour évaluer la sûreté, la tolérance et la toxicité, des médicaments, des dispositifs ou des techniques diagnostiques, thérapeutiques ou prophylactiques chez les sujets le plus souvent en bonne santé (nombre restreint de volontaires sains) sans chercher à en évaluer le bénéfice. En cancérologie ces essais sont parfois réalisés chez des malades. Ces essais cherchent à estimer :

- la posologie entraînant les premiers effets indésirables ;
- la posologie entraînant les premiers effets pharmacodynamiques.

Cette phase sert aussi à étudier la cinétique du produit et à calculer les doses qui seront administrées aux malades en phase II*.

Essai de phase II[4]

phase II

« Étude de l'efficacité pharmacologique. » Essai thérapeutique* ayant pour but d'étudier chez des malades volontaires l'efficacité pharmacologique d'un nouveau médicament et de déterminer la dose optimale à utiliser pour les essais de phase III. Au cours de cette phase, l'étude pharmacocinétique peut être approfondie dans des populations particulières (par exemple, chez des malades insuffisants rénaux).

Essai de phase III[4]

phase III

« Étude de l'efficacité thérapeutique. » Essai thérapeutique* ayant pour but d'évaluer l'efficacité* d'un nouveau traitement en le comparant à un placebo* ou au traitement de référence ; la comparaison peut être réalisée en termes de supériorité ou de non-infériorité ; on recherche la dose pour laquelle le rapport efficacité/tolérance du nouveau traitement est le

[4] Selon la classification de la *Food and Drug Administration* (FDA) aux États-Unis.

meilleur, et on définit le schéma posologique. C'est après la conduite de ces essais qu'un dossier pourra être soumis par l'industriel à la commission d'autorisation de mise sur le marché (AMM).

Essai de phase IV[5]

phase IV

« Étude après mise sur le marché. » Toute étude, expérimentale ou d'observation, réalisée sur un médicament après sa commercialisation. Il s'agit principalement d'études de pharmacovigilance, visant à évaluer dans la vraie vie, l'existence et la fréquence des événements indésirables, ou de préciser les conditions d'utilisation réelle d'un nouveau médicament. Un autre objectif peut être d'évaluer l'efficacité d'un médicament dans une nouvelle indication, pour laquelle il n'a pas encore été autorisé par l'autorisation de mise sur le marché.

Essai de prévention : *voir* Étude épidémiologique

prevention trial

Essai en double aveugle

double blind clinical trial

Essai thérapeutique contrôlé* au cours duquel ni le patient ni le médecin investigateur ne connaissent le traitement pris par le patient (nouveau traitement à évaluer, placebo ou traitement de référence). Cela permet de minimiser l'influence de l'effet placebo* et les biais de mesure liés à la subjectivité du médecin sur la mesure du critère de jugement. Le double aveugle permet de maintenir la comparabilité des groupes étudiés tout au long de l'étude. Ce double aveugle doit être complété par une adjudication en aveugle des événements (critère de jugement); l'association double insu et adjudication aveugle était autrefois appelée triple aveugle.

Syn. : essai en double insu.

Essai en simple aveugle

single blind trial

Essai contrôlé au cours duquel le patient ne connaît pas le traitement qu'il reçoit. Le médecin connaît le traitement que chaque patient reçoit. Cela permet normalement de neutraliser les effets placebo et nocebo.

Syn. : essai en simple insu.

Essai ouvert

open (label) trial

Essai contrôlé* dans lequel les patients inclus et les investigateurs ont connaissance du traitement prescrit (nouveau traitement à évaluer, traitement de référence). Ce type d'essai est parfois le seul réalisable, par exemple pour comparer une technique invasive à un médicament; il doit alors impérativement être complété par une adjudication en aveugle des événements (observateur aveugle qui mesure le critère de jugement). Ces essais sont parfois réalisés sur un petit groupe de patients : étude pilote, pour évaluer la faisabilité d'un essai comparatif ultérieur à plus grande échelle.

Essai séquentiel

sequential trial

Modalité particulière d'essai contrôlé* dans lequel l'analyse statistique est effectuée périodiquement (tous les *n* sujets), au fur et à mesure de l'inclusion et de la mesure du critère de jugement chez les patients inclus. Ce type d'analyse permet de démontrer l'efficacité d'un traitement, le cas échéant, avant d'avoir inclus et suivi tous les patients dont le nombre est nécessaire dans un essai classique, tout en maîtrisant les risques d'erreurs statistiques de première espèce (liés aux comparaisons répétées) et de seconde espèce (liés au nombre plus faible des patients sur lequel portent les comparaisons). Elle nécessite une méthodologie particulière qui doit être prévue dans le protocole.

Essai thérapeutique, essai clinique, essai contrôlé : *voir* Étude épidémiologique

clinical trial

Étude épidémiologique de type expérimental visant à mesurer les effets d'une ou plusieurs thérapeutiques (ou stratégies thérapeutiques ou de dépistage ou d'interventions) appliquées à un ou plusieurs groupes de sujets. Ces études reposent sur la randomisation* de l'intervention étudiée entre les groupes assurant la comparabilité initiale. En l'absence de biais, ces études permettent d'établir un jugement de causalité si la comparabilité entre les groupes est maintenue pendant l'étude et qu'une différence significative est mise en évidence sur le critère de jugement principal. On utilise aussi parfois le terme d'essai clinique; les essais cliniques ne sont pas toujours randomisés.

Estimation

estimate

Lorsque l'on ignore la vraie valeur d'un paramètre dans la population, on cherche à l'approcher (à l'estimer) à partir de valeurs observées dans un échantillon (estimation ponctuelle). En raison des fluctuations d'échantillonnage, l'estimation peut différer selon les échantillons même s'ils proviennent bien de la même population; pour connaître le degré de précision de l'estimation, on calcule sa variance ou, plus souvent, son intervalle de confiance*. Une bonne estimation doit être exacte (c'est-à-dire sans biais*) et précise (c'est-à-dire caractérisée par un intervalle de confiance* peu étendu).

Étude (ou enquête) cas-témoins : *voir* Étude épidémiologique

case-control study

C'est une enquête étiologique ou analytique dans laquelle l'inclusion des sujets se fait selon leur statut vis-à-vis de la maladie. L'association entre les expositions et la maladie étudiée est quantifiée par l'*odds ratio** et son intervalle de confiance*. Lorsque la maladie étudiée est rare, c'est parfois le type d'étude le plus adapté.

[5] Selon la classification de la ***Food and Drug Administration*** (FDA) aux États-Unis.

Étude coût-bénéfice#

cost-benefit analysis

Études médico-économiques dont l'objectif est de déterminer si une nouvelle stratégie de santé dégage un bénéfice net pour la société. L'analyse coût-bénéfice se distingue donc de l'analyse coût-efficacité en ce qu'elle implique que tous les coûts et toutes les conséquences de la stratégie évaluée soient exprimés en termes monétaires. Cependant, la valorisation monétaire des résultats de santé pose de nombreux problèmes, surtout s'agissant des effets non marchands.

Étude coût-efficacité#

cost-effectiveness analysis

Étude médico-économique comparant le coût monétaire de différentes actions de santé à leur efficacité respective en termes de santé, exprimée en unités physiques comme des années de vie gagnées, des nombres de maladies évitées, etc. Les études coût-efficacité sont utilisées lorsque l'on cherche à déterminer la stratégie qui dégagera une efficacité maximale pour un coût donné ou, inversement, lorsque l'on cherche à atteindre un objectif médical donné au moindre coût. L'efficacité est mesurée par un indicateur de résultat clinique ou un indicateur objectif d'état de santé. Elles permettent également d'apporter une information au décideur sur le supplément d'efficacité obtenu au travers d'un supplément de coût.

Étude coût-utilité#

cost-utility analysis

Étude médico-économique comparant le coût monétaire d'une action et ses conséquences, exprimées en termes de santé sous forme qualitative : l'utilité. La notion de qualité de vie ou de survie ajustée sur la qualité de vie trouve sa place dans ce type d'étude. Ces enquêtes sont difficiles car elles agrègent un critère d'efficacité et une mesure de qualité de cette efficacité. Les études coût-utilité constituent une généralisation des études du type coût-efficacité concernant le résultat obtenu. Son intérêt théorique est de pouvoir disposer d'un indicateur synthétique de résultat. Cette analyse nécessite de connaître les préférences des patients. L'analyse coût-utilité est particulièrement utilisée lorsque les impacts sur la survie et/ou la qualité de vie sont des critères importants pour juger des résultats des effets des stratégies de santé.

Étude de minimisation de coût#

cost-minimization (analysis) study

Étude médico-économique comparant les coûts de plusieurs actions médicales qui ne diffèrent que par les coûts qu'elles mettent en œuvre. Lorsque deux stratégies ont la même efficacité thérapeutique, les mêmes conséquences (médicales et sociales pour le patient), mais des coûts différents, on recherche la stratégie la moins chère. Certains nient l'existence des études de minimisation de coûts, en arguant du fait que les hypothèses qu'elles impliquent (même efficacité, même utilité, etc.) ne sont jamais réunies dans la réalité. Elles sont aussi appelées études coût-coût et ne constituent en fait qu'un cas particulier des études coût-efficacité.

Étude (ou enquête) de cohorte : *voir* Cohorte, Étude épidémiologique

cohort study

Étude (ou enquête) épidémiologique

epidemiologic study

Les études menées en épidémiologie répondent à trois principaux objectifs.

1. Étudier la distribution d'un phénomène de santé au sein d'une population : étude d'épidémiologie descriptive. Ces études reposent sur un mode de recueil de l'information soit transversal (étude de prévalence) soit longitudinal (étude d'incidence). Une étude d'incidence appliquée aux décès survenant au sein d'une cohorte de sujets est appelée étude de survie.
2. Étudier les liens pouvant exister entre un facteur d'intérêt (variable étudiée, en particulier variable d'exposition) et un phénomène de santé : étude d'épidémiologie explicative. Ce type d'étude suppose la comparaison d'au moins deux groupes. Selon que le facteur considéré chez un sujet donné est maîtrisable ou non (attribution par tirage au sort, randomisation), deux types d'études explicatives peuvent être distingués :
   a. si l'attribution du facteur est maîtrisée, l'étude est qualifiée d'étude épidémiologique expérimentale. Le facteur étudié est le plus souvent un médicament, on parle alors d'essai thérapeutique, ou une stratégie médicale (intervention chirurgicale), on parle alors d'essai clinique expérimental. Lorsque le facteur étudié est une action de prévention à évaluer, on parle parfois d'essai expérimental de prévention ;
   b. si l'attribution du facteur n'est pas maîtrisée, l'étude est qualifiée d'étude d'épidémiologie analytique ou étiologique. Dans ce cas, les groupes comparés sont définis soit à partir de l'exposition au facteur d'intérêt (étude exposés-non exposés), soit à partir du statut par rapport au phénomène de santé étudié (étude cas-témoins).
3. Étudier les propriétés d'un test de dépistage ou d'un examen diagnostique comme la sensibilité, spécificité, valeurs prédictives : étude épidémiologique d'établissement de la valeur diagnostique ou étude diagnostique.

Étude (ou enquête) exposés-non exposés : *voir* Étude épidémiologique

exposed-unexposed cohort study

C'est une enquête étiologique ou analytique. Le lien entre l'exposition(s) et la maladie(s) est estimé par le risque relatif et son intervalle de confiance. On peut aussi calculer un *odds ratio* avec les mêmes restrictions que pour l'enquête de cohorte.

Événement

event, outcome

Situation qui survient au cours de l'étude : guérison, aggravation de la maladie (décompensation, hémorragie, etc.), rechute, décès.

Exactitude

accuracy

Capacité pour un test à donner une valeur mesurée, en moyenne proche de la vraie valeur qu'elle est censée mesurer : sans erreur systématique ou sans biais.

Exclusion (critère d'exclusion) : *voir* Inclusion, Non-inclusion

exclusion criteria

Caractéristique précisée par un protocole d'étude qui définit les individus (patients) qui seront exclus de l'étude, après y avoir été inclus. Les critères d'inclusion et les critères de non-inclusion sont précisés dans le protocole : les patients respectant ces critères peuvent participer à l'étude. Cependant, tous ne pourront pas être suivis jusqu'à la fin de l'étude, et certains devront être exclus du fait par exemple de la survenue d'un événement indésirable grave.

F

Facteur d'exposition

exposition factor

Facteur auquel certains sujets sont exposés et qu'on étudie généralement pour déterminer s'il est facteur de risque de maladie.

Exemples : exposition à l'amiante, exposition aux colorants, etc.

Facteur de confusion : *voir* Biais de confusion

confounding variable

Facteur lié à la fois à la survenue d'une maladie étudiée et à l'exposition étudiée conduisant à un biais dans l'interprétation de la relation entre l'exposition et la maladie.

Exemple : le tabac est facteur de risque coronaire. Les fumeurs consomment davantage de café que les non-fumeurs. Une étude pourrait mettre en évidence une relation entre café et maladie coronaire alors qu'à tabagisme égal il n'en est rien.

Facteur de risque

risk factor

Facteur associé à une augmentation ou à une diminution du risque de maladie. Si le risque diminue, on parle de facteur protecteur. Il faut distinguer le facteur de risque (qui est défini par une relation statistiquement significative entre ce facteur et la maladie) du facteur causal (qui en plus d'être un facteur de risque répond aux critères de causalité*).

Facteur pronostique

prognostic factor

Facteur associé à l'évolution d'une maladie et qui entraîne plus rapidement une complication ou un décès. Il peut être nécessaire, dans l'analyse d'un essai thérapeutique (en particulier), d'ajuster sur les facteurs pronostiques connus si le critère de jugement est l'évolution de la maladie (par exemple, décès).

Fraction étiologique du risque chez les exposés

attributable risk fraction

Différence relative d'incidence entre exposés et non exposés. Soient I_{exp} et I_{nexp} les incidences chez les exposés et les non exposés :

$$FE = \frac{\left(I_{exp} - I_{nexp}\right)}{I_{exp}} \times 100 = \frac{(RR-1)}{RR}$$

Interprétation : Chez les exposés, FE % de la maladie qui est liée à l'exposition.

Fraction étiologique du risque dans la population générale (% de risque attribuable ou risque attribuable dans la population)

population attribuable risk percentage

Le risque attribuable est une mesure de l'impact d'un facteur de risque sur une maladie donnée dans la population ; il ne doit être estimé que si la relation est supposée causale.

$$RA = \frac{f(RR-1)}{\left(f(RR-1)+1\right)}$$

f étant la fréquence d'exposition dans la population générale.

Interprétation : Si RA = 0,20, alors 20 % des cas de maladie sont attribuables à l'exposition et seraient évités si l'exposition était supprimée.

Fréquence

frequency

Effectif de sujets présentant une caractéristique, rapporté à l'effectif de la population dont ces sujets sont issus. En épidémiologie descriptive, on utilise deux indicateurs : l'incidence (taux, densité) et la prévalence*

G

Gold standard

référence (for)

Méthode de mesure ou test diagnostique qu'on utilise comme référence — même si aucune mesure ni aucun test ne sont parfaits. Dans une démarche de mesure d'état de santé, c'est la mesure qui permet d'affirmer le niveau d'état de santé. Dans une démarche diagnostique, c'est l'examen que l'on considère comme référence pour classer la population étudiée en malades et en non malades.

Groupe contrôle : *voir* Groupe témoin

Groupes parallèles

parallel groups

Dans un essai thérapeutique, répartition des sujets inclus dans deux ou plusieurs groupes suivis en parallèle et comparés entre eux.

Exemple : le groupe qui reçoit le nouveau médicament et le groupe qui reçoit le médicament de référence ou le placebo.

Groupe témoin (groupe contrôle)

control group

Dans un essai thérapeutique, groupe qui reçoit le médicament de référence ou le placebo, par opposition au groupe qui reçoit le nouveau médicament dans un essai thérapeutique contrôlé sur des groupes parallèles. Le groupe témoin est généralement constitué de patients issus de la randomisation* (inclus dans l'essai au même moment que le groupe expérimental), etc. « Groupe contrôle » est un anglicisme, on dit plutôt *groupe témoin*.

Dans une étude cas-témoins, c'est le groupe de sujets indemnes de la maladie étudiée, par opposition aux cas.

H

Hazard ratio : *voir* Cox (modèle de)

rapport des risques instantanés

Hypothèse

hypothesis

Proposition (ou supposition) faisant l'objet d'une étude ou d'un test statistique en vue de la confirmer ou de l'infirmer.

Hypothèse d'un test statistique

test hypothesis

Le test statistique cherche à départager le choix entre deux hypothèses, l'une appelée hypothèse nulle (H0) et l'autre hypothèse alternative (H1). Dans un essai thérapeutique, H0 traduit l'absence de différence entre les effets des traitements étudiés. L'hypothèse H1, celle que l'on cherche à démontrer : l'effet des traitements est différent sur le critère de jugement étudié. Le test statistique est construit pour calculer une probabilité de rejet de H0.

Hypothèse du biais maximum

maximum bias hypothesis

Hypothèse dans laquelle on choisit de se situer, au moment de l'analyse, dans la situation la plus défavorable au facteur étudié (traitement ou facteur de risque), pour arriver à conclure à une différence. Si l'on met en évidence une différence, d'une part on est sûr qu'elle existe, et d'autre part qu'elle est plus importante que celle observée.

Exemple : dans le cadre d'un essai thérapeutique où le critère de jugement principal serait la mortalité, l'hypothèse du biais maximum consisterait à considérer les perdus de vue du groupe traité comme décédés et les perdus de vue du groupe contrôle comme survivants.

I

Imputation de données manquantes

missing data replacement

La problématique des données manquantes est très répandue dans les problèmes statistiques et nécessite une approche particulière : les ignorer peut entraîner, outre une perte de précision, de forts biais dans les modèles d'analyse utilisés. Des méthodes statistiques plus ou moins élaborées sont donc très souvent utilisées afin de les compléter pour ne pas perdre trop de sujets dans l'analyse.

Incidence (taux d')

incidence rate

Nombre de nouveaux cas survenus dans une population durant une période de temps déterminée rapporté à la population moyenne à risque d'être malade durant cette même période. Ce taux* est un indicateur de morbidité qui mesure la « production » de malades.

Inclusion (critères d')

inclusion criteria

Ensemble de critères qui définissent de façon précise les patients qui peuvent entrer dans une étude. Ces critères précisent en particulier les caractéristiques des patients et de la maladie.

Indépendance

independence

Deux événements sont indépendants si la survenue de l'un n'influe pas sur la probabilité de survenue de l'autre.

Indicateur de santé

health indicator

Variable qui décrit l'état de santé d'une population ou d'un individu. Les indicateurs de santé permettent de décrire l'état de santé d'une population, de surveiller l'état de santé, d'effectuer des comparaisons temporelles et spatiales ou d'évaluer des actions de santé publique. En fonction du but recherché, de très nombreux indicateurs peuvent être utilisés. On distingue principalement les indicateurs démographiques (espérance de vie*, taux de fécondité par âge…), les indicateurs de mortalité (*mortality indicators*) (taux brut de mortalité, taux spécifique, taux standardisé, taux de mortalité proportionnel) et les indicateurs de morbidité *(morbidity indicators)* (taux d'incidence, taux de prévalence).

Inférence

inference

L'inférence statistique consiste à déduire une vérité générale sur une population cible à partir de données observées sur un échantillon de cette population. C'est un mode de raisonnement qui conduit à déduire un fait (par exemple, présence d'une maladie) à partir d'autres faits (par exemple, présence de symptômes).

Insu : *voir* Aveugle

Intention de traiter : *voir* Analyse en intention de traiter

intention to treat analysis

Interaction

interaction

Phénomène caractérisé par le fait que l'effet d'un facteur de risque est modifié en intensité (interaction quantitative) ou inversé (interaction qualitative) en fonction de l'action conjointe d'un ou plusieurs autres facteurs de risque.

Intervalle de confiance

confidence interval

Intervalle (ou fourchette) de valeurs qui encadre une estimation. Lorsque l'on parle d'un intervalle de confiance à 95 %, la probabilité que la vraie valeur du paramètre estimé soit comprise dans cet intervalle est 0,95.

Interventionnel (étude interventionnelle)

interventional (study)

Qualifie une étude mise en place pour apprécier le rôle d'une action (action de prévention, dépistage, médicament, etc.). Les études interventionnelles* sont souvent des études expérimentales. Les études comparant une même population avant et après (avant-après) une action ou dans deux lieux différents (ici-ailleurs) sont des études interventionnelles parfois appelées quasi expérimentales. La différence entre étude expérimentale et étude quasi expérimentale réside en la présence ou l'absence de randomisation.

L

Liaison (entre variables) : *voir* Association
Link

Log-rank (test du) : *voir* Survie (comparaison de deux courbes de survie)
comparison of survival distributions, log-rank test

Loi de recherche sur la personne humaine
Loi relative à la protection des personnes qui se prêtent à des recherches biomédicales. Cette loi définit les conditions qui permettent d'effectuer de la recherche biomédicale, en particulier la nécessité que la recherche soit menée par un médecin ayant suffisamment d'expérience, la nécessité du consentement éclairé du patient, sa réalisation dans un lieu autorisé, la désignation d'un investigateur principal, du promoteur et la nécessité d'une déclaration par le promoteur à une autorité compétente (ANSM) et d'un passage devant un Comité de protection des personnes (CPP*). Aujourd'hui, la recherche en France est régie par la Loi Jardé, relative aux recherches impliquant la personne humaine.

Longitudinal (étude longitudinale)
longitudinal (study)
Qualifie une étude se déroulant sur une période de temps donnée (un mois, une année…). Ce type de recueil est le support des études d'incidence et s'oppose au mode de recueil transversal.

M

Médiane
median
La valeur considérée comme le milieu des observations lorsque les données ont été ordonnées de la plus faible valeur observée à la plus élevée. Valeur de la variable telle que 50 % des observations lui soient inférieures et 50 % supérieures. La médiane est plus robuste aux valeurs extrêmes que la moyenne arithmétique. Dans une distribution normale, la moyenne, la médiane et le mode sont confondues.

Médiane de survie : *voir* Survie (médiane de)
median survival time

Mesure d'association : *voir* Odds ratio, Risque relatif
measure of association

Mesure d'association brute
Crude measure of association
Mesure d'association estimée, en général, en analyse bivariée, qui ne tient donc pas compte des facteurs d'interaction ou de confusion potentiels. Il s'agit du RR brut, d'un OR brut, d'un HR brut ou d'un β brut.

Mesure d'association ajustée
Adjusted measure of association
Mesure d'association estimée, en général, au sein d'un modèle d'analyse multivariée, qui prend donc en compte des facteurs de confusion potentiels, l'analyse multivariée permettant l'ajustement. Il s'agit du RR ajusté, d'un OR ajusté, d'un HR ajusté ou d'un β ajusté.

Méta-analyse
meta-analysis
Méthode utilisée en médecine pour obtenir une analyse commune des résultats de toutes les études scientifiques disponibles, publiées ou non, sur un sujet donné, afin de fournir une évaluation objective et quantitative de la réponse à cette question, et pour essayer d'aboutir à une conclusion statistiquement plus robuste.

Mode
mode
Valeur la plus fréquemment observée dans la distribution d'une variable qualitative ou quantitative regroupée en classes (i.e. la valeur avec le plus grand nombre d'observations). Une distribution peut avoir plusieurs modes.

Modèle
model
Représentation simplifiée d'un phénomène ou d'un processus dans un but explicatif ou prédictif.

Modèle prédictif
prediction model
Modèle mathématique complet avec ses coefficients, utilisé en statistique pour prédire la survenue d'un événement d'intérêt particulier, en fonction de la présence ou non d'une variété de facteurs explicatifs.

Modificateur d'effet : *voir* Interaction
Variable qui modifie l'association entre deux autres variables, qui induit une interaction.
Exemple : l'exposition à l'amiante augmente plus le risque de cancer du poumon chez les fumeurs que chez les non-fumeurs; le fait de fumer modifie donc les effets de l'exposition à l'amiante en ce qui concerne le risque de développer un cancer du poumon. Il existe une interaction entre tabac et amiante.

Moyenne arithmétique
mean
Indice de position très fréquemment utilisé pour une variable quantitative (poids, pression artérielle…), appelé souvent moyenne sans préciser « arithmétique ». La moyenne est la somme de toutes les valeurs observées divisée par le nombre total d'observations.

Multicentrique (étude)
multicenter (study)
Qualifie une étude se déroulant dans plusieurs centres à la fois. Cela permet d'augmenter les capacités de recrutement des patients à inclure

dans l'essai et d'accroître la validité externe des résultats observés. Les essais multicentriques sont intéressants à réaliser lorsque la fréquence de la maladie est faible. Lors de l'analyse des résultats, il faut tenir compte de l'effet « centre » — malgré un protocole commun, il est possible que les patients pris en charge diffèrent légèrement d'un centre à l'autre.

Multivarié

multivariable

Méthodes d'analyses statistiques permettant de prendre en compte simultanément plusieurs variables afin de déterminer le rôle propre de chaque facteur et/ou de construire un modèle prédictif. Les plus fréquemment utilisés sont la régression logistique* (qui fournit un ORa ; a pour ajusté), le modèle de Cox* (qui fournit un HRa) et la régression linéaire multiple* (qui fournit un bêta ajusté : βa).

Exemple : on veut étudier la qualité de vie d'un groupe de malades en tenant compte de la sévérité de la pathologie mais également de l'âge, du statut socioprofessionnel, de l'environnement.

N

Nombre de sujets nécessaires

number of patients needed

Dans un essai thérapeutique ou une étude d'épidémiologie analytique, nombre de sujets qui permettra de mettre en évidence une différence minimale escomptée ou un risque relatif attendu. Ce nombre est calculé *a priori* ; il est lié à des facteurs déterminés par l'expérimentateur, le risque alpha, le risque bêta, la formulation uni- ou bilatérale du test statistique, la différence minimale cliniquement intéressante (Δ) que l'on souhaite mettre en évidence, et à la variabilité du critère de jugement (σ^2).

Dans une étude descriptive ou un sondage, nombre de sujets qui permettra d'estimer une fréquence avec une précision voulue. Ce nombre est calculé *a priori* ; il est lié au risque alpha et la précision que l'on souhaite.

Le nombre de patients inclus tient compte non seulement du nombre de sujets nécessaires mais en plus des éventuels perdus de vue. Il est donc généralement supérieur au nombre de sujets nécessaires.

Nombre de sujets nécessaires à traiter : *voir* Différence de risque

number needed to treat (NNT)

Il s'agit du nombre moyen de sujets qu'il est nécessaire de traiter pour éviter un événement grave ou une complication (le critère de jugement de l'essai concerné).

$$NNT = \frac{1}{DR} = \frac{1}{r_1 - r_0} = \frac{1}{ARR}$$

Remarque : lorsque l'on dit qu'il faut traiter douze sujets pour éviter un décès à un an, cela ne signifie pas qu'un seul sujet survivra un an de plus. Il s'agit d'une moyenne : chaque sujet peut survivre en moyenne un mois de plus…

Nombre de sujets nécessaires pour observer un effet délétère#

number needed to harm (NNH)

Il s'agit de l'extension du NNT aux effets délétères. Il s'agit du nombre moyen de sujets traités « pour » observer un effet indésirable et se calcule de la même manière que le NNT.

Non-infériorité : *voir* Équivalence

Non-inferiority

Non-inclusion (critères de) : *voir* Inclusion, Exclusion

Liste de critères faisant que les patients ne peuvent pas être inclus dans une étude ou un essai.

Exemple : femmes enceintes.

O

Observance

observance

Comportement des patients consistant à prendre leur traitement conformément à ce qui est décrit dans le protocole. Il peut être nécessaire de s'en assurer en demandant au patient de ramener les boîtes vides ou par des mesures de marqueurs biologiques dans le sang ou les urines.

Observateur aveugle

blind observer, blind assessment

Dans un essai thérapeutique, investigateur tiers (ou groupe d'investigateurs autres) qui ne connaît pas le traitement reçu par le patient et qui mesure le critère de jugement dans un but d'objectivité. Ce recours à un observateur aveugle répond au souci de minimiser les biais de mesure possibles. Il est utilisé dans les essais ouverts (méthode PROBE, *prospective randomized open blinded evaluation*).

Observationnel (étude observationnelle)

observational (observational study)

Qualifie une étude mise en place pour observer les événements sur une population d'étude. Les études descriptives et les études analytiques sont par nature observationnelles. Les études observationnelles s'opposent aux études interventionnelles dans le fait que l'investigateur ne contrôle pas le(s) facteur(s) d'exposition.

Odds ratio

rapport des cotes

La cote (*odds*) est un ratio (numérateur et dénominateur disjoints) dont le numérateur est le nombre de fois où un événement survient, et le dénominateur le nombre de fois où cet événement ne survient pas. Il est utilisé dans les jeux et les paris. L'*odds ratio* (OR) est le rapport de deux *odds* : celui estimé chez les sujets exposés sur celui estimé chez les sujets non exposés.

	Malades	Non malades	
Exposés	a	b	a + b
Non exposés	c	d	c + d
	a + c	b + d	N

La cote de la maladie chez les exposés est a/b, la cote chez les non exposés est c/d, donc le rapport des cotes est le rapport

$$OR = \frac{a \times d}{b \times c}$$

Lorsqu'il est estimé dans un échantillon où la prévalence de l'affection est faible (prévalence < 10 %), l'OR est un bon estimateur du risque relatif* (RR). La valeur de l'OR doit s'interpréter avec son intervalle de confiance.

Outcome : *voir* Critère de jugement, Événement

P

p (valeur de) : *voir* Degré de signification. Syn. : petit p

***p*-value**

Paramètre

parameter

Un paramètre statistique est une fonction définie sur les valeurs numériques d'une population. Il s'agit donc d'une valeur représentative qui permet de se représenter la réalité. Les paramètres statistiques sont utiles dans la mesure où il est difficile de travailler avec une grande quantité de données individuelles d'une population. Ces paramètres permettent d'obtenir un panorama général de la population, d'en résumer l'information et de réaliser des comparaisons et/ou des prévisions.

Exemples : % de personnes présentant un événement, taux d'incidence d'un événement, moyenne ou variance d'une variable quantitative, quartiles, médiane, etc.

Per-protocole : *voir* Analyse per-protocole

Perdu de vue

lost to follow-up

Dans une étude de cohorte ou un essai clinique, sujet ou patient qui n'est pas suivi sur la totalité de la période prévue par le protocole. De ce fait, la situation de ce sujet (ou patient) à la fin de la période n'est pas connue (absence de maladie ou guérison, complications ou événements indésirables). Cette situation constitue le principal biais de sélection* dans ces études. Ces perdus de vue peuvent être censurés* au moment où ils sont perdus de vue afin d'être pris en compte dans l'analyse.

Personne-temps

person-time

Unité de temps pendant laquelle une personne est observée sur cet intervalle particulier, ou bien deux personnes pour la moitié de cet intervalle, ou bien quatre pour le quart de cet intervalle et ainsi de suite… Le nombre de personnes-années est très utilisé en épidémiologie, en particulier pour estimer des densités d'incidence. Le nombre de personnes-années correspond au cumul des durées de participation de chaque personne, ainsi une incidence de 15 pour 1 000 personnes-années signifie que 15 nouveaux cas sont survenus sur une population de 1 000 personnes suivies un an, ou 500 personnes suivies deux ans, ou 250 suivies quatre ans… Le principe est le même que celui de l'estimation de l'exposition tabagique par le calcul des paquets-années.

Petit p : *voir* Signification statistique

Plan factoriel 2 × 2

Plan d'une étude qui permet d'analyser l'efficacité de deux médicaments en même temps (deux essais thérapeutiques en un seul). Les sujets sont randomisés entre quatre groupes, traitement A + placebo de B, traitement B + placebo de A, placebo de A + placebo de B, traitement A + traitement B. Chaque traitement est comparé à l'ensemble des sujets ne prenant pas ce traitement, et on analyse l'effet de la prise des deux médicaments en même temps (synergie, antagonisme, etc.) par rapport aux effets des médicaments pris isolément.

Population

population

Ensemble des unités, le plus souvent des personnes, qui constituent le groupe d'intérêt auquel on veut généraliser les conclusions de l'étude épidémiologique. On peut parler aussi de groupe ou structure (par exemple, services hospitaliers, école). Ces unités sont regroupées par des critères d'appartenance précis.

Exemples : population des femmes enceintes de la Marne en septembre 2001 : l'unité statistique est la femme enceinte. Sur des séries appariées, l'unité statistique est la paire (ou le *n*-uplet).

Population cible

target population

Population à laquelle les résultats d'une étude pourront *a priori* être étendus.

Exemple : on fait une enquête sur la durée de vie des insuffisants rénaux. Un échantillon est tiré au sort parmi les malades d'un CHU. *a priori* les résultats de l'étude seront généralisables à l'ensemble des insuffisants rénaux de France traités dans les CHU ayant le même niveau de spécialisation et de recrutement, après avoir discuté l'existence d'éventuels biais.

Population source

source population

Population au sein de laquelle l'échantillon a été tiré. Il est souhaitable que la population source soit la plus proche possible de la population cible.

Précision

precision

Capacité pour un instrument ou un test à fournir la même valeur ou des valeurs très proches lorsque les mesures sont répétées. Lors de l'estimation* de la valeur d'un paramètre dans une population, la précision de l'estimation est donnée par l'intervalle de confiance* ; pour une valeur donnée du paramètre*, l'intervalle est d'autant plus grand que la précision est faible.

Prévalence

prevalence

La prévalence est la proportion de personnes atteintes d'une maladie dans une population donnée à un instant donné :

$$P = \frac{M}{N}$$

M désignant le nombre de malades, N désignant l'effectif de la population.

Il existe un lien entre prévalence, incidence et durée moyenne de la maladie. Sous certaines conditions, dont le fait d'avoir une population stable (taux d'incidence et durée de la maladie constants), on peut faire l'approximation :

Prévalence = Incidence × Durée moyenne de la maladie.

Prévention

prevention

« Ensemble des mesures visant à éviter ou à réduire le nombre ou la gravité des maladies ou accidents » (OMS).

Prévention primaire

primary preventionEnsemble des mesures ayant pour but de lutter contre l'apparition de nouveaux cas. On diminue l'incidence.

Exemple : éducation pour une meilleure alimentation afin de lutter contre les maladies cardiovasculaires

Prévention secondaire

secondary prevention

Ensemble des mesures ayant pour but de diminuer le nombre de malades donc de diminuer la durée de l'état morbide. Elle vise à réduire la prévalence. Le dépistage et le traitement sont des actions de prévention secondaire (visant à diminuer la prévalence, la durée d'évolution).

Exemple : l'acide acétylsalicylique en post-accident vasculaire cérébral est une prévention secondaire.

Prévention tertiaire

tertiary prevention

Ensemble de mesures ayant pour but de diminuer le nombre d'incapacités et leurs conséquences sociales suite à une maladie dans une population.

Exemple : la rééducation post-accident vasculaire cérébral, l'éducation thérapeutique du patient

Probabilité

probability

Vraisemblance de survenue d'un événement généralement exprimée comme une proportion de ceux qui subissent l'événement parmi ceux qui courent le risque de le subir.

Probabilité *a priori* (d'une maladie)

prior probability

La probabilité qu'une maladie particulière soit présente chez un individu donné compte tenu de ses caractéristiques et de son environnement. Elle est fondée sur une prévalence estimée de cette maladie en présence des mêmes signes ou du même environnement avant qu'un test diagnostique ne soit réalisé.

Syn. : probabilité primaire, probabilité pré-test.

Probabilité *a posteriori* (d'une maladie)

posterior probability

Estimation révisée de la probabilité d'une maladie particulière chez un individu donné par la connaissance du résultat d'un test diagnostique.

Syn. : probabilité révisée, probabilité secondaire, probabilité post-test.

Pronostique (étude pronostique)

pronostic (study)

Qualifie une étude mise en place pour étudier la valeur pronostique d'un facteur d'intérêt. Les études d'épidémiologie analytique sont des études pronostiques, mais cette terminologie est plus souvent réservée aux études menées au sein d'une cohorte de patient suivie de façon prospective.

Prospectif (enregistrement)

prospective (recording)

Modèle de recueil au cours du temps des données relatives à un phénomène de santé. Il suppose au moins deux points de mesure à des temps différents chez le même sujet. Les événements de santé sont enregistrés dans l'ordre chronologique dans lequel ils surviennent. Les études reposant sur un mode de recueil prospectif sont dites études prospectives.

Exemple : les données concernant l'exposition sont enregistrées avant celles concernant la maladie.

Protocole

protocol

Document très planifié qui justifie la réalisation de l'étude et définit précisément les objectifs, les moyens et les méthodes mis en œuvre pour répondre à une question de recherche (protocole d'un essai, protocole d'une enquête, etc.).

Puissance

power

Pour un test statistique, c'est la probabilité de conclure à l'existence d'une différence si elle existe réellement. C'est le complément à 1 du risque bêta (de deuxième espèce). Elle augmente avec le nombre de sujets inclus dans l'étude. Elle est fixée *a priori*. Elle peut être recalculée à la fin de l'étude, en fonction du nombre de sujets qui ont effectivement participé à l'étude.

R

Randomisation (allocation aléatoire)

randomization

Tirage au sort des sujets permettant une répartition au hasard, aléatoire, des sujets dans deux ou plusieurs groupes. Cette technique est le meilleur moyen simple d'avoir des groupes comparables.

Rapport de vraisemblance d'un examen

likelihood ratio

Les rapports de vraisemblance sont des indices qui facilitent le calcul de la probabilité *a posteriori* (post-test) de maladie connaissant les résultats d'un test diagnostique. Ils correspondent, pour un résultat d'examen donné, au rapport de la probabilité d'être malade sur la probabilité de ne pas l'être.

Il varie donc selon que le résultat de l'examen diagnostique est positif ou négatif.

Le rapport de vraisemblance d'un test positif est :

$$RVN = \frac{p(test+/M+)}{p(test+/M-)} = \frac{Se}{1-Sp}$$

le rapport Sensibilité/(1 – Spécificité).

Le rapport de vraisemblance d'un test négatif est :

$$RVN = \frac{p(test-/M+)}{p(test-/M-)} = \frac{1-Se}{Sp}$$

le rapport (1 – Sensibilité)/Spécificité.

Plus le rapport de vraisemblance d'un test positif est élevé, plus ce test permet de confirmer la maladie.

Plus le rapport de vraisemblance d'un test négatif est petit, plus ce test permet d'exclure la maladie.

Rapport des cotes : *voir* Odds ratio

Odds ratio

Ratio

ratio

Rapport entre deux effectifs disjoints, le numérateur n'étant pas inclus dans le dénominateur.

Exemple : le sex-ratio, rapport du nombre d'hommes sur le nombre de femmes.

Ratio d'incidence standardisé

SIR (standard incidence ratio)

Rapport entre un nombre de nouveaux cas de maladie observée dans une population et le nombre de cas attendu — en se fondant sur le taux de la population générale ou d'une population de référence.

Ratio de mortalité standardisé

SMR (standard mortality ratio)

Rapport entre un nombre de décès observé dans une population et le nombre de décès attendu — en se fondant sur le taux de mortalité de la population générale ou d'une population de référence.

Réduction absolue du risque (différence de risque, bénéfice absolu)

absolute reduction risk, risk difference, absolute benefit

Dans un essai thérapeutique, la réduction absolue du risque, encore appelée différence de risque, est la différence entre le risque de survenue d'un événement, en règle fâcheux, en l'absence de traitement (r_0) et le risque sous traitement (r_1) :

$$DR = r_1 - r_0 = ARR$$

Lorsque le traitement n'a aucun effet, la DR est nulle. Un effet bénéfique se traduit par une DR positive. Un effet délétère entraîne une DR négative.

Exemple : soient $r_1 = 0,10$ et $r_0 = 0,15$; RAR = $r_1 - r_0$ = – 0,05 = – 5 %, ce qui signifie que le traitement évite la survenue de 5 événements pour 100 sujets traités.

Réduction relative du risque (RRR)

relative risk reduction

La réduction relative du risque est la différence entre les taux d'incidence chez les non exposés et d'incidence chez les exposés en épidémiologie (ou risque sans traitement et sous traitement dans les essais) rapportée au risque de base (incidence chez les non exposés ou risque du groupe sans traitement). Elle apporte la même information que le risque relatif puisqu'elle est égale à 1 – RR.

Régression linéaire

linear regression

La régression linéaire est un modèle statistique permettant de tester la relation entre une variable dépendante (Y, variable à expliquer) et une ou plusieurs variables explicatives (X_i). La régression linéaire est utilisée lorsque la variable à expliquer (Y) est quantitative; les variables X_i sont quantitatives mais peuvent être parfois qualitatives. On établit une équation de la forme Y = aX + bZ +... + Constante. On parlera de régression linéaire simple lorsque l'on ne s'intéresse qu'à une variable explicative et de régression multiple lorsque plusieurs variables explicatives sont analysées, qu'il s'agisse de mesurer leur effet propre ou d'ajuster* dessus.

Exemple : le poids est lié à la taille et au sexe : Poids = $\alpha \times$ Taille + $\beta \times$ Sexe + Constante.

Régression logistique

logistic regression, (binary logistic regression), (polytomous nominal logistic regression), (polytomous ordinal regression)

La régression logistique est un modèle statistique utilisé lorsque la variable à expliquer (Y) est qualitative dichotomique ou binaire (malade/non malade), les variables explicatives X_i pouvant être qualitatives ou quantitatives. Elle est polychotomique ordinale si la variable à expliquer est qualitative ordinale* à plus de deux modalités, ou polychotomique nominale* si la variable à expliquer est nominale à plus de deux modalités (en règle rarement plus de trois modalités).

La régression logistique multivariée est utilisée soit pour estimer le rôle d'un facteur en prenant en compte d'autres facteurs de risque, soit pour prédire la probabilité de survenue d'un événement en fonction de différents paramètres. Si l'on considère l'événement mortalité cardiovasculaire (DC_{CV}), l'équation est de la forme Probabilité de (DC_{CV}) = $Exp^u/(1 + Exp^u)$ avec $u = b_0 + (b_1 \times Sexe) + (b_2 \times Âge) + (b_3 \times Tabagisme) + (...)$. b_1, b_2, b_3 sont les coefficients dont l'exponentielle donne l'*odds ratio*, par exemple : $OR_{sexe} = Exp(b_1)$. Elle permet ainsi l'estimation du risque sous la forme d'*odds ratios* ajustés pour chacune des variables explicatives du modèle.

Régression vers la moyenne

regression toward the mean

Phénomène statistique qui survient lorsque l'on s'intéresse à des sujets sélectionnés parce qu'ils présentaient des valeurs extrêmes (supérieures ou inférieures à un seuil) du paramètre d'intérêt. Lors d'une deuxième mesure, leurs valeurs risquent d'être plus proches de la moyenne simplement du fait de la variabilité individuelle. On risque de conclure à l'efficacité du traitement alors qu'il ne s'agit que d'un phénomène statistique.

Répartition aléatoire : *voir* Aléatoire

Représentatif

representative

Qualifie un échantillon par rapport à un caractère si ce caractère se distribue de manière similaire dans l'échantillon et dans la population dont il est issu. Un échantillon tiré au sort est *a priori* représentatif de l'ensemble des caractères de la population source.

Rétrospectif

retrospective

Modèle de recueil au cours du temps des données relatives à un phénomène de santé. Il suppose au moins deux points de mesure à des temps différents chez le même sujet. Les critères de jugement (exposition des cas ou témoins, phénomène morbide dans les enquêtes descriptives ou dans les enquêtes de cohorte) sont enregistrés *a posteriori* à distance de leur survenue.

Risque

risk

Probabilité de survenue d'un événement pendant une période déterminée.

Risque absolu

absolute risk

Risque de survenue d'un événement (en général fâcheux : décès, maladie, complication…) chez une personne donnée pendant un intervalle de temps déterminé en fonction de la connaissance des facteurs de risque auquel il est exposé. Dans un essai thérapeutique, lorsque l'on considère le risque de survenue du critère de jugement dans le groupe traité et dans le groupe placebo, il s'agit de risques absolus. En épidémiologie, l'incidence chez les exposés et chez les non exposés est également un risque absolu.

Risque alpha

alpha risk

Probabilité de conclure à tort à une différence dans un test statistique alors que cette différence n'existe pas dans la réalité (« vraie vie »). Lorsque l'on fait un test statistique, le logiciel donne le résultat du test mais surtout le « *p* », ou degré de signification. Le risque maximal d'erreur considéré comme acceptable est le seuil de signification. Classiquement, le risque d'erreur socialement et scientifiquement accepté est inférieur à 5 %. Donc si $p < 0,05$, on a moins de 5 % de chance de se tromper en concluant à une différence : on dit que la différence est significative.

Risque bêta

beta risk

Probabilité de ne pas conclure à une différence alors que cette différence existe. Ce risque n'a de signification qu'en fonction de la différence que l'on souhaite mettre en évidence. C'est le complémentaire à 1 de la puissance. Dans une étude, on fixe la puissance que l'on veut obtenir pour calculer le nombre de sujets nécessaire pour mettre en évidence la différence minimale cliniquement intéressante. On choisit souvent une puissance de 85 à 90 %, donc un risque bêta de 20 à 5 %.

Risque de deuxième espèce : *voir* Risque bêta

type II error

Risque de première espèce, risque d'erreur : *voir* Risque alpha

type I error

Risque relatif

relative risk

Le risque relatif est un indicateur qui permet d'estimer l'ampleur de l'association entre un facteur d'exposition et un événement (survenue d'une maladie, décès…). C'est le rapport entre l'incidence chez les exposés et l'incidence chez les non exposés.

Sur un tableau de contingence, on peut définir :

	Malades	Non malades	
Exposés	a	b	a + b
Non exposés	c	d	c + d
	a + c	b + d	N

Incidence chez les exposés : $I_E = a / (a + b)$
Incidence chez les non exposés : $I_{NE} = c / (c + d)$

La quantité $\frac{a/(a+b)}{c/(c+d)}$ est appelée risque relatif RR.

Son interprétation est simple : les exposés ont RR fois plus de risque de développer la maladie que les non exposés. Un risque relatif supérieur à 1 signifie que l'exposition augmente le risque (facteur de risque) ; un risque inférieur à 1 signifie que l'exposition diminue le risque (facteur protecteur). Il doit être interprété avec son intervalle de confiance : le RR est significatif si l'intervalle de confiance ne comporte pas la valeur 1. Dans une enquête cas-témoins, on ne connaît pas le risque de survenue de la maladie chez les exposés ni chez les non exposés, donc on ne peut pas calculer de RR. L'*odds ratio** est une estimation indirecte du risque relatif dans les enquêtes cas-témoins, lorsque la maladie est rare dans la population. Sinon l'*odds ratio* surestime le risque relatif lorsque la maladie est fréquente dans la population.

S

Sensibilité

sensitivity

Probabilité que le résultat d'un test (ou signe) soit positif (T+) parmi les malades (M+) : p(T+ si M+).

	M+	M–	
Test +	VP	FP	Nb T+
Test –	FN	VN	Nb T –
	Nb M+	Nb M–	N

$$\text{Sensibilité : Se} = \frac{VP}{VP + FN}$$

avec : VP, vrais positifs; VN, vrais négatifs; FP, faux positifs; FN, faux négatifs.

Signification statistique

significance level

Probabilité *a posteriori* (désignée par *p*) d'observer des résultats aussi éloignés de l'hypothèse nulle que ceux que l'on observe, c'est-à-dire conviction que le résultat observé n'est pas lié au seul hasard. Elle est généralement fondée sur une valeur de *p* inférieure à 0,05. Le degré de signification indique la confiance que l'on a dans la relation mais en aucun cas la force de l'association.

Simple aveugle

simple blind

Se dit d'un essai thérapeutique où le patient, et seulement lui, reste dans l'ignorance du traitement qui lui est administré.

Spécificité

specificity

Probabilité que le résultat d'un test (ou signe) soit négatif (T–) parmi les non malades (M–) : p(T– si M–).

	M+	M–	
Test +	VP	FP	Nb T+
Test –	FN	VN	Nb T–
	Nb M+	Nb M–	N

$$\text{Spécificité : Sp} = \frac{VN}{VN + FP}$$

avec : VP, vrais positifs; VN, vrais négatifs; FP, faux positifs; FN, faux négatifs.

Standardisation

standardisation

Méthode d'analyse prenant en compte un facteur de confusion lors de la comparaison d'un indicateur de santé entre deux populations différentes.

Exemple : la mortalité par cancer dans des populations peut être différente uniquement parce qu'elles n'ont pas la même structure d'âge; on effectue donc une standardisation sur l'âge.

Standardisation directe

direct standardization

Pondération des taux d'incidence (ou de mortalité) par la répartition du caractère pour lequel on standardise (par exemple, l'âge) dans une population choisie comme référence. L'OMS publie des « populations types », la population mondiale OMS 2003 est la référence actuelle. C'est la méthode de la population type. En pratique, on applique les taux d'incidence spécifiques par âge des populations étudiées à la population de référence et on répond à la question « Quelle serait la mortalité des populations étudiées si leur structure d'âge était celle de la population de référence ? » Ces taux standardisés* (*voir* Taux comparatifs) peuvent être comparés par l'indice de morbidité (mortalité) comparatif (CMF, *comparative morbidity figure*).

Standardisation indirecte

indirect standardization

Population témoin qui va fournir des mesures pour chaque niveau du facteur pour lequel on standardise (par exemple, mortalité par classe d'âge). Ces mesures serviront d'effectif attendu pour la population à étudier. C'est la méthode de la mortalité type. Cette méthode ne permet pas d'estimer une incidence (ou mortalité) standardisée mais permet de tester s'il existe une sur- ou sous-mortalité par le SMR (ratio de mortalité standardisé*) ou le SIR (ratio d'incidence standardisé*).

Stratification

stratification

Répartition d'un échantillon en sous-groupes, appelés strates, en fonction d'une ou plusieurs caractéristiques d'intérêt. Ainsi, au sein de chaque strate, les individus sont homogènes pour cette ou ces caractéristique(s).

On peut pousser la stratification à l'extrême en constituant des sous-groupes de deux sujets, ce qui revient à les apparier.

Sujet censuré : *voir* Survie (sujet censuré)

censored patient

Sujets éligibles

eligible patients

Un sujet est dit éligible dans le cadre d'une étude de recherche clinique, à partir du moment où l'ensemble de ses caractéristiques répond d'une part à l'ensemble des critères d'inclusion et, d'autre part, à l'ensemble des critères de non-inclusion définis dans le protocole de l'étude.

Survie (analyse multivariée) : *voir* Cox (modèle de)

multivariate survival analysis

Survie (comparaison de deux courbes de survie, test du log-rank))

comparison of survival distributions, log-rank test

C'est le test statistique le plus courant permettant la comparaison de deux courbes de survie. De nombreux autres tests en sont dérivés et sont utilisés (Wilcoxon, Savage, Tarone-Ware).

Survie (courbe de)

survival curve, survivor function

Représentation graphique d'un taux de survie en fonction du temps. On rencontre principalement :

- les courbes de survie de Kaplan-Meier, avec un aspect en marches d'escalier de hauteurs inégales, où chaque décès ou plusieurs décès simultanés représente(nt) la verticale d'une marche (la hauteur de la marche étant proportionnelle au nombre de décès survenus);
- les courbes de survie actuarielle, avec un aspect de courbe formée de segments de droite reliant des points situés à intervalles réguliers au cours du temps (semaines, mois...). Elles font l'hypothèse de la probabilité uniforme des censures et des décès sur chaque intervalle.

Elles peuvent être présentées de manière décroissante ou croissante selon qu'on parle de vie ou de décès, donnant des images en miroir.

L'utilisation de ces méthodes suppose que le risque de décès soit constant pendant toute la durée de l'étude.

La notion de survie est extensible à tout événement qualitatif binaire non récurent autre que le décès; c'est la notion de survenue : on peut citer, en cancérologie, l'apparition d'une récidive ou l'apparition d'une métastase.

Survie (date d'origine)

commencement date

La date d'origine, dans une étude de survie, représente pour chaque patient sa date d'entrée dans l'étude (date de début d'observation), par exemple la date de diagnostic anatomo-pathologique de son cancer.

Survie (date de point)

point date

La date de point, dans une étude de survie, représente la date à laquelle on a décidé de faire le bilan de l'état de l'ensemble des malades inclus dans l'étude. Elle est unique pour l'ensemble des malades.

Survie (date des dernières nouvelles)

date of last contact

La date des dernières nouvelles, dans une étude de survie, représente, pour chaque patient, ou bien la date de survenue de l'événement (décès par exemple) ou bien la dernière date pour laquelle on dispose de renseignements concernant un patient en vie (si l'événement étudié est le décès) ou, plus généralement, chez qui l'événement n'est pas survenu.

Survie (délai ou temps de participation)

survival time

Le délai de participation, dans une étude de survie, représente le délai entre la date des dernières nouvelles et la date d'origine.

Survie (fonction de)

survivor function

On appelle fonction de survie, notée souvent S(t), la fonction définie par :

S(t) = Probabilité que le délai de survenue de l'événement d'intérêt (le plus souvent un décès) à compter de l'instant de référence soit supérieur à un temps donné. Sa représentation graphique s'appelle courbe de survie*.

Survie (médiane de)

median survival time

Délai de survie pour lequel on observe une mortalité de 50 % de la population de sujets inclus dans l'étude.

Survie (recul)

follow-up

Le recul d'un patient, dans une étude de survie, représente le délai écoulé entre la date d'origine et la date de point. Les reculs minimum et maximum d'une série de sujets participants à une étude, définissent donc « l'ancienneté » de la série.

Survie (sujet censuré)

censored patient

Un sujet est dit censuré à droite, dans deux situations de mécanismes différents :

- lorsqu'il est considéré comme perdu de vue (*lost to follow up*), si l'on ne connaît pas son état à la date de point, mais si l'on sait qu'il était encore vivant à une date antérieure, définie comme date des dernières nouvelles;
- lorsqu'il est considéré comme exclu-vivant (*non response before the end of the study*, *withdrawn*), c'est-à-dire lorsque l'on dispose de son état (vivant ou mort, événement ou pas) à une date des dernières nouvelles postérieure à la date choisie comme date de point. Dans ce cas, sa participation à l'étude ne sera étudiée qu'entre sa date d'origine et la date de point.

Survie (taux de survie à un temps donné)

survival rate

Le taux de survie est l'effectif de sujets survivants à un temps donné, rapporté à l'effectif de la cohorte étudiée. La fonction de survie permet d'estimer la probabilité de survie en tenant compte du temps de participation et des censures.

Synergie

synergy

Un effet synergique, de deux facteurs ou plus, sur un individu ou sur une population, est un effet qui est plus grand que la somme des deux effets séparés de chacun des facteurs pris isolément. C'est une interaction*.

T

Taille ou ampleur de l'effet

effect size

La taille d'effet peut faire référence à la différence brute entre les moyennes des groupes étudiés, ou taille d'effet absolue, aussi bien qu'à des mesures d'effet standardisées, calculées pour transformer l'effet en une échelle facilement compréhensible. La taille d'effet absolu est utile lorsque les variables à l'étude ont une signification intrinsèque (par exemple, le nombre d'heures de sommeil). Les indices de taille d'effet calculés sont également utiles lorsque les mesures n'ont pas de signification intrinsèque, telles que par exemple des nombres sur une échelle de Likert. Les tailles d'effet calculées peuvent également comparer quantitativement les résultats de différentes études et sont donc couramment utilisées dans les méta-analyses.

Taux

rate

Rapport constitué d'un numérateur représenté par le nombre d'individus porteurs d'un attribut ou vivant un événement dans une population susceptible de présenter l'attribut ou de vivre l'événement en question (en général à un moment ou durant une période donnée). L'effectif de cette population constitue le dénominateur du taux. Les numérateurs et dénominateurs sont dénombrés dans la même période.

Proportion dans laquelle le numérateur est une partie du dénominateur, observée au cours d'une même période de temps. Un taux est donc un nombre sans unité.

Taux brut

crude rate

Taux dont le numérateur et le dénominateur sont le résultat brut du dénombrement des attributs ou événements pour le numérateur, et de la population concernée pour le dénominateur dans la période de temps.

Exemple : taux de patients répondeurs à une chimiothérapie, taux de participation à une enquête, etc.

Taux de survie à un temps donné : *voir* Survie (taux de survie à un temps donné)

Taux spécifique

specific rate

Taux réalisés dans une population spécifique.

Exemple : Taux de mortalité par âge = Nombre de décès sur une période donnée dans une tranche d'âge rapporté à l'effectif moyen de la tranche d'âge sur la même période.

Taux standardisé : *voir* Standardisation

standardized rate

Taux recalculé, pour l'âge par exemple, par rapport à une population de référence dont la composition est constante. La comparaison des taux bruts n'est valablement possible que lorsque les populations où ils ont été calculés sont comparables, en particulier pour l'âge et pour le sexe, ce qui n'est jamais le cas. Cette procédure autorise les comparaisons, l'effet de l'âge ayant ainsi été contrôlé.

Technique d'échantillonnage

sampling technique

Mode d'obtention de l'échantillon. Pour avoir un échantillon représentatif, la méthode la plus simple est le tirage au sort (sondage aléatoire). La taille de l'échantillon est primordiale car elle conditionne la précision des estimations sur cet échantillon.

Temps de participation ou délai de survie : *voir* Survie (délai ou temps de participation)

Test du CHI carré (chi-2 ou khi-2 ou χ^2)

Chi-square test of independence

Test statistique utilisé pour rechercher l'existence d'un lien entre des variables qualitatives (ou discrètes) pouvant être organisées dans un tableau de contingence, par exemple pour comparer la fréquence d'exposition entre des cas et des témoins.

Test bilatéral

two-tailed test

Test statistique pour lequel on prend comme hypothèse alternative l'existence d'une différence, indifféremment dans un sens ou l'autre.

Exemple : si l'on teste un médicament A contre B, un test bilatéral recherchera l'existence d'une certaine différence delta entre A et B, mais sans se préoccuper du signe de delta.

Remarque : la valeur d'epsilon, seuil pour une significativité à 0,05, dans le cadre de tests bilatéraux de 1,960, alors que dans le cadre de tests unilatéraux, elle est de 1,645.

Test unilatéral

one-tailed test

Test statistique pour lequel on prend comme hypothèse alternative l'existence d'une différence dont le sens est spécifié avant la réalisation du test.

Exemple : si l'on teste un médicament A contre placebo, un test unilatéral supposera que A ne peut pas être inférieur ou égal au placebo. La seule chose intéressante à montrer est la supériorité du nouveau traitement.

Remarque : la valeur epsilon, seuil pour une significativité à 0,05 dans le cadre d'un test unilatéral, est de 1,645 et non de 1,960 comme classiquement en cas de tests bilatéraux.

Tolérance : *voir* Essai d'efficacité

Tolerance

Transversal (étude transversale)

transversal (transversal study)

Qualifie une étude permettant de recueillir à un temps donné pour chaque sujet une information relative à un phénomène de santé. Il suppose donc un point unique de recueil des données chez le même sujet, même si le recrutement des sujets peut s'étaler dans le temps (un jour, un mois…). Ce type de recueil est le support des études de prévalence. Ce mode de recueil s'oppose au mode de recueil longitudinal.

U

Unité statistique

unit of observation

Unité de recueil des données, sur laquelle seront constitués le fichier et l'analyse effectuée : en règle générale, un enregistrement par unité.

Exemple : l'unité statistique est le plus souvent le sujet, mais c'est parfois une paire de sujets lorsqu'il s'agit de sujets appariés (faisant partie de la même paire), voire une grappe de sujets (*cluster*) : ensemble des enfants d'une même classe, ensemble des malades hospitalisés dans un même service.

V

Valeur aberrante

outlier

Valeur extrême d'une variable quantitative, très écartée du reste de la distribution (en « queue » de distribution), généralement considérée comme inhabituelle ou largement déviante. La présence de telles valeurs peut sensiblement affecter le calcul de la moyenne d'un échantillon. En leur présence, on préférera l'utilisation de mesures ne dépendant pas des valeurs extrêmes, médiane, ou de tests non paramétriques.

Valeur globale d'un test

accuracy

Proportion de patients correctement classés en malades et non malades par ce test.

	M+	M−	
Test +	VP	FP	Nb T+
Test −	FN	VN	Nb T−
	Nb M+	Nb M−	N

Valeur globale : $VG = \frac{VP + VN}{N}$

avec : VP, vrais positifs ; VN, vrais négatifs ; FP, faux positifs ; FN, faux négatifs.

Valeur prédictive négative

predictive negative value

Probabilité que le sujet soit non malade si le résultat d'un test est négatif = p(M− si T−).

	M+	M−	
Test +	VP	FP	Nb T+
Test −	FN	VN	Nb T−
	Nb M+	Nb M−	N

Valeur prédictive négative : $VPN = \frac{VN}{VN + FN}$

avec : VP, vrais positifs ; VN, vrais négatifs ; FP, faux positifs ; FN, faux négatifs.

Valeur prédictive positive

predictive positive value

Probabilité que le sujet soit malade si le résultat d'un test est positif = p(M+ si T+).

	M+	M−	
Test +	VP	FP	Nb T+
Test −	FN	VN	Nb T−
	Nb M+	Nb M−	N

Valeur prédictive positive : $VPP = \frac{VP}{VP + FP}$

avec : VP, vrais positifs ; VN, vrais négatifs ; FP, faux positifs ; FN, faux négatifs.

NB : les valeurs prédictives dépendent de la prévalence de la maladie (probabilité *a priori*), c'est pourquoi on préfère utiliser les rapports de vraisemblance pour estimer les probabilités *a posteriori*.

Validité externe

external validity

C'est l'ensemble des caractéristiques d'une recherche portant sur un échantillon, qui permet de généraliser ses conclusions à l'ensemble de la population cible (extrapolation), compte tenu des données scientifiques actuelles (cohérence externe).

Validité interne

internal validity

L'analyse de la validité interne cherche à repérer les limites méthodologiques de l'étude et analyse les biais potentiels : sélection, mesures, analyse (*voir* Biais de sélection, Biais de classement, Analyse).

Variabilité inter-observateurs

inter-observer variability

Variabilité observée entre différents observateurs réalisant les mêmes mesures.

Exemples : interprétation des mêmes radiographies par plusieurs radiologues, mesure de la glycémie au même moment sur les mêmes patients par différents appareils…

Variabilité intra-observateur

intra-observer variability

Variabilité observée entre plusieurs mesures faites par le même observateur à différents moments (mesures répétées).

Variable

variable

Attribut ou phénomène qui présente différentes valeurs, les variables peuvent être quantitatives (comme l'âge, le nombre de cigarettes fumées, la glycémie, etc.) ou qualitatives (comme le sexe, l'origine ethnique ou la présence ou non d'une anomalie donnée). Ces caractéristiques sont mesurées en cours d'étude. Les variables quantitatives sont soit continues, soit discrètes, soit temporelles (i.e. représentant le temps ou des périodes). Les variables qualitatives sont binaire, ordinale ou nominale. Le type de variable choisie comme variable dépendante (ou à expliquer) conditionne le modèle d'analyse statistique à utiliser.

Variable dépendante (ou variable à expliquer)

Dependant variable

Variable privilégiée dont les valeurs dépendent de l'influence des autres variables (indépendantes). En règle générale, c'est un critère de jugement, un critère de classement ou un critère de devenir (outcome).

Variable indépendante (ou variable explicative)

Independant variable

Variable dont les variations influencent une variable dépendante (phénomène ou événement étudié).

Variance

variance

Mesure de la dispersion d'une variable (mesurant une caractéristique des individus) dans un échantillon ou une population, par rapport à la valeur centrale. C'est la somme des carrés des écarts à la moyenne, divisée par le nombre d'observations moins un. La variance est égale au carré de l'écart-type*.

Elsevier Masson S.A.S
65, rue Camille-Desmoulins
92442 Issy-les-Moulineaux Cedex
Dépôt Légal: novembre 2019

Retirage: mai 2021

Imprimé en Pologne par Dimograf